浙江省普通高校"十三五"新形态教材

畲 药 学

程科军 金 叶 主编

科学出版社

北 京

内 容 简 介

　　本书概括介绍畲药学基础知识及 13 种常用畲药和 293 种其他畲药。全书共分十九章。第一章至第五章主要讲述畲药概况，主要化学成分，鉴定，栽培、采收与储藏，质量控制和质量标准制定等内容；第六章至第十八章详细讲述 13 种最常用畲药；第十九章则简要介绍 293 种其他畲药。全书共收载畲药材 306 种。文内重点章节附有微信公众号二维码，通过微信软件扫描二维码可链接网络获得彩色图文资料及视频等新形态参考素材。

　　本书可供中药学、民族药学、生药学、药用植物学、生物制药、生态学等相关专业师生使用，也可供从事中药和民族药研究、生产和监管等方面工作的人员参考使用。

图书在版编目（CIP）数据

畲药学 / 程科军，金叶主编. —北京：科学出版社，2019.11
ISBN 978-7-03-062659-2

Ⅰ. ①畲… Ⅱ. ①程… ②金… Ⅲ. ①畲族－民族医学－药物学
Ⅳ. ①R298.3

中国版本图书馆 CIP 数据核字（2019）第 233645 号

责任编辑：周巧龙/责任校对：杜子昂
责任印制：吴兆东/封面设计：蓝正设计

科 学 出 版 社 出版
北京东黄城根北街 16 号
邮政编码：100717
http://www.sciencep.com

北京九州迅驰传媒文化有限公司 印刷
科学出版社发行　各地新华书店经销
*
2019 年 11 月第 一 版　　开本：787×1092　1/16
2020 年 1 月第二次印刷　　印张：14
字数：332 000

定价：98.00 元
（如有印装质量问题，我社负责调换）

《畲药学》编委会

前　言

本书是浙江省普通高校"十三五"第二批新形态教材，是根据贯彻落实新时代全国高等学校本科教育工作会议精神和《浙江省教育厅关于加快推进普通高校"互联网+教学"的指导意见》等文件精神的要求，在已出版的畲医药专著基础上编写而成。本书结合新形态教学拓展资源*，以扫描二维码的方式补充学习网络彩色图文资料和视频资源。

畲医药是我国民族医药的重要组成部分。由于畲族只有语言而无文字，畲医药只能在本民族中口口相传，缺乏系统整理，一度濒临灭绝。21 世纪初以来，一大批业内有识之士陆续开展了大量畲医药抢救性保护工作，"畲族医药"和"畲族医药——痧症疗法"被列入浙江省非物质文化遗产名录和国家级非物质文化遗产保护名录，《中国畲族医药学》《中国畲药学》等专著出版，畲医药的保护与传承取得了阶段性成绩。在过去的十余年间，一批年富力强的科研人员加入畲药研究队伍，致力于畲药的现代研究，积极推进其产业化与标准化创新发展。11 种常用畲药以畲族习用药材名义收载入 2015 年版《浙江省中药炮制规范》。2017 年，专著《整合畲药学研究》出版，涵盖常用畲药的植物资源、栽培、功能主治、临床应用、化学成分、药理活性、质量标准、产地加工与饮片炮制等方面内容。2018 年，专著《畲药物种 DNA 条形码鉴定》出版，涵盖 278 种畲药的 DNA 条形码标准序列，有力推进了畲药鉴定的标准化和现代化。畲医药研究工作取得的成绩，为本书的编写奠定了扎实基础。

全书共分十九章。第一章至第五章主要讲述畲药概况，主要化学成分，鉴定，栽培、采收与储藏，质量控制和质量标准制定等内容；第六章至第十八章详细讲述 13 种最常用畲药；第十九章则简要介绍 293 种其他畲药。全书共收载畲药材 306 种。药材描述、鉴定、质量标准等内容主要参考《中华人民共和国药典》（以下简称《中国药典》）、《浙江省中药炮制规范》等，基原物种的中文名和拉丁名参考 Flora of China、《中国植物志》、《浙江植物志》等书籍及"物种 2000 中国"网站（China Species 2000, http://www.sp2000.org.cn/），各版本有出入时主要参考 Flora of China 并在必要时标注有关情况。畲药及其基原物种的别名主要参考《中国植物志》《浙江植物志》《浙江丽水药物志》《中国畲药学》《整合畲药学研究》等。植物形态、资源分布主要参考《中国植物志》《浙江植物志》《浙江丽水药物志》等。本书可供中药学、民族药学、生药学、药用植物学、生物制药、生态学等相关专业师生使用，也可供从事中药和民族药研究、生产

---

* 新形态教学拓展资源请参见微信公众号"畲药新知"。

和监管等方面工作的人员参考使用。

在本书的编写过程中，得到了各编写单位和科学出版社的大力支持。感谢浙江中医药大学秦路平教授给予了热情的指导并认真审阅了全部书稿。感谢中国民族医药学会畲医药分会会长雷后兴主任医师、副会长李水福主任中药师等畲医药专家对本书写作的热情指导并审阅书稿。感谢科学出版社周巧龙高级编辑在本书出版过程中的辛勤付出。

由于《畲药学》是首次编写的教材，限于编者的水平和经验，书中疏漏和不足之处在所难免，敬请广大师生及读者朋友们提出宝贵的批评和修改意见。

编 者

2019 年 7 月

目　　录

第一章 畲药概况

第一节 畲族概况

畲族是我国东南部的一个少数民族，自称"山哈"，意思是"从外地迁来居住山林的客户"。1956 年国家正式公布确认畲族为单一的少数民族。根据我国 2010 年第六次全国人口普查统计的结果，全国畲族总人口 70 余万，主要分布在闽、浙、赣、粤、黔、皖、湘等省 80 多个县（市、区），其中 90%以上居住在福建、浙江、江西和广东的山区或半山区。浙江省丽水市景宁畲族自治县是全国唯一的畲族自治县，全国有畲族乡镇 44 个，其中浙江和福建各 18 个、江西 7 个、广东 1 个。据考证，畲族发祥于广东潮州凤凰山地区。7 世纪初隋唐之际，畲族就已居住在闽、粤、赣三省交界闽南、潮汕等地，宋代才陆续向闽中、闽北一带迁徙，约在明清时开始大量出现于闽东、浙南等地的山区。畲族同胞在劳动和生活中，创造了丰富的畲族文化，其服饰、婚嫁、祭祖、丧礼、节日等，都非常具有民族特色。畲族有自己单独的民族语言，自称"山哈话"，但没有单独的民族文字。由于畲民大部分是与汉族交错杂居，日常生活与汉族交往密切，所以大部分畲民都会讲当地汉族方言。浙江、福建、广东、江西四省的畲语都是共同的，但又受汉族方言影响，地区间的畲语也有区别。畲族有盘、蓝、雷、钟四大姓。

第二节 畲药定义和特点

畲医药是畲族民众在长期生产、生活实践中，为适应环境和生存健康要求，积累和探索创造的各种医药经验集成，是祖国医学宝库的一个重要组成部分，也是世界优秀文化遗产的一部分。

畲民用药来源多为聚居地所产的天然药物，因为畲族与汉族聚居区地理位置的天然重叠，作为药材来源的植物大部分相同或相近。畲民因传统习惯和自身环境条件等不同，保留着自身独特的医药知识，我们将畲药分成三个层次：一为畲民独特使用的常用药物，包括新药源（中药和其他少数民族药学典籍及药材标准未收载，可以是民间草药、药用部位不同或不同炮制工艺而形成的药物）和新医源（不同的适应证或用药方法）等，以食凉茶（柳叶蜡梅或浙江蜡梅的叶）、嘎狗噜（地菍全草）、搁公扭根（掌叶覆盆子根及残茎）等 11 种最常用畲药（2015 年版《浙江省中药炮制规范》中以畲族习用药材名义收录）和 27 种次常用畲药为典型代表；二为畲民与汉民共同使用的其他畲药，这占畲民用药的大半，畲民在使用这些药材的习惯方面仍有其独特性；三为全盘套用中药或其他少数民族用药，在用药习惯和药材名称等方面都没有其独特性。

畲族民间用药有其独特性，不同于其他民族医药及中医药。调查研究发现，畲医药非常独特，有以下几大特点：①植物药为主，95%以上的畲药均为植物药，仅少量使用动物药，几乎不用矿物药；②习惯使用鲜品，用药讲求新鲜，跨年药一般不用或很少使用；③常用单味，即使复方，也大多不超过 5 味；④以原生物为主，少数经过特别的加工炮制。

第三节　畲 药 命 名

畲药研究工作者开展了畲药调查和整理，对畲药名称进行了归纳和总结，分析畲药的取名原则、特点和规律，发现其大致有以下几种方式。

（1）音译命名：即将畲民口语音译为汉字表达，如嘎狗噜（地菍）、搁公扭根（掌叶覆盆子根）、坚七扭（檵木）、嘎狗粘（小槐花）、哈罗丁（东风菜）、孬巨（芒萁）、旗彭（胡颓子）、马殿西（美丽胡枝子）等。

（2）按药材/基原植物形态或其类似物体名称取名：此类畲药名称最多，使用最通俗，占所有药名的绝大多数，如铜丝藤（海金沙）、金线吊葫芦（三叶崖爬藤）、八角金盘（六角莲、八角莲）、金烛台（华重楼）、松树须（松萝）、山海带（江南星蕨）、攀蓬（薜荔）、土人参（商陆、垂序商陆）、高骨矮（朱砂根）、新米花（木槿）、野棉花（梵天花）、破铜钱（积雪草）、竹叶草（淡竹叶）、耳朵草（虎耳草）、马蹄莲（血水草）、鸭掌柴（树参）、老虎爪（栝楼）、蛤蟆衣（车前，指小叶面呈蛤蟆皮状）等。

（3）按基原植物独特的形态、动态特征或生长习性取名：一些植物的形态、动态特征或生长习性较为独特，特征非常明显，辨识度高，如百鸟不歇（楤木、棘茎楤木，指树干布满棘刺，连鸟都无法立足）、千人拔（牛筋草）、牛乳柴（天仙果）、满田星（谷精草）、常青柏（侧柏，意为一年四季常绿）等。

（4）按基原植物生长环境取名：如水杨梅（细叶水团花）、田岸青（马兰）、石蕈（石木耳）、石豇豆（吊石苣苔）、枫寄生（槲寄生）、石岩竹（络石）、冷水草（赤车）等。

（5）按功效取名：根据功能主治或疗效来取名，如食凉茶（柳叶蜡梅、浙江蜡梅）、乌发药（何首乌）、活血丹（丹参）、细叶活血丹（华鼠尾草）、救心草（暖地大叶藓）、咬虱药（杠板归）等。

（6）按药材基原植物的气、味取名：如田鲜臭菜（鱼腥草）、臭桐柴（臭牡丹）、苦草（金疮小草或紫背金盘）、苦连饭（三脉紫菀）、甜缸（金樱子）、酸草（酢浆草）、酸苋（马齿苋）、甜石榴（金锦香）、茶叶香（藁本）等。

（7）按药用部位取名：如搁公扭根（掌叶覆盆子的根）、白山毛桃根（毛花猕猴桃的根）、苍蝇子（苍耳的果实）、石岩竹（络石的藤）等。

（8）按颜色取名：如山里黄根（栀子）、墨黑草（鳢肠）、绿花白根草（蓝花草）、白头翁（佩兰）、田岸青（马兰）、黄省藤（大血藤）、大黄花（金钟花）、金钩吊（钩藤）、黄母鸡（构棘）等。

（9）按药材/基原植物的形似动物或相关的动物行为取名：如五爪金龙（葎草）、猢狲姜（槲蕨，根状茎上密被钻状披针形鳞片，如猢狲皮毛一般）、黄狗头（紫萁）、狗骨草（红柳叶牛膝）、鸦雀草（鸭跖草）、白脚鸡（井栏边草）、山裹猫（石松）、猫屎藤（粉防己)、细粒草(原拉拉藤)、老鼠屎(天葵)、土茵陈(牛至)、介狗珠(薏苡)、鸡娘草(繁缕)、白脚鸡(凤尾蕨)等。

(10)沿用汉语或中草药汉语名称取名:有半数以上畲药沿用中草药汉语名或借用汉语命名,这种命名方式大多数贯穿至其他方式中。如还魂草(卷柏)、九节茶(草珊瑚)、水辣蓼(水蓼)、土人参(商陆、垂序商陆)、月月红(月季花)、铁马鞭(马鞭草)、金线吊葫芦(三叶崖爬藤)等。

(11)运用汉语加特定含义畲语的音译组合进行命名,音译部分的谐音汉字为畲语的含义,而非汉字原意。如石壁果果(蛇足石杉,意为生长在石壁上的多层塔),"果果"为音译,意为多层塔。

(12)特定含义命名:老虎脚迹(毛茛),既形象化,又有药效强烈似老虎之意;公孙树,意为银杏树生长缓慢,其寿命却很长,"公公种树,孙子得果"等。

上述各种畲药命名方式有时会交叉结合起来使用,一个畲药名包含了两种甚至多种命名方式。

第四节　畲医药研究进展

由于政治、经济、文化、历史、地理等诸多因素的影响,畲医药的传承和流传一直面临种种困难。畲族本身存在技艺不外传、传男不传女的习俗,畲族自有语言但没有本民族的文字,民间畲医大多年事已高,畲医药一度濒临失传。同时由于畲药基原植物相近种属物种表型相似,在实际使用中容易造成混用,限制了畲医药的传承与发展。

庆幸的是,在过去的十余年间,一批年富力强的科研力量加入到畲药研究开发队伍,先后研究整理出版了《中国畲族医药学》《福安畲医畲药》《中国畲药学》等多部畲医药著作,《浙江省中药炮制规范》(2005年版)首次收录了食凉茶等常用畲药。2007年,"畲族医药"被列入浙江省非物质文化遗产名录。2008年,浙江省丽水市申报的"畲族医药——痧症疗法"被国务院颁布列入第二批国家级非物质文化遗产保护名录。2011年,福安畲族医药被列为福建省第四批省级非物质文化遗产。畲族医药入选非物质文化遗产,有力助推了畲药的传承和创新发展。

1996年出版的《畲族医药学》整理了福建省畲医药处方314个及308种药材。2007年出版的《中国畲族医药学》首次系统整理了畲医药传统知识,涉及浙江、福建、广东、江西等省450多个病名、1000多个处方和1600多种畲族民间常用药物,且完成了常见517种畲药的畲药名、通用名、土名与植物拉丁学名四种名称对比,该书的出版为畲药的现代研究奠定了坚实基础。2014年出版的《浙江丽水药物志》中收载了丽水市范围内药用动植物2344种,对517种畲药均标注了畲药名;2014年出版的《中国畲药学》收载常用畲药479种,附有彩色植物图片;2018年出版的《中国畲药植物图鉴》收录药材基原植物511种及相似植物389种,附有彩图2000余幅。此外,还有《福安畲医畲药》(2010年出版)、《三明畲族民间医药》(2002年出版)等畲医药著作。

畲药的现代系统研究和产业化正得到快速发展。2017年出版的《整合畲药学研究》,收载畲药186种,并首次系统整理了常用畲药植物资源、栽培、功能主治、临床应用、化学成分、药理活性、质量标准、产地加工与饮片炮制等诸多方面内容，弥补了相关研究专著的空白。2018 年出版的《畲药物种 DNA 条形码鉴定》，完成了 278 种常用畲药的 DNA 条形码鉴定，研究涉及的近 300 个物种主要分布在浙江西南、福建北部和江西等地区，畲药基原的准确鉴定有力推进了畲药资源的可持续利用和现代化发展。《浙江省中药炮制规范》（2015 年版）将 11 种药材以畲族习用药材名义收录并增加了各项检测的详细内容，标准化水平得到有力提升。近年来，以食凉茶为代表，畲药在标准化种植、新品种选育、药效物质基础研究和综合利用等领域，正得到快速健康发展。

国家高度重视民族医药工作，为民族医药的发展营造了良好的发展环境。2007 年国家中医药管理局等 11 个部委联合发布《关于切实加强民族医药事业发展的指导意见》，2010 年国家中医药管理局等 4 个部委联合制定了《全国民族医药近期重点工作方案（2010—2020 年）》，2016 年国务院印发的《中医药发展战略规划纲要（2016—2030 年）》则将民族医药发展列为重点任务之一。国家"一带一路"倡仪的实施，也为民族医药的科技和产业发展提供了重要的发展机遇。21 世纪以来，现代医药学科的蓬勃发展和多学科交叉、融合，为民族医药突破科技发展瓶颈和阐明技术难题提供了可能。中医药现代化研究探索的宝贵经验，为民族医药的跨越式发展提供了良好的借鉴。民族医药的发展，恰逢传承、创新与发扬光大的战略机遇期。畲药的研究与产业化必将迎来蓬勃发展。

第二章 畲药的主要化学成分

第一节 概 述

畲药化学研究是畲药现代化研究的重要内容。通过对畲药有效成分的研究，不仅可以阐明畲药的药效物质基础，为畲药防治疾病的原理提供前提和物质基础，也可寻找或发现可供创制新药的有效物质或先导化合物，进而促进新药研发，而且对建立畲药质量评价体系与标准，提高、保证畲药质量、临床疗效，开发新的天然药物资源，推动畲药整体研究水平的提高，加快研究步伐，都具有极其重要的意义。

第二节 糖和苷类化合物

糖类（saccharides）化合物是多羟基醛或多羟基酮及其衍生物、聚合物的总称，因多数具有 $C_x(H_2O)_y$ 通式，又称为碳水化合物。糖类化合物是维持生命活动必需的主要能量来源。除作为动植物的营养物质和骨架成分外，糖类化合物还具有独特的生物活性，特别是多糖类化合物，均是与临床功效相关的有效成分。

一、糖类化合物

（一）糖的结构和分类

1. 单糖

单糖是组成糖类及其衍生物的基本单元，也是不能再水解的糖，常见单糖及其衍生物类型如表 2-1 所示。

表 2-1 单糖及其衍生物类型及举例

类型	举例			
五碳醛糖	D-木糖（D-xylose, Xyl）	L-阿拉伯糖（L-arabinose, Ara）		D-核糖（D-ribose, Rib）
甲基五碳糖	L-鼠李糖（L-rhamnose, Rha）	L-岩藻糖（L-fucose, Fuc）		D-鸡纳糖（D-guinovose, Gui）

续表

类型	举例
六碳醛糖	D-葡萄糖（D-glucose, Glc）　　　D-甘露糖（D-mannose, Man）　　　D-半乳糖（D-galactose, Gal）
六碳酮糖	D-果糖（D-fructose, Fru）
糖醛酸	D-葡萄糖醛酸（D-glucuronic acid）　　　D-半乳糖醛酸（D-galacturonic acid）
糖醇	L-卫矛醇（L-dulcitol）　　　D-甘露醇（D-mannitol）　　　D-山梨醇（D-sorbitol）　　　D-洋地黄毒糖（D-digitoxose）

2. 低聚糖

低聚糖由 2～9 个单糖基通过糖苷键聚合而成，天然存在的低聚糖多由 2～4 个单糖基组成。常见的二糖有芸香糖、蔗糖、龙胆二糖、槐糖等。天然存在的三糖多是在蔗糖的基础上再连接一个单糖而成，如棉子糖等。四糖、五糖多是在棉子糖的结构上延长，如水苏糖等。

芸香糖（rutinose）　　　蔗糖（sucrose）　　　棉子糖（raffinose）　　　水苏糖（stachyose）

3. 多聚糖

多聚糖又称多糖，由 10 个以上单糖分子通过糖苷键聚合而成，分子量较大，一般由几百至几千个单糖分子组成，是天然存在数量最多的大分子化合物。多糖结构中除单糖基外，部分多糖还含有糖醛酸、氨基糖、糖醇、O-乙酰基、N-乙酰基等。多糖有直糖链分子，但多为支糖链分子。同一种单糖组成的多糖为均多糖，两种以上单糖组成的称为杂多糖。

多糖可分为两种类型。一类为水不溶性多糖，在动植物体内主要起到支持组织作用，如植物中的半纤维素和纤维素，动物甲壳中的甲壳素等，分子呈直糖链型。其中，纤维素是自然界分布最广、存在最多的多糖，由 3000～5000 分子的 D-葡萄糖通过 1β→4 苷键聚合而成，是植物细胞壁的主要组成成分。另一类为水溶性多糖，如淀粉、果聚糖（菊糖、桔梗多糖、麦冬多糖等）、黏液质、树胶、果胶等。

多糖是继蛋白质、核酸和脂类之后人类生命中的第四大重要物质，与机体免疫功能的调节、细胞与细胞之间的识别、细胞间物质运输、癌症的诊断和治疗有密切的关系。并且，很多动植物中的多糖具有较强的药理作用，如肝素、硫酸软骨素、人参多糖、黄芪多糖、猪苓多糖、香菇多糖等。

（二）糖的理化性质和鉴定

1. 性状

单糖和分子量较小的低聚糖以及大部分糖的衍生物一般为无色或白色晶体，分子量较大的低聚糖常为非结晶性的白色固体。糖类物质常在熔融前炭化分解。分子量较小的糖，以及糖的衍生物，如糖醇等，有甜味。多糖常为无色或白色无定形粉末，基本没有单糖性质，一般无甜味也无还原性。

2. 溶解性和旋光性

单糖和低聚糖易溶于水，可溶于稀醇溶液，不溶于亲脂性有机溶剂。直链型多糖不溶于水，如纤维素和甲壳素几乎不溶于任何溶剂。支链型多糖如淀粉、黏液质、菊糖、肝糖等一般可溶于水，其溶解度随分子量增大而降低。

单糖均具有旋光性，且多为右旋，个别为左旋。因单糖水溶液一般是环状和开链结构共存的平衡体系，故单糖多具有变旋现象。

3. 鉴别

糖类化合物可用 Molish 反应、Fehling 反应、Tollen 反应（银镜反应）等定性反应进行理化检识，还可使用纸色谱和薄层色谱法进行色谱鉴别。糖显色剂的显色原理主要是利用糖的还原性或形成糠醛后引起的显色反应，常用的有苯胺-邻苯二甲酸试剂、三苯四氮盐试剂（TTC 试剂）等。若显色剂含有硫酸则只能用于薄层色谱，不能用于纸色谱，如茴香醛-硫酸试剂等。

4. 定量分析

多糖的含量测定多采用容量分析法及紫外-可见分光光度法，多以无水葡萄糖为对照。如 2015 年版《中国药典》规定：灵芝中灵芝多糖含量、黄精中多糖含量以蒽酮-硫酸反应后用紫外-可见分光光度法测定；云芝中多糖含量用容量滴定法测定。

二、苷类化合物

苷类（glycosides）是糖或糖的衍生物通过其端基碳上的半缩醛羟基或半缩酮羟基与非糖部分缩合脱水形成的一类化合物。苷中的非糖部分称为苷元，苷元与端基碳连接的原子为苷键原子，端基碳与苷键原子之间的化学键称为苷键。由于苷键具有缩醛结构，在稀酸或酶的作用下，苷键可发生断裂水解生成苷元和糖，而酚苷和酯苷则可以在稀碱条件下水解。苷键裂解反应有助于了解苷元结构、糖的种类和组成，确定苷元与糖、糖与糖之间的连接方式。苷键裂解方法主要有酸水解、酶水解、碱水解和氧化开裂等。

（一）苷类的结构和分类

绝大多数的苷类化合物是糖的半缩醛羟基与苷元上的羟基脱水缩合而成的具有缩醛结构的物质。苷类化合物在稀酸或酶的作用下，苷键可断裂水解成苷元和糖。糖可以是单糖也可以是多聚糖，如苷元上有多个羟基，也可分别与糖缩合形成多糖链苷。苷类化合物中最常见的单糖是 D-葡萄糖，此外还有 D-木糖、L-阿拉伯糖、D-核糖、D-鸡纳糖、L-鼠李糖、L-岩藻糖、D-甘露糖、D-半乳糖、D-果糖、D-葡萄糖醛酸和 D-半乳糖醛酸等。

苷键原子通常为氧原子，也有硫原子、氮原子、碳原子。由于苷类化合物种类多样，虽然糖基部分理化性质类似，但苷元结构类型差别较大，形成的苷类在性质和生物活性上各不相同，本书根据苷键原子的不同，将苷类分为氧苷、硫苷、氮苷、碳苷，如表 2-2 所示。

表 2-2　苷类化合物类型结构特征及举例

类型		结构特征	举例
氧苷	醇苷	苷元上的醇羟基与糖端基碳上的半缩醛羟基脱水形成的苷	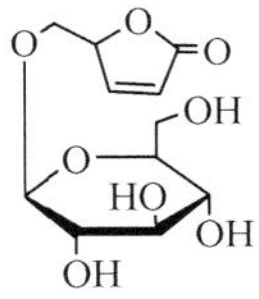 毛茛苷（ranunculin） 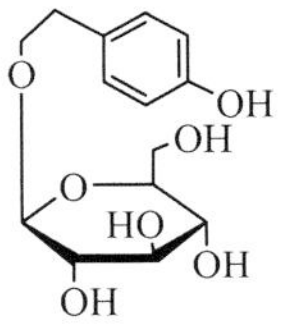　　　红景天苷（salidroloside）
	酚苷	苷元上的酚羟基与糖端基碳上的半缩醛羟基脱水形成的苷	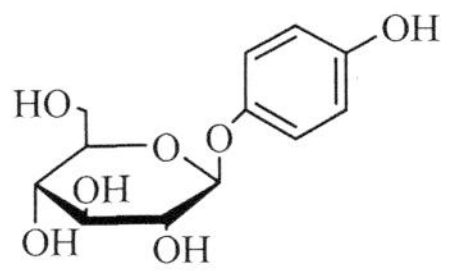 熊果苷（arbutin） 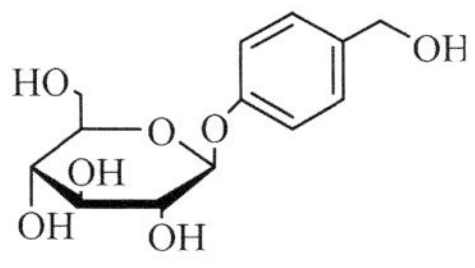　　　天麻苷（gastrodin）
	酯苷	苷元上的羧基与糖端基碳上的半缩醛羟基反应形成酯苷	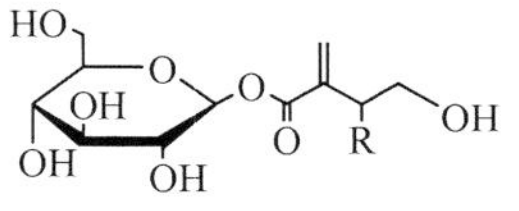 山慈菇苷 A（tuliposide A）　R=H 山慈菇苷 B（tuliposide B）　R=OH
	氰苷	α-羟基腈的 α-羟基与糖端基碳上的半缩醛羟基反应形成的苷	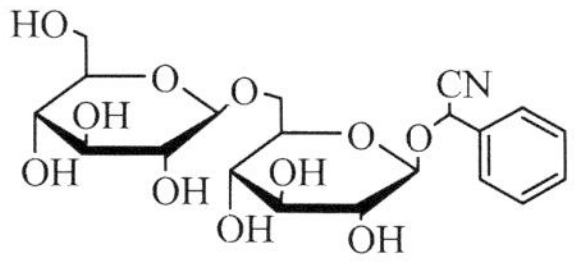 苦杏仁苷（amygdalin）

续表

类型		结构特征	举例
其他苷类	硫苷	苷元上的巯基与糖端基碳上的半缩醛羟基反应形成的苷	萝卜苷（glugoraphenin）
	氮苷	苷元上的氨基与糖端基碳上的半缩醛羟基反应形成的苷	腺苷（adenosine）　巴豆苷（crotonoside）
	碳苷	苷元碳原子上的氢与糖端基碳上的半缩醛羟基脱水缩合而成的苷	牡荆素（vitexin）

（二）苷类的理化性质和鉴定

1. 性状和旋光性

苷类化合物均为固体。含糖基少的苷可能完好结晶，含糖基多的苷多是具有吸湿性的无定形粉末。苷的颜色取决于苷元结构中的共轭体系和助色团情况。苷一般无味，也有存在特殊味道的苷，如人参皂苷具有苦味，甘草皂苷有甜味等。

苷类具有旋光性，多数苷呈左旋，水解后因生成的糖为右旋，因此其混合物也呈右旋。旋光度大小与苷元和糖的结构以及苷元和糖、糖和糖的连接方式有关。

2. 溶解性

苷类化合物一般可溶于水、甲醇、乙醇和含水正丁醇中，难溶于石油醚、苯、乙醚、三氯甲烷等非极性有机溶剂，但碳苷较为特殊，在水和其他溶剂中溶解度都很小。一般来说，糖基数目和极性取代基越多，苷的亲水性越强，反之则亲脂性越强。苷的溶解度还与苷元和糖的相对比例有关，若苷元为非极性大分子（甾醇、三萜醇等），而糖基为单糖，则由于糖基所占比例小，可以溶于低极性有机溶剂，如人参皂苷 Rh_2 可溶于乙醚，难溶于水。

3. 理化鉴别

苷类化合物由苷元和糖两部分组成，苷元结构多种多样，故苷类化合物能发生相应的苷元和糖的各种显色反应，并以此进行鉴别。鉴别过程与糖相似，主要有 Molish 反应、Fehling 反应、Tollen 反应等。

苷的理化鉴别要注意排除游离糖的干扰。由于水解后产生的苷元具有亲脂性，易在水解液中析出沉淀，而低聚糖、多糖水解后产生的单糖具有水溶性，不会产生沉淀，因此可以使用水解反应鉴别苷类化合物和多糖（或低聚糖）。

4. 色谱鉴别与定量分析

苷类化合物的色谱鉴别主要通过薄层色谱和纸色谱。薄层色谱常用的吸附剂是硅胶、反向硅胶、纤维素等，常在同一色谱上，用样品与相应的苷对照品进行比较鉴别。由于各种类型的苷类化合物性质差别较大，根据苷元结构、糖的种类和组成、苷元与糖以及糖与糖之间的连接方式等，色谱条件常具有很强的针对性，方式各异。

苷类化合物的定量分析方法一般为通过 HPLC 测定单体成分的含量。如 2015 年版《中国药典》规定用 HPLC-UV 法测定白芍中芍药苷、苦杏仁中苦杏仁苷的含量。

第三节　醌类化合物

醌类化合物是一类具有醌式结构的化学成分，主要分为苯醌、萘醌、菲醌和蒽醌四种类型，其中蒽醌及其衍生物尤为重要。

一、结构和分类

（一）苯醌类

苯醌类（benzoquinones）化合物分为邻苯醌和对苯醌两大类。邻苯醌结构不稳定，故天然存在的苯醌类化合物多数为对苯醌的衍生物，如辅酶 Q_{10}、紫草醌等。

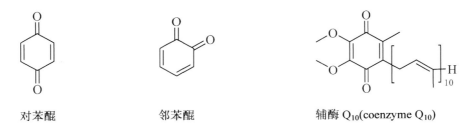

对苯醌　　　　　　　邻苯醌　　　　　　　辅酶 Q_{10}(coenzyme Q_{10})

（二）萘醌类

萘醌类（naphthoquinones）化合物分为 α-(1, 4)、β-(1, 2) 及 amphi-(2, 6) 三种类型，但天然存在的大多为 α-萘醌类衍生物，它们多为橙色或橙红色结晶，少数呈紫色。

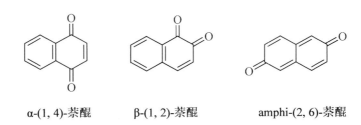

α-(1, 4)-萘醌　　　　β-(1, 2)-萘醌　　　　amphi-(2, 6)-萘醌

（三）菲醌类

天然菲醌类（phenanthraquinones）分为邻菲醌及对菲醌两种类型，如从中药丹参根中分得的多种菲醌衍生物，分属邻菲醌类和对菲醌类化合物。

邻菲醌　　　　　对菲醌　　　丹参醌 II_A　$R_1=CH_3$　$R_2=H$　　　丹参新醌甲　$R=CH(CH_3)CH_2OH$

丹参醌 II_B　$R_1=CH_2OH$　$R_2=H$　　　丹参新醌乙　$R=CH(CH_3)_2$

羟基丹参醌 II_A　$R_1=CH_3$　$R_2=OH$　　丹参新醌丙　$R=CH_3$

丹参酸甲酯　$R_1=COOCH_3$　$R_2=H$

（四）蒽醌类

1. 单蒽核类

1）蒽醌及其苷类

天然蒽醌以 9, 10-蒽醌最为常见，整个分子形成一共轭体系，9 位碳和 10 位碳又处于最高氧化水平，因此比较稳定。

天然存在的蒽醌类化合物在母核上常有羟基、羟甲基、甲基、甲氧基和羧基等取代基团，并常以游离或与糖结合成苷的形式存在于植物体内。

1, 4, 5, 8 位为 α 位　　　　　大黄酚（chrysophanol）　$R_1=H$　　　$R_2=CH_3$

2, 3, 6, 7 位为 β 位　　　　　大黄素（emodin）　　　$R_1=OH$　　$R_2=CH_3$

9, 10 位为 meso 位，又称中位　大黄素甲醚（physcion）　$R_1=OCH_3$　$R_2=CH_3$

　　　　　　　　　　　　　　芦荟大黄素（aloe-emodin）　$R_1=H$　　$R_2=CH_2OH$

　　　　　　　　　　　　　　大黄酸（rhein）　　　　$R_1=H$　　$R_2=COOH$

2）蒽酚或蒽酮衍生物

蒽醌在酸性环境中被还原，可生成蒽酚及其互变异构体蒽酮。蒽酚（或蒽酮）的羟基衍生物常以游离或结合状态与相应的羟基蒽醌共存于同一植物中。蒽酚（或蒽酮）衍生物一般存在于新鲜植物中，新鲜大黄储存两年以上则检识不到蒽酚。

3）C-糖基蒽衍生物

蒽醌苷类衍生物在植物体内，除了以氧苷形式存在外，还有以碳苷形式存在的，如芦荟致泻的主要有效成分芦荟苷就属于碳苷类化合物。

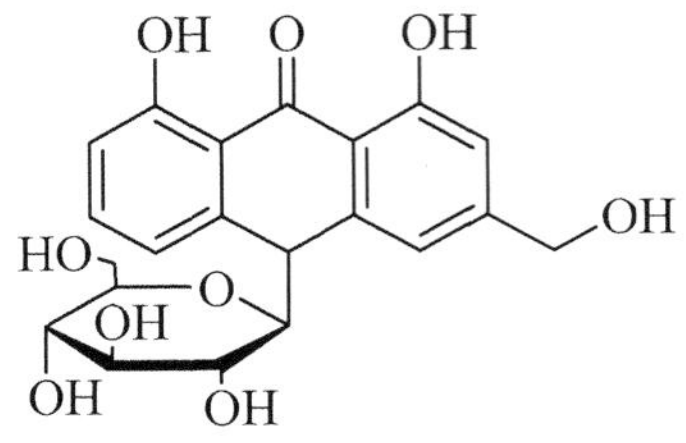

芦荟苷（aloin）

2. 双蒽核类

1）二蒽酮类

二蒽酮类成分可以看成是两分子蒽酮脱去一分子氢，而通过 C—C 键结合而成的化合物，多为 C-10 位和 C-10′位结合，也有其他位置连接。

2）二蒽醌类

蒽醌类脱氢缩合或二蒽酮类氧化均可形成二蒽醌类。

3）其他类

其他双蒽核类化合物，如去氢二蒽酮类、日照蒽酮类、中位萘并二蒽酮类，多存在于金丝桃属植物中。

二、理化性质与鉴定

（一）物理性质

1. 性状

醌类化合物母核本身不具有颜色，当母核上引入酚羟基等助色团时呈一定的颜色，并随取代的助色团增多颜色逐渐加深，分别呈黄、橙、棕红色乃至紫红色等。游离醌类化合物一般为结晶型固体，与糖结合成苷后较难得到结晶。苯醌、萘醌多以游离形式存在，蒽醌一般以苷的形式存在于植物体中。

2. 升华性及挥发性

游离的醌类化合物一般具有升华性。小分子的苯醌类及萘醌类还具有挥发性，能随水蒸气蒸馏，利用这些性质可对其进行分离和纯化。

3. 溶解性

游离醌类化合物极性较小，一般溶于甲醇、乙醇、丙醇、乙酸乙酯、三氯甲烷、乙醚、苯等有机溶剂，几乎不溶于水。与糖结合成苷后极性显著增大，易溶于甲醇、乙醇中，在热水中也可溶解，但在冷水中溶解度较小，几乎不溶于苯、乙醚、三氯甲烷等极性较小的有机溶剂。

（二）化学性质

1. 酸性

醌类化合物多具有酚羟基甚至羧基，故具有一定的酸性，在碱性水溶液中成盐溶解，加酸酸化后又可游离析出。

醌类化合物因分子中羧基的有无及酚羟基的数目与位置不同，表现出酸性的强弱差异。一般来说，含有羧基的醌类化合物的酸性强于不含羧基者，酚羟基数目增多则酸性增强，β-羟基醌类化合物的酸性强于 α-羟基醌类化合物。

以游离蒽醌类衍生物为例，酸性强弱按下列顺序排列：含—COOH＞含两个或两个以上 β-OH＞含一个 β-OH＞含两个或两个以上 α-OH＞含一个 α-OH。故可依次用 5%碳酸氢钠、5%碳酸钠、1%氢氧化钠及 5%氢氧化钠水溶液进行梯度萃取，从而达到分离的目的。

2. 碱性

由于羰基上氧原子的存在，蒽醌类成分也具有微弱的碱性，能溶于浓硫酸中成锌盐再转成正碳离子，同时伴有颜色的显著改变。

3. 鉴别

一般可以利用 Feigl 反应、无色亚甲蓝反应和 Keisting-Craven 反应等来鉴定苯醌、萘醌，利用 Borntrager 反应初步确定羟基蒽醌化合物，利用对亚硝基-二甲苯胺反应鉴定蒽酮类化合物。检识反应可在试管中进行，也可在薄层色谱上进行。蒽醌、蒽酚类衍生物多具有荧光。羟基蒽醌类衍生物常用如下方法检查：

（1）与碱的显色反应：羟基蒽醌类能与碱液反应生成红色或紫红色，加酸后红色消失，若再加碱又显红色。

（2）Borntrager 反应：生药粉末 0.1 g 置试管中，加碱液数毫升浸出，滤液呈红色；加盐酸酸化，红色转为黄色；加乙醚 2～3 mL 振摇，醚层显黄色；分取醚层，加碱液振摇，醚层褪为无色，水层显红色。

本反应指示存在游离羟基蒽醌类成分，主要用于鉴别羟基蒽醌及具有游离羟基的蒽醌苷类化合物，而蒽酚、蒽酮、二蒽酮类化合物需要氧化成羟基蒽醌后才能显色。

（3）乙酸镁反应：取生药粉末的乙醇浸出液滴于滤纸上，干后喷 0.5%乙酸镁甲醇试液，加热片刻即显色。在羟基蒽醌类化合物分子中，如果有一个 α-酚羟基或一个 β-酚羟基，或两个酚羟基位于不同苯环的 α-位上，则显橙色至橙黄色；如果有一个 α-酚羟基并另有一个酚羟基在邻位时显蓝色至蓝紫色，在间位时显橙红色至红色，在对位时显红色至紫色。

4. 定量分析

利用蒽醌类可与乙酸镁生成稳定的有色络合物，可用紫外-可见分光光度法测定生药中的总蒽醌含量。由于结合蒽醌和游离蒽醌的生物活性不同，2015 年版《中国药典》规定先用 HPLC 法测定何首乌中总蒽醌和游离蒽醌的含量，再计算出结合蒽醌的含量，进而制定限量指标。

第四节　苯丙素类化合物

苯丙素类（phenylpropanoids）化合物是指结构中含有一个或几个 C_6-C_3 单元的天然成分，这类成分广泛存在于天然药物中，具有多方面的生理活性。广义而言，苯丙素类化合物包括简单苯丙素类（如苯丙烯、苯丙醇、苯丙酸等）、香豆素类、木脂素类、木质素类、黄酮类，涵盖了多数芳香族化合物。狭义而言，苯丙素类化合物是指简单苯丙素类、香豆素类、木脂素类。

一、简单苯丙素类

（一）结构和分类

简单苯丙素类（simple phenylpropanoids）是天然药物中常见的芳香族化合物，在结构上属于苯丙烷衍生物，依 C_3 侧链的类型不同，可分为苯丙烯、苯丙醇、苯丙醛、苯丙酸等类型，见表 2-3。

表 2-3　简单苯丙素类化合物的主要结构类型及举例

类型	举例
苯丙烯	α-细辛醚（α-asarone）　　　β-细辛醚（β-asarone）
苯丙醇	松柏醇（coniferyl alcohol）
苯丙醛	桂皮醛（cinnamaldehyde）
苯丙酸	阿魏酸（ferulic acid）　　　绿原酸（chlorogenic acid）

（二）理化性质和鉴定

简单苯丙素类游离存在时多为油状液体或结晶性固体，如苯丙烯、苯丙醛及苯丙酸的简单酯类衍生物多为液态，具有挥发性，是挥发油中芳香族化合物的主要组成部分，具有芳香气味，能随水蒸气蒸馏。苯丙素苷类一般呈现粉末状或结晶状，不具有挥发性。多数游离苯丙素类成分易溶于有机溶剂，如乙醚、乙酸乙酯、乙醇等，难溶于水。苯丙酸类衍生物是植物酸性成分，大多数具有一定水溶性，常与其他酚酸、鞣质等混合在一起，分离有一定困难。苯丙素苷类易溶于甲醇、乙醇，可溶于水，难溶于乙醚、乙酸乙酯等低极性有机溶剂。

简单苯丙素类的鉴定可依据各自的结构特点对各类型简单苯丙素类成分进行检识。如苯丙酸类结构中往往含有酚羟基，可依据酚羟基性质进行鉴别，常用试剂有 1%～2% FeCl₃ 溶液、Pauly 试剂（重氮化的磺胺酸）等。

二、香豆素类

香豆素类（coumarins）化合物是一类具有苯并 α-吡喃酮母核的天然化合物的总称，在结构上可以看成是顺式邻羟基桂皮酸脱水形成的内酯类化合物，是天然药物化学成分中的一个重要类群。在目前得到的天然香豆素成分中，绝大多数在 7 位连接含氧官能团，7-羟基香豆素可以看作是香豆素类化合物的基本母核。

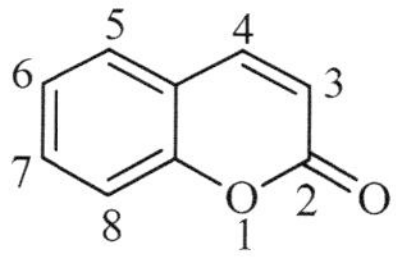

香豆素 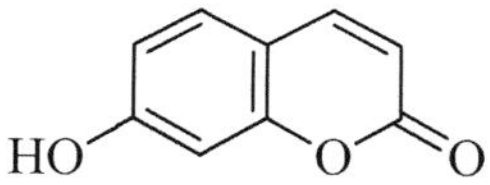　　　　　　伞形花内酯（umbelliferone）

（一）结构和分类

目前，依据 α-吡喃酮环上有无取代，7 位羟基是否与 6（或 8）位异戊烯基缩合成呋喃环、吡喃环等将香豆素类化合物大致分为四类：简单香豆素类、呋喃香豆素类、吡喃香豆素类、其他香豆素类，见表 2-4。

表 2-4　香豆素类化合物的分类、结构特点及举例

类型	结构特点	举例
简单香豆素类	苯环一侧有取代，且 7 位羟基未与 6（或 8）位取代基形成呋喃环或吡喃环	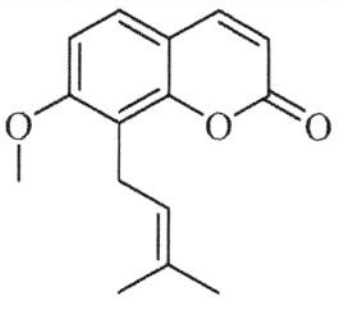 蛇床子素（osthole）
呋喃香豆素类	7 位羟基与 6（或 8）位异戊烯基缩合成呋喃环	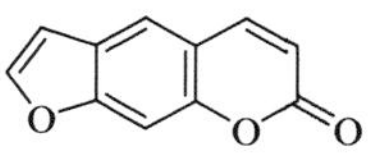 补骨脂素（psoralen） 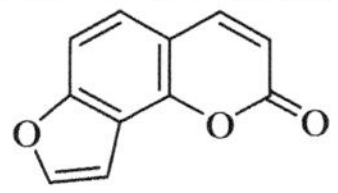　　　异补骨脂素（angelicin） 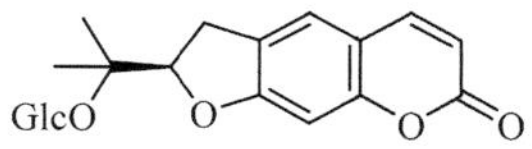 紫花前胡苷（nodakenin）

类型	结构特点	举例
吡喃香豆素类	7位羟基与6（或8）位异戊烯基缩合成吡喃环	紫花前胡素（decursidin）
其他香豆素类	不能归属上述几个类型的香豆素类化合物	茵陈内酯（capillarin）

（二）理化性质和鉴定

1. 性状和溶解性

游离香豆素类成分多为结晶，部分呈玻璃态或液态，分子量小的游离香豆素类化合物多具有芳香气味与挥发性，能随水蒸气蒸馏，可升华。香豆素苷类一般呈粉末或晶体状，不具挥发性，也不能升华。在紫外光照射下，香豆素类成分多显现蓝色或紫色荧光。

游离香豆素类成分易溶于有机溶剂，如乙醚、丙酮、乙醇、甲醇等。香豆素苷类成分易溶于甲醇、乙醇，可溶于水，难溶于乙醚、三氯甲烷等低极性有机溶剂。

2. 内酯的碱水解和异羟肟酸铁反应

香豆素类分子具有内酯结构，在碱性条件下可水解开环，生成顺式邻羟基桂皮酸的盐，该水解产物经酸化至中性或酸性又可闭环恢复成内酯结构。但如果碱液长时间加热，开环产物则发生双键构型异构化，转变为反式邻羟基桂皮酸衍生物，再经酸化也不可环合为内酯。

薄层色谱检识香豆素类成分时，可利用其荧光，也可喷异羟肟酸铁试剂显色。异羟肟酸铁反应：香豆素类成分的内酯结构在碱性条件下开环后可与盐酸羟胺缩合成异羟肟酸，在酸性条件下再与 Fe^{3+} 络合而显红色至紫红色。

3. 定量分析

香豆素类成分多数有很强的紫外吸收，因而可用紫外-可见分光光度法测定总香豆素的含量。单一香豆素的含量测定多用 HPLC-UV 法，如补骨脂中的补骨脂素和异补骨脂素的含量测定。

三、木脂素类

木脂素类（lignans）化合物是一类由两分子（少数为三分子或四分子）苯丙素衍生物聚合而成的天然产物，主要存在于植物的木部和树脂中，多数呈游离状态，少数与糖结合成苷。

（一）结构和分类

组成木脂素的结构单元有桂皮酸（偶有桂皮醛）、桂皮醇、丙烯苯、烯丙苯等四种，前两种结构单元的侧链 γ-碳原子是氧化型的，而后两种单体的 γ-碳原子是非氧化型的。由于组成木脂素的 C_6-C_3 单元缩合位置不同及其侧链 γ-碳原子上的含氧基团相互脱水缩合等反应，从而形成了不同类型的木脂素，见表 2-5。

表 2-5　木脂素类化合物的类型、结构特点及举例

类型	结构特点	举例
简单木脂素	两分子苯丙素仅通过 β 位碳原子（8 位与 8′位）连接而成	基本母核　　二氢愈创木脂酸（dihydroguaiaretic acid）
单环氧木脂素	简单木脂素基础上，还存在 7-O-7′或 9-O-9′或 7-O-9′等单环氧结构，形成呋喃或四氢呋喃结构	荜澄茄素（cubebin）　　呋喃愈创木酚（furoguaiacin）
木脂内酯	简单木脂素基础上，9-9′环氧，9 位为羰基，即单环氧木脂素中的四氢呋喃环氧化成内酯环	牛蒡子苷元（arctigenin）　R=H 牛蒡子苷（arctiin）　　R=Glc
环木脂素	简单木脂素基础上，通过一个 C_6-C_3 单元的 6 位与另一个 C_6-C_3 单元的 7 位环合而成	异紫杉脂素（isotaxiresinol）
环木脂内酯	环木脂素基础上，9 位与 9′位环合成五元内酯环	鬼臼毒素（podophyllotoxin）

类型	结构特点	举例
双环氧木脂素	两分子苯丙素侧链相互连接形成两个环氧结构	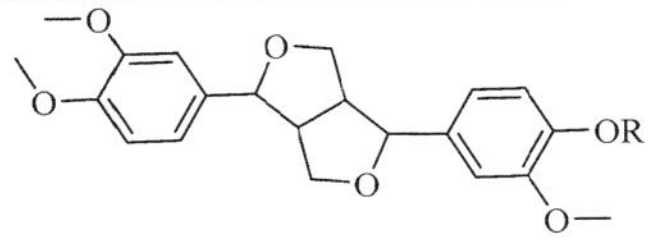 连翘脂素（phillygenin）　　R=H 连翘苷（forsythin）　　R=Glc
联苯环辛烯型木脂素	既有联苯结构又有联苯与侧链环合成八元环状结构	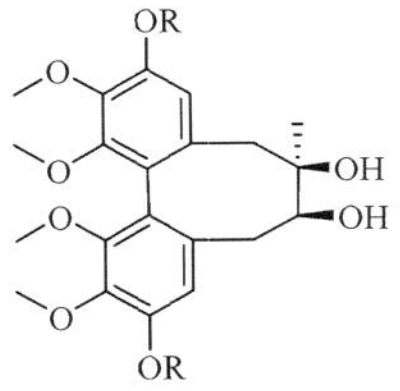 五味子醇（schizandrol）　R=H 五味子素（schizandrin）　R=CH$_3$
联苯型木脂素	两个苯环通过 3 位与 3'位直接相连而成，侧链未氧化	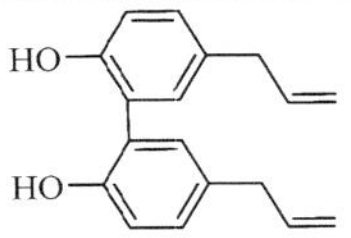 厚朴酚（magnolol）
苯并呋喃木脂素	苯环与侧链连接后形成呋喃氧环	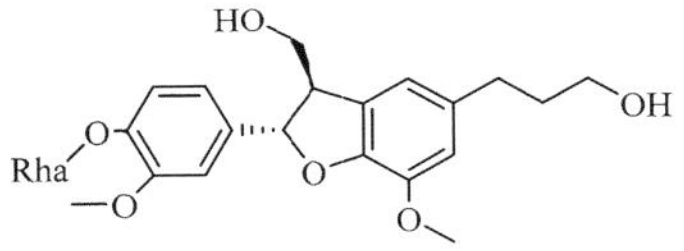 马尾松苷 C（massonianoside C）
其他类	不属于以上九种类型的木脂素	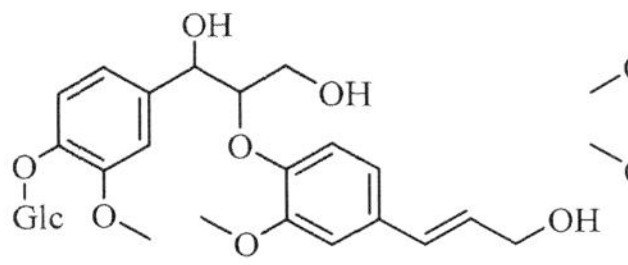 橙皮素 A（citrusin A） 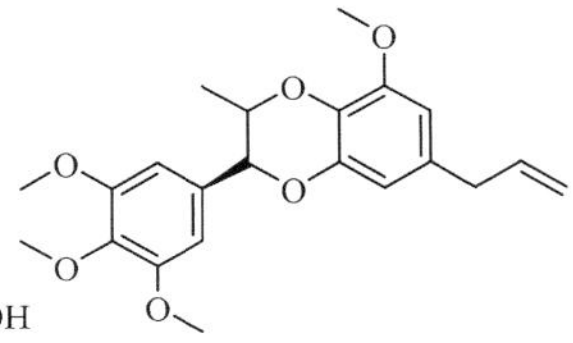　　　　优西得灵（eusiderin）

（二）理化性质和鉴定

1. 性状和溶解性

多数木脂素类化合物是无色结晶，一般无挥发性，少数具升华性。游离木脂素类多具有亲脂性，一般难溶于水，易溶于有机溶剂，具有酚羟基的木脂素类可溶于碱性水溶液。木脂素苷类水溶性增大。

2. 光学活性和异构化作用

木脂素常有多个手性碳原子或手性中心，大部分具有光学活性，遇酸易异构化。由于木脂素生理活性常与手性碳的构型有关，因此在提取分离过程中应注意操作条件，尽量避免与酸、碱接触，以防止其构型发生变化。

3. 鉴别

木脂素分子中常含有酚羟基、亚甲二氧基及内酯结构等，可利用这些取代基的性质进行木脂素的检识，但总的来说，木脂素没有特征性的理化检识反应。

色谱检识时显色剂一般采用通用显色剂。例如，木脂素类在紫外光下呈暗斑，喷 1% 三氧化锑三氯甲烷溶液显色，该反应可用于木脂素类鉴别。

4. 定量分析

具有亚甲二氧基的木脂素通过 Labat 反应和 Ecgrine 反应生成有色络合物，用紫外-可见分光光度法测定这类总木脂素含量；具有联苯环辛烯结构的木脂素均有相近波长的紫外吸收，可用紫外法测定此类总木脂素含量。单一木脂素化合物的测定多用 HPLC 法，如五味子中五味子醇甲和南五味子中五味子酯甲的含量测定。

第五节　黄　酮　类

黄酮类化合物是广泛存在于自然界、种类繁多且具有广泛生物活性的一类重要成分。由于此类化合物大多呈现黄色或淡黄色，且分子中多含有酮基而被称为黄酮。黄酮类化合物主要是指基本母核为 2-苯基色原酮的一系列化合物，现在则泛指两个苯环（A 环和 B 环）通过三个碳原子相互连接而成的一系列化合物，大多具有 C_6-C_3-C_6 的基本骨架。

2-苯基色原酮　　　　　　　　　C_6-C_3-C_6

黄酮类化合物分布广泛，多存在于高等植物中，在植物体内大部分以与糖结合形成苷的形式存在，一部分以游离形式存在。在植物的花、叶、果实等组织中，多为苷类，而在木质部坚硬组织中，则多为游离的苷元。

一、结构和分类

根据黄酮类化合物 A 环和 B 环之间三碳链的氧化程度、三碳链是否构成环状结构、3 位是否有羟基取代以及 B 环连接的位置等差异，将主要的天然黄酮类化合物进行分类，如表 2-6 所示。

天然黄酮类化合物多为上述基本母核的衍生物，常见的取代基有羟基、甲氧基及异戊烯基等。黄酮类化合物在畲药中大多以苷类形式存在，由于苷元以及糖的种类、数量、连接位置、连接方式等的不同，形成了数目众多、结构各异的黄酮苷类化合物。

表 2-6　黄酮类化合物苷元的主要结构类型

类型	基本结构	特点	举例
黄酮 （flavone）		以 2-苯基色原酮为基本母核，且 3 位无含氧基团取代。天然黄酮 A 环的 5、7 位几乎同时带有羟基，B 环常在 4′位有羟基或甲氧基	 黄芩苷（baicalin）
黄酮醇 （flavonol）		黄酮基本母核的 3 位上连有羟基或其他含氧基团	 槲皮素（quercetin）　R=H 芦丁（rutin）　R=芸香糖基
二氢黄酮 （flavanone）		黄酮基本母核的 2、3 位双键被氢化而成	 甘草素（liquiritigenin）　R=H 甘草苷（liquiritin）　R=Glc
二氢黄酮醇 （flavanonol）		具有黄酮醇 2、3 位双键被氢化的基本母核结构	 落新妇苷（astilbin）
查耳酮 （chalcone）		二氢黄酮 C 环的 1、2 位键断裂生成的开环衍生物，为二氢黄酮异构体，可相互转化	 红花苷（carthamin）
二氢查耳酮 （dihydrochalcone）		查耳酮的 α、β 位双键氢化而成，在植物界分布极少	 根皮苷（phlorizin）

续表

类型	基本结构	特点	举例
异黄酮（isoflavone）		基本母核为 3-苯基色原酮，即 B 环连在 C 环的 3 位上	大豆素（daidzein）　$R_1=R_2=H$ 大豆苷（daidzin）　$R_1=H$　$R_2=Glc$ 葛根素（puerarin）　$R_1=Glc$　$R_2=H$
二氢异黄酮（isoflavanone）		具有异黄酮 2、3 位双键被氢化的基本母核结构	三叶豆紫檀苷（trifolirhizin）
花色素（anthocyanidin）		基本母核中 C 环无羰基，1 位氧原子以锌盐形式存在，目前常见的 6 种分别是矢车菊素、飞燕草素、天竺葵素、牵牛花色素、芍药色素和锦葵色素	矢车菊素（cyanidin）　　$R_1=OH$ $R_2=H$ 飞燕草素（delphindin）　$R_1=R_2=OH$ 天竺葵素（pelargonidin）　$R_1=R_2=H$
黄烷-3-醇（flavan-3-ol）		又称为儿茶素类，主要存在于含鞣质的木本植物中	(+)-儿茶素[(+)-catechin] (−)-表儿茶素[(−)-epicatechin]

类型	基本结构	特点	举例
黄烷-3,4-二醇（flavan-3,4-diol）		又称为无色花色素类，本身无色，在紫外光灯下无荧光或荧光弱，在氢氧化钠溶液中显黄色	无色矢车菊素（leucocyanidin）R₁=OH R₂=H 无色飞燕草素（leucodelphindin）R₁=R₂=OH 无色天竺葵素（leucopelargonidin）R₁=R₂=H
橙酮（aurone）		又称噢呮类，其结构特点是 C 环为含氧五元环	硫黄菊素（sulphuretin）
双黄酮（biflavonoid）		由两分子黄酮衍生物聚合生成的二聚物，常见的天然双黄酮由两分子芹菜素或其甲醚衍生物构成，根据结合方式不同可分为 4 类：3′,8″-双芹菜素型、6,8″-双芹菜素型、8,8″-双芹菜素型和双苯醚型	银杏双黄酮（ginkgetin）R₁=CH₃ R₂=H 异银杏素（isoginkgetin）R₁=H R₂=CH₃ 白果素（bilobetin）R₁=R₂=H
𡆻酮（xanthone）		又称为苯并色原酮或双苯吡酮，其基本母核由苯环与色原酮的2、3 位并合而成	异芒果素（isomangiferin）

组成黄酮苷的糖类主要有：

单糖类：D-葡萄糖、D-半乳糖、D-木糖、L-鼠李糖、L-阿拉伯糖及 D-葡萄糖醛酸等。

双糖类：槐糖、龙胆二糖、芸香糖、新橙皮糖等。

三糖类：龙胆三糖、槐三糖等。

酰化糖类：2-乙酰基葡萄糖、咖啡酰基葡萄糖等。

在黄酮苷中，糖的连接位置与苷元结构类型有关。例如：黄酮、二氢黄酮和异黄酮苷类，多在 7-OH 上形成单糖链苷。黄酮醇和二氢黄酮醇苷类多在 3、7、3′、7′的羟基上形成单糖链苷，或在 3, 7-、3′, 4′-及 7, 4′-二羟基的基础上形成双糖链苷。在花色素苷类中，多在 3-OH 连接一个糖或形成 3,5-二葡萄糖苷。

二、理化性质与鉴定

（一）颜色

黄酮类化合物多数呈黄色，所呈颜色与分子中是否存在交叉共轭体系、含有的助色团（—OH、—OCH$_3$ 等）类型、数目以及取代位置有关。

在可见光下，黄酮、黄酮醇及其苷类多显灰黄～黄色，查耳酮为黄～橙黄色，二氢黄酮、二氢黄酮醇因不具有交叉共轭体系故不显色，异黄酮类因共轭链短而无色或显微黄色。花色素及其苷的颜色随 pH 不同而改变，一般 pH<7 时显红色，pH 为 8.5 时显紫色，pH>8.5 时显蓝色。

在紫外光下，黄酮醇类大多呈亮黄色或黄绿色荧光，当 3 位羟基被甲基化或者糖苷化后，与黄酮醇相似仅显暗淡的棕色。查耳酮和橙酮显深黄棕色或亮黄色荧光，经氨气熏后转变为橙红色的荧光。异黄酮类呈紫色荧光，花色素苷类呈棕色荧光。二氢黄酮类、二氢黄酮醇类和黄烷醇类及其苷类均不发光。

（二）溶解性

游离黄酮类化合物一般难溶或不溶于水，易溶于甲醇、乙醇、丙酮、乙酸乙酯、乙醚等有机溶剂及稀碱水溶液中。黄酮、黄酮醇、查耳酮等为平面型分子，分子间排列紧密，难溶于水；二氢黄酮及二氢黄酮醇因 C 环近似半椅式结构，为非平面型分子，分子排列不紧密，分子间引力减小，有利于水分子进入，在水中的溶解度稍大；花色素虽为平面型结构，但因以离子形式存在，具有盐的性质，故在水中溶解度较大。黄酮类化合物引入羟基，将增加在水中的溶解度，而羟基被甲基化后，则在有机溶剂中的溶解度增加。

黄酮类化合物的羟基苷化后，水溶性增加，脂溶性降低。黄酮苷一般易溶于水、甲醇、乙醇等强极性溶剂，但难溶或不溶于苯、三氯甲烷、石油醚等有机溶剂中。黄酮苷分子中糖基数目和结合的位置，对溶解度亦有一定的影响。一般多糖苷比单糖苷水溶性大，3 位羟基苷比相应的 7 位羟基苷水溶性大。

（三）酸碱性

黄酮类化合物因分子中多具有酚羟基，故显酸性，可溶于碱性水溶液以及吡啶、甲酰胺等有机溶剂。该类化合物的酸性强弱与酚羟基数目和位置有关。以黄酮为例，其酚羟基酸性由强到弱的顺序依次为：7, 4'-二 OH>7 或 4'-OH>一般酚-OH>5-OH。

黄酮类化合物由于分子中 γ-吡喃环上的 1 位氧原子具有未共享电子对，因此表现出微弱的碱性，可与强无机酸如浓硫酸、浓盐酸等生成镁盐，该镁盐极不稳定，加水后即可分解。

（四）化学鉴别

黄酮类化合物的化学鉴别主要是依据各种显色反应，利用的则是分子中酚羟基和 γ-吡喃环的性质；色谱鉴别可采用硅胶薄层色谱法、聚酰胺薄层色谱法等。

1. 盐酸-镁粉还原反应

此为鉴别黄酮类化合物最常用的颜色反应。多数黄酮、黄酮醇、二氢黄酮、二氢黄酮醇类显橙红色～紫红色，少数显紫色～蓝色，尤其分子中 B 环有—OH 或—CH₃取代时颜色随之加深。异黄酮类、查耳酮类、花色素类及部分橙酮不显色。由于花色素类、部分查耳酮、橙酮等单纯在浓盐酸条件下也能产生颜色反应，故应注意区别，必要时预先作空白对照实验。本反应机理多认为是生成阳碳离子所致。

2. 与金属盐类试剂的络合反应

具有 3-OH、5-OH 或邻二酚羟基的黄酮类化合物与铝盐、镁盐、铁盐、锆盐、锶盐等试剂反应，生成有色络合物。常用的试剂有三氯化铝、乙酸铅、乙酸镁、二氯氧锆等。

（五）色谱鉴别

黄酮类化合物大多具有颜色，且在紫外光下显示不同颜色的荧光，可直接用于斑点定位；也可以色谱展开后使用 2%三氯化铝喷雾显色，置于紫外灯下观察荧光斑点。

（六）定量分析

利用黄酮类化合物可与金属盐类试剂产生有色络合物的反应，用紫外-可见分光光度法测定总黄酮类的含量，如亚硝酸钠-硝酸铝-氢氧化钠比色法测定畲药中总黄酮含量。黄酮单体化合物的测定一般采用 HPLC-UV 法，如柳叶蜡梅中芦丁、异槲皮苷、山奈酚-3-O-芸香糖苷、槲皮苷、槲皮素、山奈酚等的含量测定。

第六节　萜　　类

凡是由异戊二烯（isoprene）衍生的化合物，其分子式符合$(C_5H_8)_n$通式的统称为萜类化合物（terpenoids）。萜类是一类种类众多、数量巨大、结构类型复杂、资源丰富且生物活性显著的天然产物，也是天然药物中一类重要的有效成分类群。大量研究表明，甲戊二羟酸是萜类化合物生物合成途径中的关键前体，因此绝大多数萜类化合物均具有$(C_5H_8)_n$的分子通式。根据分子结构中异戊二烯结构单元的数目可分为单萜、倍半萜、二萜、三萜等，见表 2-7。

表 2-7　萜类化合物的分类和分布

分类	碳原子数	通式$(C_5H_8)_n$	分布
半萜	5	$n=1$	植物叶、花、果实
单萜	10	$n=2$	挥发油（精油）
倍半萜	15	$n=3$	挥发油（精油）
二萜	20	$n=4$	树脂、苦味素、植物醇
二倍半萜	25	$n=5$	海绵、植物病菌、昆虫次生代谢物
三萜	30	$n=6$	皂苷、树脂、植物乳汁
四萜	40	$n=7$	植物胡萝卜素
多聚萜	$7.5×10^3～3×10^5$	$n>8$	橡胶

一、结构和分类

（一）单萜

通常将由两个异戊二烯单元构成的萜类化合物称为单萜,其基本骨架中含有 10 个碳原子，多具有挥发性，是植物挥发油的重要组成部分，分子量较小且极性小，具有强烈的挥发性。单萜类按其结构碳环数，可分为无环（开链）、单环、双环、三环、环烯醚萜等结构种类，大多为六元环，其中以单环和双环型单萜所包含的化合物数量最多，见表 2-8。

表 2-8　单萜类化合物的种类、结构骨架和举例

单萜结构种类	结构骨架	举例
链状单萜	月桂烷型、艾蒿烷型	香叶醇（geraniol）　　青蒿酮（artemisia ketone）
单环单萜	对-薄荷烷型、环香叶烷型、草酚酮类	薄荷醇（menthol）　　桉油精（cineole, eucalyptol） α-紫罗兰酮（α-ionone）
双环单萜	蒈烷型、蒎烷型、莰烷型、葑烷型、异莰烷型、莳萝烷型等	龙脑（borneol）　α-蒎烯（α-pinene）　芍药苷（paeoniforin）
三环单萜	三环烷型	三环白檀醇（teresantalol）

单萜结构种类	结构骨架	举例
环烯醚萜	环戊烷环烯醚萜、裂环环烯醚萜	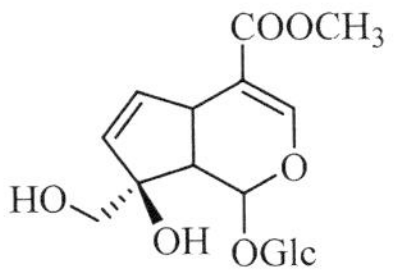 栀子苷（geniposide） 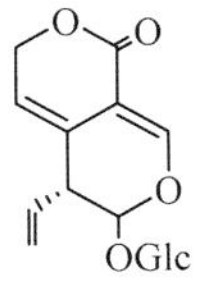　龙胆苦苷（gentiopicroside） 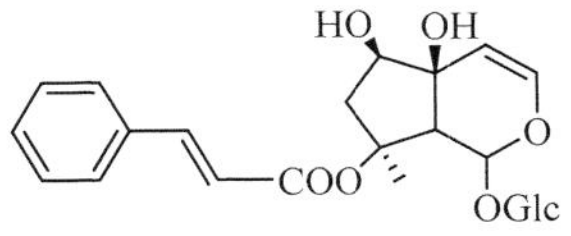玄参苷（harpagoside）

环烯醚萜是蚁臭二醛通过分子内羟醛缩合而成的一类单萜类化合物，根据其环戊烷是否开裂，存在环戊烷环烯醚萜和裂环环烯醚萜两种基本骨架。环烯醚萜及其苷在植物界分布较广，尤其是玄参科、唇形科、茜草科、木犀科、龙胆科等植物中较为常见。

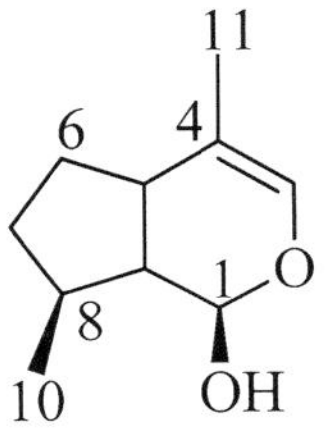

环戊烷环烯醚萜 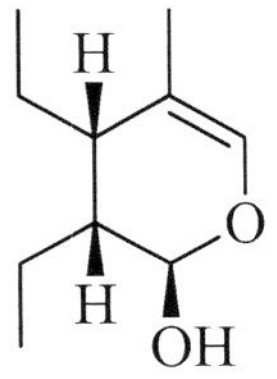　　　　　　裂环环烯醚萜

环烯醚萜多具有半缩醛及环戊烷结构特点，其半缩醛 C_1-OH 性质不稳定，因此环烯醚萜主要以 C_1-OH 与糖成苷的形式存在于植物中。环烯醚萜苷类根据 C-4 位取代基的有无，进一步又可分为环烯醚萜苷和 4-去甲基环烯醚萜苷：环烯醚萜苷的 C-4 位多连甲基、羧基、羧酸甲酯、羟甲基，如栀子苷、京尼平苷、京尼平苷酸等；4-去甲基环烯醚萜苷是环烯醚萜苷 C-4 位去甲基的降解苷，苷元由 9 个碳构成，如玄参苷、梓醇苷等。裂环环烯醚萜的结构特点为环烯醚萜母核中环戊烷环中 7,8 位化学键断裂，断裂后 7 位碳还可与 11 位碳形成六元环内酯结构，如龙胆苦苷、獐牙菜苷等。

（二）倍半萜

倍半萜（sesquiterpenoids）是指骨架由三个异戊二烯单元构成，含 15 个碳原子的化合物类群。倍半萜和单萜均为植物挥发油的重要组成部分。倍半萜是萜类化合物中最多的一类，结构骨架超过 200 种，目前发现的倍半萜类化合物已超过万余种，广泛分布于植物、微生物、昆虫、海洋生物中。天然药物中常见的倍半萜骨架包括吉马烷、桉烷、橄榄烷、土青木香烷、愈创木烷、没药烷、乌药烷、丁香烷、缬草烷、月桂烷等。倍半萜类化合物按其结构碳环数可分为链状、单环、双环、三环、四环型倍半萜，按构成环的碳原子数分为五元环、六元环、七元环，直至十二元环等。倍半萜类化合物的结构种类和举例见表 2-9。

表 2-9　倍半萜类化合物的种类和举例

倍半萜结构种类	举例
链状倍半萜	 金合欢烯（farnesene）　　　金合欢醇（farnesol）
单环倍半萜	 青蒿素（qinghaosu）　青蒿甲素（qinghaosu A）　青蒿乙素（qinghaosu B） 青蒿丙素（qinghaosu C）　　青蒿酸（qinghao acid）
双环倍半萜	 α-山道年（α-santonin）　土木香内酯（alatolactone） 薁类（azulenoids）　　愈创木醇（guaiol）　　莪术醇（curcumol）
三环倍半萜	 α-白檀醇（α-santalol）　　环桉醇（cycloeudesmol）

（三）二萜

二萜（diterpenoids）是指骨架由四个异戊二烯单元构成，含 20 个碳原子的化合物类群，广泛分布于植物界，许多植物分泌的乳汁、树脂等均以二萜类衍生物为主。二萜类化合物具有多方面的生理活性，如紫杉醇、穿心莲内酯、丹参酮ⅡA、银杏内酯、雷公藤内酯、甜菊苷、冬凌草甲素等都具有较强的活性，部分已成为临床上常用药物。

　　目前已发现的二萜类化合物的基本骨架已超过100余种，常见的结构类型有紫杉烷、半日花烷、松香烷、海松烷、罗汉松烷、大戟烷等。链状二萜在自然界中存在较少，如叶绿素中的植物醇。环状二萜类化合物则种类繁多。穿心莲主要化学成分为半日花烷型二萜内酯成分，包括穿心莲内酯、脱水穿心莲内酯等。银杏内酯是银杏根皮及叶中的苦味环状二萜成分，具有独特的十二碳骨架结构，嵌有一个叔丁基和六个五元环，结构中包括一个螺壬烷、一个四氢呋喃环和三个内酯环，包括银杏内酯 A、B、C、M、J 等多种成分。

穿心莲内酯　　　　　　　脱水穿心莲内酯

银杏内酯 A　　R₁=OH　　R₂=H　　R₃=H
银杏内酯 B　　R₁=OH　　R₂=OH　　R₃=H
银杏内酯 C　　R₁=OH　　R₂=OH　　R₃=OH
银杏内酯 M　　R₁=H　　R₂=OH　　R₃=OH
银杏内酯 J　　R₁=OH　　R₂=H　　R₃=OH

（四）三萜

　　三萜类（triterpenoids）化合物多数是一类基本母核由 30 个碳原子组成的萜类化合物，以游离态和结合态（成苷或成酯）形式存在，双子叶植物中分布最多。游离三萜主要存在于菊科、豆科、大戟科、楝科、卫矛科、茜草科、橄榄科、唇形科等植物中，三萜苷类主要分布于豆科、五加科、桔梗科、葫芦科、毛茛科、石竹科、伞形科、鼠李科、报春花科等植物中。由于多数三萜苷类可溶于水，水溶液经振摇后可产生持久性肥皂样泡沫，故称其为三萜皂苷。三萜皂苷多具有羧基，具有羧基的三萜皂苷又被称为酸性皂苷。

　　三萜类化合物的分类一般依据结构中碳环的数量，已发现的三萜皂苷多数为四环三萜和五环三萜，少数为链状、单环、双环和三环三萜。近年来，还发现许多由于氧化、环裂解、甲基转位、重排及降解等而产生的结构复杂的新骨架类型的三萜类化合物。

　　1. 四环三萜

　　四环三萜广泛分布于天然药物中，包括高等植物、低等菌藻类植物及某些动物等。自然界中存在较多的四环三萜或其苷元主要有羊毛脂烷型、大戟烷型、达玛烷型、葫芦素烷型、原萜烷型、楝烷型和环菠萝蜜烷型，见表 2-10。四环三萜结构和甾醇相似，大部分具有环戊烷并多氢菲的基本母核，17 位上有 8 个碳原子组成的侧链。母核上有 5 个甲基，即 4 位有偕二甲基，10 和 14 位各有一个甲基，还有一个甲基连接在 8 或 13 位。

表 2-10　四环三萜类化合物的种类、结构骨架和举例

分类	结构特点	母核	举例
羊毛脂烷型	A/B、B/C、C/D 均为反式稠合，C-20 位为 R 构型，C-10、C-13、C-14 位分别连有 β、β、α-CH_3，17 位侧链为 β 构型	羊毛脂烷（lanostane）	茯苓酸（pachymic acid）
大戟烷型	羊毛脂烷的立体异构体，基本碳架相同，只是 C-13、C-14 和 C-17 位上取代基构型分别为 13α、14β、17α 构型	大戟烷（euphane）	大戟醇（euphol）
达玛烷型	A/B、B/C、C/D 均为反式稠合，C-20 位为 S 构型，C-8、C-10 位分别连有 β 构型角甲基，C-13 位连有 β-H，C-17 位侧链为 β 构型	达玛烷（dammarane）	人参皂苷 Rg_1（ginsenoside Rg_1）
葫芦素烷型	基本骨架同羊毛脂烷型，A/B、B/C、C/D 分别为反、顺、反式稠合，A/B 环上取代与羊毛脂烷型不同，有 5β-H、8β-H、10α-H，C-10 位上的甲基转到 C-9 位上后呈 β 型	葫芦素烷（cucurbitane）	罗汉果甜苷 V（mogroside V）
原萜烷型	与达玛烷型相似，10 和 14 位上有 β-CH_3，8 位上有 α-CH_3，C-20 位为 S 构型	原萜烷（protostane）	泽泻萜醇 A（alisol A）

分类	结构特点	母核	举例
楝烷型	母核由 26 个碳原子构成,存在于楝科楝树植物果实及树皮中,具苦味,总称为楝苦素类成分	 楝烷（meliacane）	 川楝素（toosendanin）
环菠萝蜜烷型	与羊毛脂烷型的区别仅在于 10 位上的甲基与 9 位脱氢形成三元环,导致结构中有 5 个碳环,且 A/B、B/C、C/D 分别为反、顺、反式稠合	 环菠萝蜜烷（cycloartane）	 黄芪醇（astragenol）

2. 五环三萜

五环三萜类成分主要结构类型有齐墩果烷型、熊果烷型、羽扇豆烷型、木栓烷型等（表 2-11），其中，齐墩果烷型在植物界中分布极广，如豆科、五加科、桔梗科、远志科、桑寄生科、木通科等植物中，有的呈游离状态，有的以酯或苷的形式存在。

表 2-11　五环三萜类化合物的种类、结构骨架和举例

分类	结构特点	母核	举例
齐墩果烷型（β-香树脂烷型）	A/B、B/C、C/D 均为反式，D/E 环为顺式，母核上有 8 个甲基，其中 C-8、C-10、C-17 位上的甲基均为 β 型，C-14 位上的甲基为 α 型，C-4、C-20 位上各有一对偕甲基。一般在 C-3 位有羟基且多为 β 型；若有双键，则多在 C-11、C-12 位；若有羰基，则多在 C-11 位；若有羧基，则多在 C-24、C-28、C-30 位	 齐墩果烷（oleanane）	 齐墩果酸（oleanic acid）
熊果烷型（β-香树脂烷型、乌苏烷型）	与齐墩果烷型的区别在于 E 环上两个甲基的位置不同，分别位于 C-19、C-20 位	 熊果烷（ursane）	 熊果酸（ursolic acid）

续表

分类	结构特点	母核	举例
羽扇豆烷型	与齐墩果烷型的区别在于 E 环是由 C-19 位和 C-20 位连成的五元环，且在 E 环 C-19 位有 α 构型的异丙基取代，A/B、B/C、C/D、D/E 环均为反式，并有 $\Delta^{20(29)}$ 双键	羽扇豆烷（lupane）	羽扇豆醇（lupeol）
木栓烷型	A/B、B/C、C/D 均为反式，D/E 环为顺式，C-4、C-5、C-9、C-14 位上各有一个 β-CH₃，C-13 位上有 α-CH₃，C-17 位多为 β-CH₃（或—CHO、—COOH、—CH₂OH），C-2、C-3 位常有羰基取代	木栓烷（friedelane）	雷公藤酮（triptergone）
羊齿烷型和异羊齿烷型	羽扇豆烷型的异构体，E 环上的异丙基在 C-22 位上，C-8 位上的角甲基转到 C-13 位上。羊齿烷型 C-13、C-14 位甲基和 C-22 位异丙基分别为 α、β、α 构型；异羊齿烷型 C-13、C-14 位甲基和 C-22 位异丙基分别为 β、α、β 构型		芦竹素（arundoin）（羊齿烷型） 白茅素（cylindrin）（异羊齿烷型）
何帕烷型和异何帕烷型	羊齿烷的异构体，C-14 和 C-18 位均有角甲基		的里白烯（diploptene）
其他类型	C 环为七元环		石松素（lycoclavanin）

二、理化性质与鉴定

萜类化合物分子中多数含有双键、羟基、羧基等官能团，多数萜类还具有内酯结构，因而具有一些相同的物理化学性质，既可用于鉴别也可作为提取纯化的方法。此外，萜类化合物对高温、强光和酸、碱较为敏感，易发生氧化、重排，引起结构和理化性质的改变。因此在提取、分离、储存过程中需注意避免这些因素的影响。

（一）物理性质

1. 性状

单萜和倍半萜多为油状液体，常温下可以挥发，低温下多为蜡状物；二萜、二倍半萜、三萜等及萜苷多为固体结晶或粉末，不具挥发性；环烯醚萜苷多为白色结晶体。单萜和倍半萜多具有特殊香气。环烯醚萜苷、二萜、三萜等则多具有苦味，且有些味极苦，故萜类化合物又称为苦味素。但有的萜类具有甜味，如甘草皂苷、甜菊苷（甜度是蔗糖的 300 倍）等。单萜和倍半萜（萜苷除外）可随水蒸气蒸馏，其沸点随结构中异戊二烯单元数、双键数、含氧基团数的升高而规律升高。

2. 旋光性和折光性

大多数萜类具有不对称碳原子，故具有旋光性。小分子萜类具有较高的折射率，与糖链接后，其光学活性大大增加，折射率也会有所增加。

3. 溶解度

游离萜类化合物亲脂性强，难溶于水，溶于甲醇、乙醇，易溶于乙醚、三氯甲烷、乙酸乙酯等亲脂性溶剂。具有羧基、酚羟基及内酯结构的萜类还可分别溶于碳酸氢钠和氢氧化钠水溶液，加酸使之游离或环合后，又可自水中析出或转溶于亲脂性有机溶剂，可利用此性质提取分离具有此类结构的萜类化合物。

萜苷类化合物含糖数量不多，但具有一定的亲水性，能溶于热水，易溶于甲醇、乙醇，不溶于或难溶于石油醚、三氯甲烷、乙酸乙酯等亲脂性有机溶剂。环烯醚萜苷类易溶于水和甲醇，可溶于乙醇、正丁醇和丙酮，难溶于三氯甲烷、乙醚等亲脂性有机溶剂。

（二）化学鉴别

萜类化合物，如具有特殊母核䓫酚酮类、环烯醚萜类、薁类等可利用其特征反应进行鉴别。䓫酚酮具有一般酚类的性质，能与铁、铜等重金属离子生成有颜色的络盐，可供鉴别，如三氯化铁反应、硫酸铜反应等。环烯醚萜类的化学鉴别方法有 Weiggering 反应、Shear 反应等。薁类的鉴别则可使用 Saberty 反应、Ehrlich 反应、对二甲氨基苯甲醛反应等。对于三萜类化合物，可利用 Liebermann-Burchard 等颜色反应和 Molish 反应初步推断化合物是游离三萜还是三萜皂苷类化合物，但专属性较差。

（三）色谱鉴别

除前述䓫酚酮类、环烯醚萜类、薁类等特殊萜类化合物外，对于不具特征母核的大多数萜类化合物而言，主要通过色谱方法进行鉴别，常用硅胶薄层，并依据鉴别成分的极性确定展开剂。常用的通用显色剂有硫酸、香兰素-硫酸、茴香醛-硫酸、五氯化锑、碘蒸气、磷钼酸等。专属性试剂有 2,4-二硝基苯肼、邻联茴香胺等用于检识醛和酮类化合物。

（四）定量分析

单萜和倍半萜成分常用气相色谱和气相色谱-质谱联用技术测定。二萜以上的单体成分一般使用 HPLC 法测定，针对结构特征选用紫外、蒸发光散射或质谱检测器。

第七节　挥　发　油

挥发油（volatile oil）又称精油（essential oil），是存在于植物中的一类具有挥发性、可随水蒸气蒸馏且与水不相混溶的油状液体的总称。挥发油一般存在于植物的分泌细胞、腺毛、油室、油管或树脂道等各种组织和器官中，也有些挥发油与树脂、黏液质共同存在，还有少数以苷的形式存在（如冬绿苷）。

挥发油在天然药物中分布很广，已知我国含挥发油的药用植物有 300 余种，如菊科植物、芸香科植物、伞形科植物、唇形科植物、樟科植物、木兰科植物、马兜铃科植物等都富含挥发油。

一、结构和分类

挥发油的组成较为复杂，一种挥发油常由数十种甚至数百种化合物组成，复杂的挥发油成分主要由如下四种类型化合物组成。

（1）萜类化合物：是挥发油组成成分中所占比例最大的一类化合物，主要是单萜、倍半萜及其含氧衍生物，含氧衍生物一般是挥发油中具芳香气味或较强生物活性的主要成分。

（2）芳香族化合物：在挥发油中所占比例仅次于萜类，多是一些小分子的芳香化合物，有些是苯丙烷类衍生物，具有 C_6-C_3 骨架，且多为含有一个丙基的苯酚化合物或其酯类。

（3）脂肪族化合物：有些小分子的脂肪族化合物在挥发油中也广泛存在，但含量和作用一般不及萜类和芳香族化合物。

（4）其他类化合物：除以上三类化合物外，还有些成分在植物体内以苷的形式存在，其经酶解后的苷元能随水蒸气蒸馏，故也称之为"挥发油"。如黑芥子油是芥子苷经芥子酶水解后产生的异硫氰酸烯丙酯，杏仁油是苦杏仁酶水解后产生的苯甲醛。

二、理化性质与鉴定

（一）性状

挥发油在常温下大多为无色或淡黄色，也有少数具有其他颜色。挥发油大多具有香气和辛辣味，其气味常常可作为判断其品质优劣的重要标志。常温下挥发油为透明液体，低温条件下有些挥发油主成分常可析出结晶，如薄荷油中可析出薄荷醇结晶，这种结晶称为薄荷脑。挥发油常温下可自然挥发，且不留任何痕迹，脂肪油则留下永久性油斑。

（二）溶解性和物理常数

挥发油不溶于水，易溶于石油醚、乙醚、二硫化碳等亲脂性有机溶剂及油脂中。在高浓度的乙醇中能完全溶解，而在低浓度乙醇中溶解度降低。

挥发油的相对密度一般在 0.85～1.07 之间，多数挥发油的相对密度小于 1.0，少数挥发油相对密度大于 1.0（如丁香油、桂皮油）。挥发油的沸点一般在 70～300 ℃之间。

（三）理化检识

1. 物理常数

相对密度、比旋度、折射率及沸点等是鉴定挥发油常用的物理常数。

2. 化学常数

酸值、酯值和皂化值是挥发油的重要化学常数，也是重要的质量评价指标。

（1）酸值：是代表挥发油中游离羧酸和酚类成分含量的指标，以中和 1g 挥发油中含游离的羧酸和酚类所消耗氢氧化钾的毫克数表示。

（2）酯值：是代表挥发油中酯类和成分含量的指标，用水解 1g 挥发油中所含酯所需要的氢氧化钾毫克数表示。

（3）皂化值：是代表挥发油中所含游离羧酸、酚类成分和结合态酯总量的指标，以中和并皂化 1g 挥发油含有的游离酸性成分与酯类所需氢氧化钾的毫克数表示。皂化值是酸值与酯值之和。

（四）色谱检识

1. 薄层色谱

薄层色谱在挥发油的检识中应用较为普遍。吸附剂多采用硅胶、中性氧化铝及此两种吸附剂与硝酸银组成的络合吸附剂。常用的显色剂为香草醛-浓硫酸、茴香醛-浓硫酸。

2. 气相色谱和气相色谱-质谱联用（GC-MS）

气相色谱法现已广泛用于挥发油的定量定性分析。定性分析主要是对挥发油中已知成分进行鉴定，可利用已知成分的对照品与挥发油在同一色谱条件下测定。比对相对保留值，以初步确定挥发油中的相应成分。针对挥发油中许多未知成分没有对照品的情况，现多采用气相色谱-质谱-数据系统联用（GC-MS-DS）技术，从而加快挥发油鉴定的速度。通过质谱仪对每个组分进行检测，再与数据库的标准谱对照，给出该化合物的可能结构，最终参考有关文献数据加以确认。

第八节　甾体类化合物

甾体类化合物（steroids）是一类分子结构中具有环戊烷并多氢菲甾体母核的天然化合物，包括强心苷、甾体皂苷、C_{21} 甾类、植物甾醇、胆汁酸、昆虫变态激素、醉茄内酯类等（表2-12）。

表 2-12　甾体类化合物的主要结构类型

名称	A/B	B/C	C/D	C17取代基
植物甾醇	顺、反	反	反	8~10 个碳的脂肪烃
胆汁酸	顺	反	反	戊酸
C21甾醇	反	反	顺	C2H5
昆虫变态激素	顺	反	反	8~10 个碳的脂肪烃
强心苷	顺、反	反	顺	五元不饱和内酯环
蟾毒配基	顺、反	反	反	六元不饱和内酯环
甾体皂苷	顺、反	反	反	含氧螺杂环
醉茄内酯	顺、反	反	反	9 个碳侧链并有六元内酯环

一、强心苷类化合物

强心苷类（cardiac glycosides）是生物界中存在的一类对心脏有显著生理活性的甾体苷类成分，主要存在于夹竹桃科、玄参科、毛茛科、萝藦科、十字花科、百合科、卫矛科、桑科等科的 100 余种药用植物中。

（一）结构和分类

强心苷的结构由强心苷元与糖两部分构成。天然存在的强心苷元是 C-17 位侧链为不饱和内酯环的甾体化合物。根据 C-17 位不饱和内酯环的不同，强心苷元可分为两类：一类是 C-17 位侧链为五元不饱和内酯环（$\Delta^{\alpha\beta}$-γ-内酯），称为强心甾烯类（cardenolides），即甲型强心苷元，已知的强心苷元大多数属于此类；另一类是 C-17 位侧链为六元不饱和内酯环（$\Delta^{\alpha\beta,\gamma\delta}$-δ-内酯），称为海葱甾二烯类（scillanolides）或蟾蜍甾二烯类（bufanolide），即乙型强心苷元。自然界中仅少数苷元属此类，如蟾酥中的强心成分蟾毒配基类。

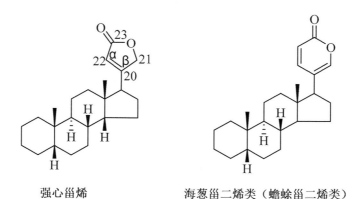

强心甾烯　　　　　　　海葱甾二烯类（蟾蜍甾二烯类）

强心苷中糖均与苷元的 C-3 位羟基缩合形成苷，可多至 5 个单元糖，除 α-羟基糖（如 D-葡萄糖、L-鼠李糖、L-岩藻糖、L-洋地黄糖等）外，还有常见于强心苷中特殊的 2,6-

二脱氧糖（α-脱氧糖），如 D-洋地黄毒糖（D-digitoxose）、L-夹竹桃糖（L-oleandrose）、D-加拿大麻糖（D-cymarose）等。α-脱氧糖是强心苷类区别于其他苷类成分的一个重要特征。

强心苷的强心作用与以下结构特点密切相关：C/D 环必须是顺式稠合，C-17 位必须连有不饱和内酯环，且为 β-构型，C_{14}-OH（或-H）应为 β-构型，否则强心作用减弱甚至消失。糖部分虽无强心作用，但是糖的种类及数目对强心作用有影响。一般来说，葡萄糖苷的强心活性和毒性均随着分子中糖的数目增加而减弱；2, 6-二脱氧糖苷则是糖数目的增加不显著影响强心苷的活性，但毒性却随之增大。葡萄糖苷的强心活性不及 2, 6-二脱氧糖苷，但毒性较弱。

（二）理化性质和鉴定

1. 性状和溶解性

强心苷多为无色结晶或无定形粉末，中性物质，有旋光性，C-17 位侧链为 β-构型的味苦，α-构型味不苦，但无效。对黏膜有刺激性。

强心苷的溶解性与所连糖的种类和数目有关，连羟基多的糖苷类水溶性好，含 2, 6-二脱氧糖的苷类水溶性差。一般可溶于水、甲醇、乙醇、丙酮等极性溶剂，难溶于乙醚、苯、石油醚等非极性溶剂。

2. 理化鉴别

强心苷的理化检识主要是利用强心苷的颜色反应进行。强心苷的颜色反应很多，需根据分子结构中甾体母核、C-17 位上不饱和内酯环和 α-脱氧糖来选择不同颜色反应。常用的反应有 Liebermann-Burchard 反应、Keller-Kiliani（K-K）反应、Legal 反应和 Kedde 反应等。

甾体类化合物的母核在无水条件下用酸处理，经脱水、缩合、氧化等过程生成有色物质，从而显现各种颜色反应，包括 Liebermann-Burchard 反应、Tschugaev 反应、Rosen-Heimer 反应、Kahlenberg 反应等。

C-17 位上不饱和内酯环的颜色反应，可用于区别甲、乙型强心苷，如 Legal 反应、Raymond 反应、Kedde 反应、Baljet 反应等，其中，Kedde 反应又称 3, 5-二硝基苯甲酸试剂反应，取样品的甲醇或乙醇溶液于试管中，加入 3, 5-二硝基苯甲酸试剂（A 液：2% 3, 5-二硝基苯甲酸甲醇或乙醇溶液；B 液：2 mol/L 氢氧化钾溶液，用前等量混合）3～4滴，产生红色或紫红色。本试剂可用于强心苷纸色谱和薄层色谱显色剂，喷雾后显紫红色，几分钟后褪色。

α-脱氧糖颜色反应有 K-K 反应、呫吨氢醇反应（xanthydrol 反应）、过碘酸-对硝基苯胺反应、对二甲氨基苯甲醛反应等。其中呫吨氢醇反应只要分子中有 α-脱氧糖即显红色，反应极为灵敏，分子中的 α-脱氧糖可定量地发生反应，故还可用于定量分析。

3. 色谱鉴别

强心苷的薄层色谱鉴别有吸附薄层色谱和分配薄层色谱。吸附薄层色谱常用硅胶作吸附剂。分配薄层色谱对分离强心苷的效果较吸附薄层色谱更好，所得斑点集中，承载分离的样品量较大。分配薄层色谱常用硅藻土、纤维素作支持剂，以甲酰胺、二甲基甲酰胺、乙二醇等作固定相，三氯甲烷-正丁醇（19∶1）、三氯甲烷-丙酮（4∶1）等溶剂系统作展开剂，分离极性较强的强心苷类化合物。常用显色剂：①2% 3,5-二硝基苯甲酸乙醇溶液与 2 mol/L 氢氧化钾溶液等体积混合，喷后强心苷显红色，几分钟后褪色；②1%苦味酸水溶液与10%氢氧化钠水溶液（95∶5），喷后于 90～100 ℃烘 4～5 min，强心苷呈橙红色。

4. 定量分析

利用强心苷中 α, β-五元不饱和内酯易与某些芳香硝基化合物（如间二硝基苯）形成有色加成物，采用紫外-可见分光光度法测定总强心苷的含量。单体强心苷可用 HPLC 法或柱前衍生化 GC 法测定。如 2015 年版《中国药典》规定用 HPLC-UV 法测定蟾酥中强心苷类成分华蟾酥毒基和脂蟾毒配基的含量。

二、甾体皂苷

甾体皂苷（steroidal saponins）是一类由螺甾烷类化合物与糖结合而成的甾体苷类，其水溶液经振摇后多能产生大量肥皂水溶液样泡沫，故称为甾体皂苷。甾体皂苷在植物中分布广泛，但在双子叶植物中较少，主要分布于单子叶植物中，大多存在于百合科、薯蓣科、石蒜科和龙舌兰科。

（一）结构和分类

甾体皂苷由甾体皂苷元与糖缩合而成。甾体皂苷元由 27 个碳原子组成，其基本碳架是螺甾烷的衍生物。甾体皂苷元，即母核结构中含有六个环，除甾体母核 A、B、C、D 四个母核外，E 环和 F 环以螺缩酮形式连接，C-22 位为螺原子，构成螺甾烷结构。C-25 位的绝对构型依其上的甲基取向不同有两种构型，当 25 位甲基位于 F 环平面上处于直立键时，为 β 取向，C-25 位的绝对构型为 S 型，又称 L 型或 neo 型，为螺甾烷；当 25 位甲基位于 F 环平面下处于平伏键时，为 α 取向，C-25 位的绝对构型为 R 型，又称 D 型或 iso 型，为异螺甾烷。螺甾烷和异螺甾烷互为同分异构体，它们的衍生物常共存于植物体中，由于 25R 型较 25S 型稳定，因此 25S 型易转化为 25R 型。皂苷元分子常多含羟基，大多在 C-3 位上，且多为 β 取向。组成甾体皂苷的糖以 D-葡萄糖、D-半乳糖、D-木糖、L-鼠李糖、L-阿拉伯糖较为常见，糖基多与苷元的 C_3-OH 成苷。甾体皂苷不含羧酸，呈中性，又称中性皂苷。按照螺甾烷结构中 C-25 位的构型和 F 环的环合状态，将其分为四种类型，如表 2-13 所示。

甾体皂苷元母核

表 2-13 甾体皂苷类化合物的主要结构类型和举例

类型	举例
螺甾烷醇型	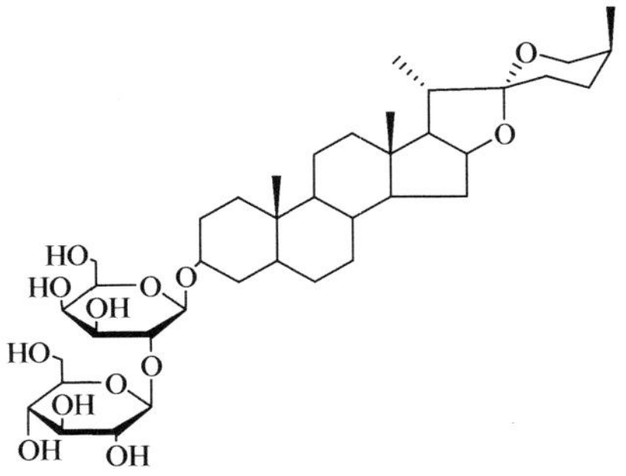 知母皂苷 A-III（timosaponin A-III）
异螺甾烷醇型	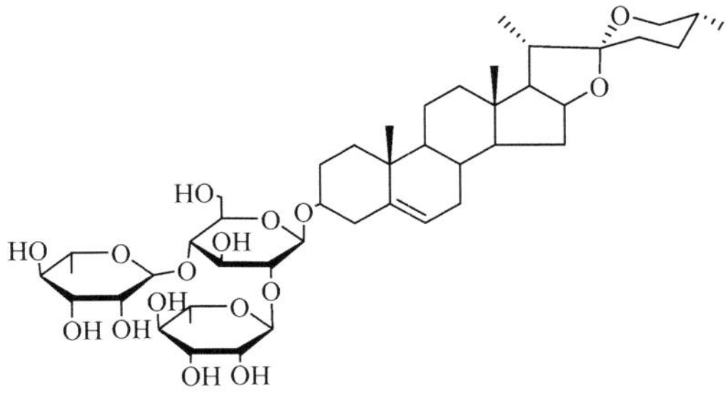 薯蓣皂苷（dioscin）
呋甾烷醇型	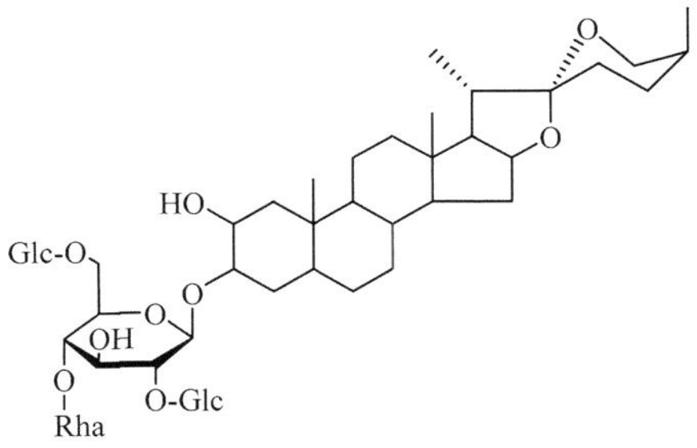 菝葜皂苷（parillin）
变形螺甾烷醇型	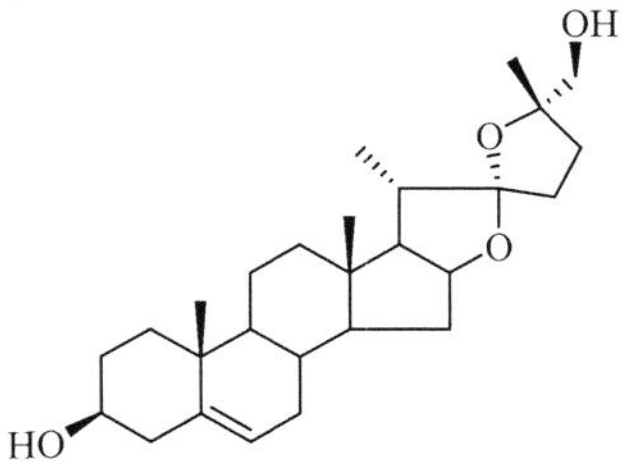 纽替皂苷元（nuatigenin）

（二）理化性质和鉴定

1. 性状和溶解性

甾体皂苷元大多有完好晶体，但甾体皂苷分子量较大，不易结晶，大多为无色、白色无定形粉末，仅少数为晶体。甾体皂苷和皂苷元均具有旋光性，且多为左旋。

甾体皂苷一般可溶于水，易溶于热水、稀醇溶液，难溶于丙酮，几乎不溶或难溶于石油醚、苯、乙醚等亲脂性溶剂，其水溶性随分子中连接糖的位置和数目有差别。甾体皂苷元不溶于水，可溶于苯、乙醚、乙酸乙酯、甲醇、乙醇等有机溶剂。甾体皂苷在含水丁醇或戊醇中溶解度较好，可利用此性质从含甾体皂苷的水溶液中用正丁醇或戊醇进行萃取，从而与糖类、蛋白质等亲水性大的杂质分离。

2. 沉淀反应和显色反应

甾体皂苷的乙醇溶液可与甾醇（常用胆甾醇）形成难溶的分子复合物而沉淀。生成的分子复合物用乙醚回流提取时，胆甾醇可溶于乙醚而皂苷不溶，可利用此性质进行分离精制和定性检查。

甾体皂苷在无水条件下，遇某些酸类亦可产生与三萜皂苷相似的显色反应，如 Liebermann-Burchard 反应时，甾体皂苷呈现绿色，三萜皂苷最后出现红色；Rosen-Heimer 反应时，三萜皂苷在 100 ℃显色，而甾体皂苷加热到 60 ℃即可显色，由此可区别三萜皂苷和甾体皂苷。此外，F 环裂解的双糖链皂苷与盐酸-对二甲氨基苯甲醛试剂（Ehrlich 试剂）显红色，对茴香醛试剂显黄色，而 F 环闭环的单糖链皂苷只对茴香醛试剂显黄色，此现象可区别两类甾体皂苷。

3. 理化鉴别

甾体皂苷的理化鉴别与三萜皂苷类似，主要利用皂苷的理化性质，如显色反应等。Liebermann-Burchard 反应、Rosen-Heimer 反应、五氯化锑反应、冰醋酸-乙酰氯反应、茴香醛-硫酸反应、盐酸-对二甲氨基苯甲醛反应等均可用于检识甾体皂苷。

4. 色谱鉴别

甾体皂苷的色谱鉴别可用吸附薄层色谱和分配薄层色谱。常用显色剂有三氯乙酸、10%浓硫酸乙醇溶液、五氯化锑等，不同皂苷和皂苷元加热后可显不同颜色。

5. 定量分析

甾体皂苷单体的测定一般采用 HPLC 法，针对结构特征选用紫外、蒸发光散射或质谱检测器。如 2015 年版《中国药典》规定用 HPLC-ELSD 法测定知母中知母皂苷 B-Ⅱ 的含量。

第九节　生　物　碱

生物碱（alkaloids）是指含负氧化态氮原子，存在于生物有机体中的非初级代谢产物。大多有较复杂的环状结构，氮原子结合在环内。一般来说，生物界除生物体必需的含氮有机化合物（如氨基酸、氨基糖、肽类、蛋白质、核酸、核苷酸、含氮维生素）以及甲胺、乙胺等小分子胺类外，其他含氮有机化合物均可视为生物碱。

生物碱多呈碱性，可与酸成盐，多具有显著的生理活性。自 1806 年德国学者 F. W. Sertuner 从鸦片中分离出吗啡以来，迄今从自然界提取分离得到的生物碱类化合物已经超过 10 000 种，应用于临床的生物碱类药物已达百种，如黄连中的小檗碱（berberine）、麻黄中的麻黄碱（ephedrine）、萝芙木中的利血平（reserpine）、喜树中的喜树碱

（camptothecine）、罂粟中的可待因（codeine）、红豆杉中的紫杉醇（paclitaxel）等。

绝大多数生物碱以与有机酸（如柠檬酸、草酸、酒石酸等）结合成生物碱盐的形式存在，少数生物碱与无机酸（如盐酸、硫酸等）结合成盐，部分碱性极弱的生物碱呈游离状态，极少数生物碱以酯、苷或 *N*-氧化物的形式存在，如秋水仙碱、咖啡因等。

一、结构和分类

生物碱类成分按照化学结构可分为吡啶类生物碱、异喹啉类生物碱等，也可按照生源途径分类，如由鸟氨酸、赖氨酸衍生的生物碱，由色氨酸衍生的生物碱等。本书采用生源途径结合化学结构类型分类的方法对生物碱结构进行分类，见表 2-14。

表 2-14 生物碱类化合物的分类、结构特点及举例

	类型	结构特点	举例
鸟氨酸系生物碱	吡咯烷类	母核为吡咯和四氢吡咯	吡咯 四氢吡咯 水苏碱（stachydrine）
	莨菪烷类	母核为吡咯和哌啶并合	莨菪碱（hyoscyamine） 东莨菪碱（scopolamine）
	吡咯里西啶类	母核为吡咯里西啶，由两个吡咯烷共用一个氮原子稠合而成	吡咯里西啶 大叶千里光碱（macrophylline）
赖氨酸系生物碱	哌啶类	母核为吡啶或四氢吡啶（哌啶），自然界存在以哌啶类为多	吡啶 哌啶 槟榔碱（arecoline）
	吲哚里西啶类	母核为吲哚里西啶，由哌啶和吡咯共用一个氮原子稠合而成	吲哚里西啶 一叶萩碱（securinine）

续表

	类型	结构特点	举例
赖氨酸系生物碱	喹诺里西啶类	母核为喹诺里西啶,由两个哌啶共用一个氮原子稠合而成	喹诺里西啶　　苦参碱（matrine）
苯丙氨酸和酪氨酸系生物碱	苯丙胺类	母核为苯丙胺,为氮原子不在环内的生物碱	苯丙胺　　大麦芽碱（hordenine）
	苄基苯乙胺类	母核为苄基苯乙胺,该类生物碱几乎全分布于石蒜科	苄基苯乙胺　　石蒜碱（lycorine）
	异喹啉类	药用植物中发现最多的一类生物碱,主要结构类型包括:小檗碱类和原小檗碱类;苄基异喹啉类;双苄基异喹啉类;吗啡烷类	小檗碱(berberine)　延胡索乙素(dl-tetrahydropalmatine)　（小檗碱类）　（原小檗碱类）　罂粟碱（papaverine）（苄基异喹啉类）　吗啡（morphine）R=H　可待因（codeine）R=CH₃（吗啡烷类）　汉防己甲素（tetrandrine）　R=CH₃　汉防己乙素（fangchinoline）R=H（双苄基异喹啉类）

续表

类型	结构特点	举例
简单吲哚类	结构中只有吲哚母核而无其他杂环	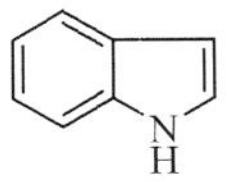 吲哚 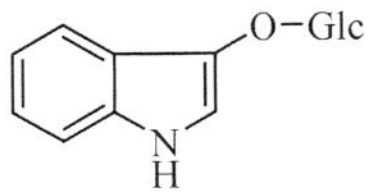　　　　　靛青苷（indican）
色胺吲哚类	结构中含有色胺部分	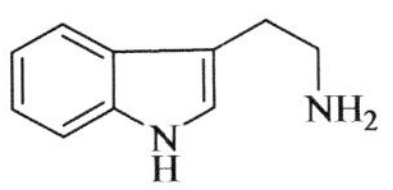 色胺 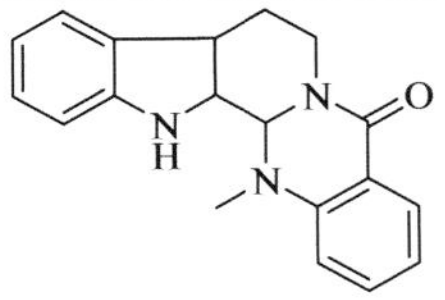　　　　吴茱萸碱（evodiamine）
半吲哚类	分子中含有一个四环的麦角碱母核体系,即由色胺构成的吲哚衍生物上连有一个异戊二烯单元	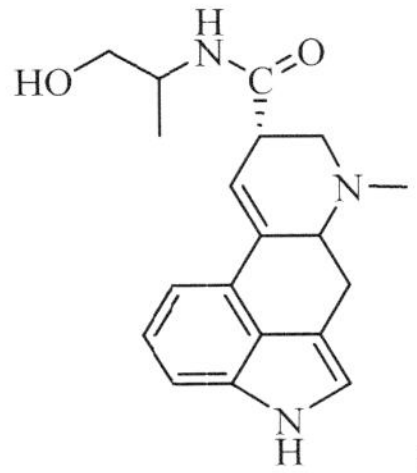 麦角新碱（ergometrine）
单吲哚类	分子中具有吲哚母核和一个 C_9 或 C_{10} 的裂环番木鳖碱及其衍生物结构单元。根据生源途径和化学结构可分为三小类,即单吲哚类生物碱、双吲哚类生物碱、与单吲哚类生物碱生源相关的生物碱	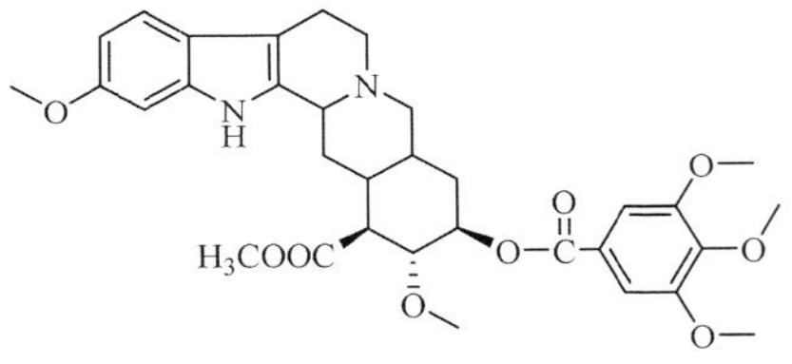 利血平（reserpine）（单吲哚类生物碱） 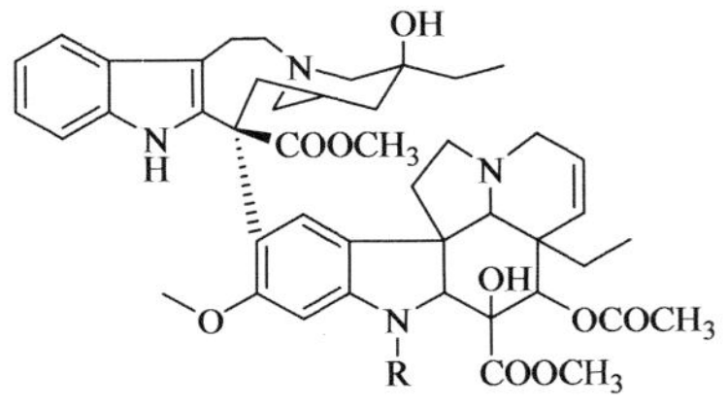 长春碱（vinblastine）R=CH₃ 长春新碱（vincristine）R=CHO （双吲哚类生物碱） 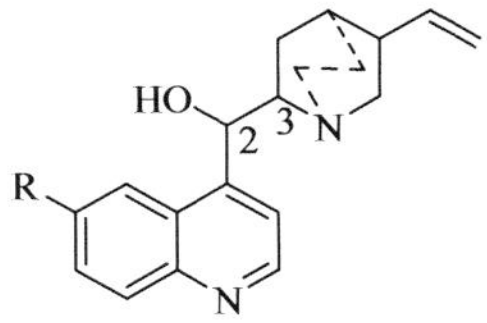 辛可宁（cinchonine）R=H（3*R*, 2*S*） 奎宁（quinine）R=OCH₃（3*S*, 2*R*） （与单吲哚类生物碱有关的生物碱）

色氨酸系生物碱

续表

类型		结构特点	举例
邻氨基苯甲酸系生物碱		包括喹啉类和吖啶酮类生物碱，主要分布于芸香科	 喹啉　　　白鲜碱（dictamnine）
组氨酸系生物碱		母核为咪唑类	 咪唑　　　毛果芸香碱（pilocarpine）
萜类生物碱	单萜类	主要为环烯醚萜衍生的生物碱，多分布于龙胆科植物，常与单吲哚类生物碱共存	 猕猴桃碱（actinidine）　龙胆碱（gentianine）
	倍半萜类	基本母核为倍半萜	 石斛碱（dendrobine）
	二萜类	基本母核为四环二萜或五环二萜	 乌头碱（aconitine）R$_1$=R$_2$=OH 3-乙酰乌头碱（flaconitine）R$_1$=OAc R$_2$=OH
	三萜类	基本母核为三萜	 交让木碱（daphniphylline）
甾体类生物碱	孕甾烷生物碱	甾核骨架为孕甾烷（C$_{21}$），均具有二十一碳甾体母核	 可内新（conessine）

	类型	结构特点	举例
甾体类生物碱	环孕甾烷生物碱	甾核骨架为环孕甾烷（C$_{24}$）	环常绿黄杨碱 D（cyclovirobuxin-D）
	胆甾烷生物碱	甾核骨架为胆甾烷（C$_{27}$），可细分为胆甾烷碱类和异胆甾烷碱类	维藜芦胺（veralkamine）（胆甾烷碱类）贝母甲素（peimine）（异胆甾烷碱类）

二、理化性质与鉴定

（一）性状

生物碱多数为结晶形固体，少数为无定形粉末。个别分子较小、结构中无氧原子或氧原子结合成酯键的生物碱呈液体状态，如烟碱、毒芹碱（coniine）、槟榔碱等。生物碱一般呈无色或白色，少数具有高度共轭体系及助色团的生物碱显颜色。小檗碱为黄色，但若被还原成四氢小檗碱，则因共轭体系减小而变为无色。少数液体生物碱及小分子固体生物碱如麻黄碱、烟碱等具挥发性。极少数生物碱还具有升华性，如咖啡因（caffeine）、川芎嗪（ligustrazine）等。生物碱多具苦味，少数具有特殊味，如甜菜碱（betaine）具有甜味等。

（二）旋光性

大多数生物碱的分子结构中含有手性碳原子且结构不对称，表现出旋光性。影响生物碱旋光性的因素主要有手性碳的构型、测定溶剂及 pH、浓度等。生物碱的生理活性与其旋光性密切相关。通常左旋体的生理活性比右旋体强，如乌头中具有强心作用的是左旋去甲乌药碱，而存在于其他植物中的右旋体则无强心作用。

（三）溶解度

生物碱的溶解性与结构中氮原子的存在状态、分子的大小、结构中官能团的种类和数目及溶剂的种类等因素有关。生物碱大多不溶或难溶于水，溶于乙醇、甲醇、三氧甲烷、乙醚等有机溶剂。但少数例外，如麻黄碱可溶于水或有机溶剂；季铵类生物碱由于离子化而易溶于水；小檗碱可溶于水，其盐类在冷水中反而难溶；酚性生物碱可溶于氢氧化钠溶液；生物碱的盐类易溶于水而不溶于有机溶剂。

（四）碱性

目前，生物碱的碱性强弱统一用生物碱共轭酸的酸式离解指数 pK_a 表示。

$$pK_a = pK_w - pK_b = 14 - pK_b$$

其中，pK_w 为水的电离指数，pK_b 为碱式电离指数。pK_a 值与生物碱的碱性大小成正比，即 pK_a 值越大，生物碱的碱性越强；反之，pK_a 值越小，生物碱的碱性越弱。

通常情况下，根据生物碱的 pK_a 值大小，可将生物碱按碱性强弱分为：强碱（$pK_a > 11$），如季铵碱、胍类生物碱；中强碱（pK_a 7～11），如脂胺、脂杂环类生物碱；弱碱（pK_a 2～7），如芳香胺、六元芳氮杂环类生物碱；极弱碱（$pK_a < 2$），如酰胺、五元芳氮杂环类生物碱。

生物碱的碱性强弱与氮原子的杂化方式、电子云密度、空间效应及分子内氢键的形成等因素有关。对于具体生物碱来讲，若影响碱性的因素不止一个，则应该综合考虑。一般来说。空间效应与诱导效应并存时空间效应居主导地位，共轭效应与诱导效应并存时共轭效应居主导地位。

（五）鉴别反应

1. 生物碱的沉淀反应

生物碱一般在酸性溶液中可与某些沉淀试剂反应，生成难溶性的盐类或络合物。本反应可鉴别生药中生物碱的存在。为了排除水浸液中某些能与生物碱沉淀剂反应的成分（如蛋白质、鞣质、胺类等）的干扰，必须将水浸液精制后再进行试验。一般用 3 种沉淀试剂试验，如都呈阴性反应，可以肯定不含生物碱；如都呈阳性反应，可以认为可能含有生物碱。常用的生物碱沉淀试剂有：

（1）碘化铋钾试液（Dragendoff 试剂，$BiI_3 \cdot KI$）：在酸性溶液中与生物碱反应生成橘红色沉淀[$Alk \cdot HI \cdot (BiI_3)_n$，其中 Alk 表示生物碱]。

（2）碘化汞钾试液（Mayer 试剂，$HgI_2 \cdot KI$）：在酸性溶液中与生物碱反应生成白色或黄色沉淀[$Alk \cdot HI \cdot (HgI_2)_n$]。

（3）碘化钾碘试液（Wagner 试剂，$I_2 \cdot KI$）：在酸性溶液中与生物碱反应生成棕红色沉淀（$Alk \cdot HI \cdot I_n$）。

（4）硅钨酸试剂（Bertrand 试剂，$SiO_2 \cdot 12WO_3$）：在酸性溶液中与生物碱反应生成白色沉淀。

（5）磷钼酸试剂（Sonnenschein 试剂，$H_3PO_4·12MoO_3$）：在酸性溶液中与生物碱反应生成鲜黄色或棕黄色沉淀。

2. 生物碱的显色反应

有些生物碱能与某些试剂反应产生独特的颜色，称显色反应。常用的显色试剂有：

（1）钒酸铵（钠）-浓硫酸试液（Mandelin 试剂）：为 1%钒酸铵或钒酸钠的浓硫酸溶液。与阿托品反应显红色，与可待因反应显蓝色，与士的宁反应显紫色。

（2）钼酸铵（钠）-浓硫酸试液（Frohde 试剂）：为 1%钼酸钠或钼酸铵的浓硫酸溶液。与乌头碱反应呈黄棕色，与小檗碱反应显棕绿色，与阿托品或士的宁反应不显色。

（3）甲醛-浓硫酸试剂（Marquis 试剂）：为 30%甲醛溶液 0.2 mL 与 10 mL 浓硫酸的混合溶液，与吗啡反应显橙色到紫色，与可待因反应显红色至黄棕色，与咖啡因反应不显色。

（4）浓硫酸：与乌头碱反应显紫色，与小檗碱反应显绿色，与阿托品反应不显色。

（5）浓硝酸：与小檗碱反应显棕红色，与秋水仙碱反应显蓝色，与乌头碱反应显红棕色，与咖啡因反应不显色。

（六）定量分析

生物碱的定量分析方法大多是根据它的氮原子、双键或分子中官能团的理化性质而设计的。如：重量法测定总生物碱，是根据游离生物碱和生物碱盐在水和与水不相溶的有机溶剂中溶解度不同而设计的，也可以利用与沉淀试剂发生反应形成不溶性盐来进行设计；滴定法则利用氮原子的碱性在水介质中进行中和滴定，又因为大多数生物碱在酸性溶液中可与某些重金属络盐定量发生沉淀，沉淀中金属或剩余试剂中的金属，经适当处理后，可以按络量法测定；比色法测定总碱含量是最重要的方法之一，它是根据生物碱的官能团与特定试剂发生反应产生的颜色，如生物碱与酸性染料（如溴甲酚绿和溴麝香草酚蓝）在一定条件所生成的复合物颜色，可用比色法测定。另外，大多数生物碱分子结构中含有双键，在紫外区有吸收。因此，可用紫外-可见分光光度法在特定波长处测定吸收系数相近的总碱含量。同理，有荧光的生物碱可用荧光分光光度法测定。

单体生物碱多采用薄层色谱或柱色谱进行预分离,然后用 HPLC-UV 法测定。如 2015 年版《中国药典》规定黄连中 4 种生物碱（小檗碱、表小檗碱、黄连碱和巴马汀）、黄柏中小檗碱和黄柏碱的含量测定等。益母草中盐酸水苏碱、盐酸益母草碱的含量测定分别采用 HPLC-ELSD、HPLC-UV 法。挥发性生物碱还可以用 GC 法测定。

第十节　鞣　质

鞣质（tannins）又称鞣酸或单宁，是一类广泛分布于植物界的多元酚类化合物，分子量 500～3000。目前认为，鞣质是由没食子酸（或其聚合物）的葡萄糖（及其他多元醇）酯、黄烷醇及其衍生物的聚合物以及两者的复合物共同组成的植物多元酚类，迄今已分离出 1000 多种。

一、结构和分类

根据鞣质的化学结构特征，可将鞣质分为可水解鞣质（hydrolysable tannins）、缩合鞣质（condensed tannins）和复合鞣质（complex tannins）三大类。

（一）可水解鞣质类

可水解鞣质分子中具有酯键和苷键，易被酸、碱、酶（特别是鞣质酶或苦杏仁酶）水解而失去鞣质的特性，水解产物为小分子酚酸类和糖（或多元醇）。根据水解的主要产物不同，可水解鞣质又可进一步分为没食子鞣质、逆没食子鞣质（鞣花鞣质）、碳苷鞣质和咖啡鞣质等。

1. 没食子鞣质（gallotannins）

没食子鞣质水解后生成没食子酸和糖（或多元醇）。此类鞣质的糖（或多元醇）的羟基全部或部分被酚酸或缩酚酸酯化，结构中具有酯键或酯式苷键。

没食子酰基葡萄糖类（galloyl glucose）是植物中较常见的一类没食子鞣质，以吡喃葡萄糖为核心，没食子酰基以 1~12 个不等的数目分布在葡萄糖的 1、2、3、4、6 位上。

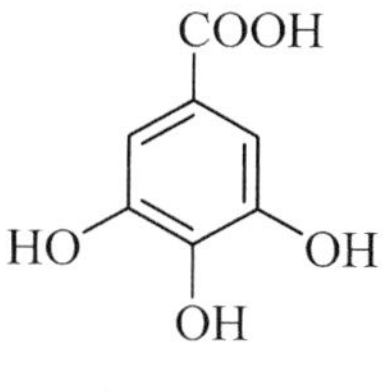

没食子酸（gallic acid）

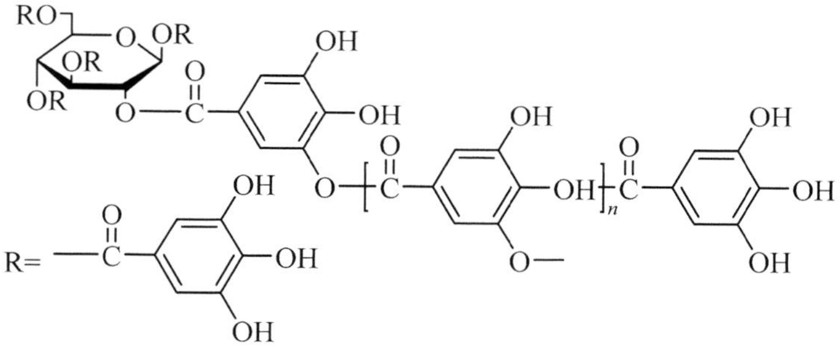

五倍子鞣质

2. 逆没食子鞣质（ellagitannins）

逆没食子鞣质又称鞣花鞣质，是六羟基联苯二酸或其有生源关系的酚羧酸与多元醇（多数是葡萄糖）形成的酯，水解后可产生逆没食子酸（又称鞣花酸，ellagic acid）。逆没食子鞣质是植物中分布最广泛、种类最多的一类可水解鞣质。

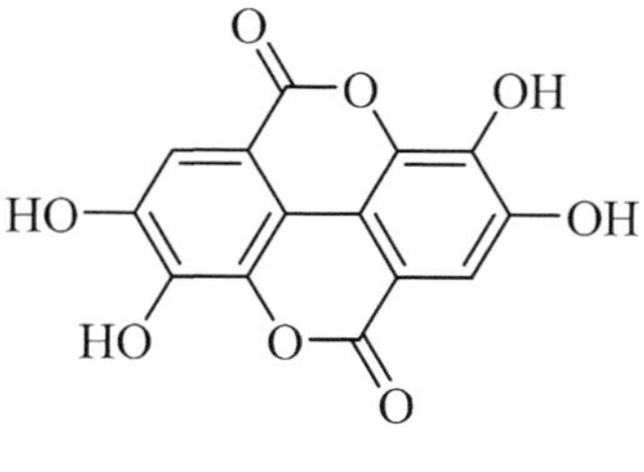

鞣花酸

（二）缩合鞣质类

缩合鞣质通常指缩合原花色素类，用酸、碱、酶处理或久置均不易水解，但与空气接触，特别是在酶的影响下，很易氧化、脱水，可缩合为不溶于水的高分子产物鞣红（tannin reds），亦称鞣酐（phlobaphenies），故又称为鞣红鞣质类（phlobatannins）。天然鞣质大多属于缩合鞣质，主要存在于植物的果实、种子及树皮等中。

缩合鞣质的基本结构是由(+)-儿茶素、(−)-表儿茶素等黄烷-3-醇或黄烷-3, 4-二醇类通过 4, 8-或 4, 6-位以 C—C 缩合而成的，因此又称为黄烷类鞣质（flavonoid tannin）。可分为黄烷-3-醇类、黄烷-3, 4-二醇类和原花色素类。绝大部分天然的缩合鞣质都是聚合的原花色素。原花色素是植物体内形成的、在热酸-醇处理下能生成花色素（anthocyanidins）的物质。

（三）复合鞣质类

由可水解鞣质部分与黄烷醇通过 C—C 键缩合而成的一类鞣质被称为复合鞣质。例如山茶素 B、山茶素 D 及番石榴素 A、番石榴素 C 等，分子结构包括逆没食子鞣质部分和原花色素部分，具有可水解鞣质和缩合鞣质的一切特征。

二、理化性质与鉴定

（一）物理性质

除少数为结晶状（如老鹳草素）外，鞣质大多为灰白色无定形粉末，并多具有吸湿性。鞣质极性较强，易溶于水、甲醇、乙醇、丙醇，可溶于乙酸乙酯、丙醇和乙醇的混合物，难溶或不溶于乙醚、苯、三氯甲烷、石油醚及二硫化碳等。

（二）化学性质与鉴别

1. 化学性质

（1）还原性：鞣质含有很多酚羟基，为强还原剂，很易被氧化，能还原费林（Fehling）试剂。

（2）与蛋白质沉淀：鞣质能与蛋白质结合产生不溶于水的沉淀，能使明胶从水溶液中沉淀，使生皮成革，这种性质可作为提纯、鉴别鞣质的一种方法。

（3）与重金属盐沉淀：鞣质的水溶液能与重金属盐，如乙酸铅、乙酸铜、氯化亚锡等作用生成沉淀。在提取分离及除去鞣质时均可利用这一性质。

（4）与生物碱沉淀：鞣质的水溶液可与生物碱生成难溶或不溶的沉淀，故可用作生物碱沉淀试剂。在提取分离及除去鞣质时亦常利用这一性质。

（5）与三氯化铁的作用：鞣质的水溶液与 $FeCl_3$ 作用产生蓝黑色或绿黑色反应或产生沉淀。制造蓝黑墨水就以鞣质为原料。

2. 鉴别

鞣质可采用薄层色谱鉴别，由于分子量大，酚羟基多，薄层色谱鉴别时需加入少量酸，以增加酚羟基游离度。此外，利用化学反应也可初步区别可水解鞣质与缩合鞣质，鉴别反应见表 2-15。

表 2-15　可水解鞣质与缩合鞣质的鉴别反应

试剂	可水解鞣质	缩合鞣质
稀酸（共沸）	无沉淀	暗红色鞣红沉淀
溴水	无沉淀	黄色或橙红色沉淀
三氯化铁	蓝色或蓝黑色（或沉淀）	绿色或绿黑色（或沉淀）
石灰水	青灰色沉淀	棕或棕红色沉淀

（三）定量分析

总鞣质含量的测定有很多方法，如重量法、滴定法、紫外-可见分光光度法等。2015 年版《中国药典》应用紫外-可见分光光度法，测定石榴皮、地榆和五倍子中的总鞣质含量。单体鞣质应用 HPLC 法测定，如测定儿茶和五倍子中单体鞣质的含量。

第三章 畲药的鉴定

第一节 畲药鉴定的意义

畲药的准确鉴定是研究畲药品种和质量，制定畲药质量标准，寻找和扩大药源的前提和基础。开展畲药的鉴定，在明确基原植物，判断畲药真伪，评价畲药质量优劣，保证畲药应用的安全和有效等方面，具有十分重要的意义。以往开展的畲药资源调查、收集和整理工作积累了许多有益的经验，但由于这些工作依赖于传统分类学，对各种形态特征齐全的标本依赖性强，其分类方法所要求的专业性较高，费时费力。由于畲族没有文字，畲医药完全依赖口口相传，加上畲药来源复杂且专业分类人员缺乏导致药材鉴定不准确、替代或混用、以假乱真等现象在畲药种植、流通、使用和研究过程中普遍存在，限制了畲药的发展和推广。在畲药现代化研究过程中，迫切需要引入现代化鉴定技术来保障畲药的长足发展。

第二节 畲药鉴定的一般程序与方法

畲医药非常独特，95%以上的畲药均为植物药，仅少量使用动物药，几乎不用矿物药，因此畲药的鉴定对象以植物药为主。畲药鉴定一般包括原植物的确认，以及性状、鉴别、检查、含量测定等项目，以综合判断畲药药材的真实性、纯度及品质优良度。

《中国药典》及其增补本是畲药鉴定的法定依据，部（局）颁药品标准和地方药材（饮片）标准是重要补充。收载于《中国药典》一部的药材鉴定内容包括：性状、鉴别（显微鉴别、理化鉴别）、检查（杂质、水分、灰分、重金属及有害金属元素、农药残留、黄曲霉毒素）、浸出物、含量测定（有效成分、指标性成分、挥发油）等。2015 年版《中国药典》四部收载的相应通则同样也是畲药鉴定方法的依据。此外，《浙江省中药炮制规范》2015 年版以畲族习用药材名义收录了 11 种常用畲药，标准内容较为简单，主要包括来源、性状、显微鉴别、检查（水分、总灰分）、含量测定（挥发油）等。

第三节 畲药的基原鉴定

畲药的原植物鉴定（基原鉴定，identification of original plant），是利用植物分类学的基础知识与方法，对畲药的基原进行鉴定，确定物种，给出原植物的正确学名。基原鉴定是畲药鉴定的根本，也是后续生产、资源开发和新药研究工作的基础。

畲药原植物鉴定的步骤：深入畲药产地或应用实地调查研究，了解当地名称、分布、生境、海拔、生态习性、植物特征，用药习惯以及采收加工等情况；采集带有花、果实等具有分类学特征的植物标本，特别应注意采集到药用部位；对采集到的植物标本，应用植物分类学方法，观察植物各部分的形态，尤其是花、果实等繁殖器官的形态特征，查阅《中国植物志》、*Flora of China*、《中国高等植物图鉴》等有关资料，必要时查阅分类学原始文献进行鉴定；还可到有关的植物标本馆，与收藏的模式标本或已经正确定名的标本进行核对；或请教植物分类学专家，保证鉴定结果的准确性。

畲药原植物标本经过鉴定后，对同时采集的药用部位标明植物学名，作为畲药对照样品保存，供后续研究工作及鉴定畲药材时做对比。

近年来，我国学者对数百种畲药做了大量的包括原植物鉴定在内的研究工作，基本上厘清了常用畲药的植物来源，出版了一批专著，如《中国畲族医药学》、《中国畲药学》、《福安畲医畲药》、《整合畲药学研究》等，这些都是畲药基原鉴定的重要参考资料。

第四节　畲药的性状鉴别

性状鉴别是指通过人体的感官如看、摸、闻、尝等直观方法对畲药的形状、大小、色泽、表面、质地、断面、气、味等特征进行真实性鉴别的方法。这种鉴别方式，更多的是医药工作者长期经验积累的总结，方法简便易行，快速有效，是常用的经验鉴别方法之一。

一、形状

形状常指干燥畲药的形态；对皱缩的全草、叶和花类畲药，可先用热水浸泡，展平后观察；对某些果实、种子类畲药，除观察果实、种子完整的外部特征外，亦可用热水浸软后剥去果皮或种皮，以便观察内部特征。畲药的形状与药用部分有关。如根类畲药有圆柱形、圆锥形、纺锤形等；皮类畲药有卷筒状、板片状等。

二、大小

大小指畲药的长短、粗细、厚薄。应观察较多的样品，一般有一定的幅度。对于细小的种子类药材，应在放大镜下测量。

三、色泽

色泽包括畲药表面和断面的色泽，一般应在日光下观察。各种畲药的颜色是不相同的，而同一畲药的色泽变化则与采收季节、质量等有关。如加工条件变化、储藏时间不同或灭菌不当等，都可能改变畲药的固有色泽，甚至引起内在质量的变化。

四、表面

表面指畲药表面所能观察到的特征。皮类畲药包括外表面和内表面，叶类畲药包括上表面和下表面。畲药表面的特征不尽相同，如光滑、粗糙、皱纹、皮孔、毛茸及其他附属物等。有的单子叶植物根茎具膜质鳞叶；蕨类植物的根茎常带有叶柄残基和鳞片。

五、质地

质地指接触畜药时所感知的特征，可分软、硬、轻、重、坚韧、疏松、致密、黏性、粉性、油润、角质、绵性、柴性等。经验鉴别中，用于形容质地的术语很多，如质轻而松、断面多裂隙，谓之松泡；富含淀粉，折断时有粉尘，谓之粉性；质地柔软，含油而润泽，谓之油润；质地坚硬，断面半透明状或有光泽，谓之角质。

六、断面

断面指畜药的自然折断面和用刀横切、纵切（或削）形成的断面，主要观察折断时的现象和断面特征。断面现象如易折断或不易折断，有无粉尘散落、响声等。自然折断的断面特征包括平坦、纤维性、颗粒性、裂片状、刺状、胶丝状，以及是否可以层层剥离等。对于根及根茎、茎和皮类畜药的鉴别，折断面观察很重要。

畜药的横切、纵切（削）特征也非常重要，可通过观察皮部与木部的比例、维管束的排列方式、射线的分布、油点的多少等特征区别易混品。

七、气

气指畜药具有的特殊香气或臭气，可作为鉴别相关畜药的主要依据之一。对于气味不明显的畜药，可搓碎、切碎后或用热水浸泡后嗅闻确认。

八、味

味指口尝畜药时的味感。每种畜药的味感是比较固定的，也是衡量畜药品质的标准之一。畜药的味感与畜药所含成分及其含量有密切关系，若畜药的味感改变，就要考虑其品种或质量是否有问题。尝药时要注意取样的代表性，因为畜药的各部分味感可能不同，如果实的果皮与种子，树皮的外侧和内侧，根的皮部和木部等。

第五节　畜药的显微鉴别

显微鉴别是利用显微镜来观察畜药的组织构造、细胞形态及其后含物等特征进行畜药真实性鉴别的方法，包括组织鉴别和粉末鉴别，适用于性状鉴别不易识别的畜药，或者形状相似难以从外观区别的多来源畜药、破碎畜药、粉末畜药等。

一、显微鉴别的方法

显微鉴别的第一步是根据观察对象和目的不同制作合适的显微制片，包括组织制片、表面制片和粉末制片。组织制片一般采用徒手、滑走、冷冻或石蜡切片法制片；对于植物类畜药，如根、根茎、茎藤、皮、叶类等畜药，一般制作横切片用于观察，必要时制作纵切片；果实、种子类须制作横切片及纵切片用于观察；木类畜药常观察横切、径向纵切及切向纵切三个切面。鉴定叶、花、果实、种子、全草类畜药，可取叶片、萼片、花冠、果皮、种皮制表面片，以观察各部位的细胞形状、气孔、腺毛、非腺毛、角质层纹理等表面（皮）特征。也可将畲药制作粉末片进行观察。有时为了观察某些完整的细胞（如纤维、石细胞、导管等）特征，可制作解离组织片。对于粉末畲药，可直接取目的物，选用不同试液封片，然后观察粉末中具有鉴别意义的组织、细胞及细胞后含物显微特征。

观察畲药组织切片或粉末中的细胞后含物时，一般用甘油-乙酸试液或蒸馏水装片观察淀粉粒，并利用偏光显微镜观察未糊化淀粉粒的偏光现象；用甘油装片观察糊粉粒；如欲观察菊糖，可用水合氯醛试液装片不加热立即观察。为了使畲药组织切片或粉末的细胞、组织能观察清楚，需用水合氯醛试液透化后制片，为避免析出水合氯醛结晶，可在透化后滴加甘油少许，再加盖玻片。

观察细胞和后含物时，常需要测量其直径、长短等（通常以 μm 计），作为鉴别依据之一，测量时使用显微测微尺。淀粉粒等微细物体宜在高倍镜下测量；纤维、非腺毛等较大的结构可在低倍镜下测量。

二、显微鉴别的要点

同一物种来源的畲药，均具有较为稳定的组织学特征。即使畲药破碎或是呈粉末状，这些组织学特征，尤其是它们的组织、细胞及细胞后含物的特征依然存在。观察、了解并掌握这些基本特征，是进行畲药显微鉴别的基础。

（一）根类畲药

1. 组织构造

首先根据维管组织特征，区别其为双子叶植物根或单子叶植物根。

多数双子叶植物根类药材为次生构造，外侧为木栓组织（因此一般无皮层）；有些根的栓内层发达，称次生皮层；韧皮部较发达；形成层环多明显；木质部由导管、管胞、木纤维、木薄壁细胞及木射线组成；中央大多无髓。少数双子叶植物根类畲药为初生构造，皮层宽，中柱小，韧皮部束及木质部束数目少，相间排列，初生木质部呈星芒状，一般无髓。

单子叶植物根类药材一般无次生构造；有的表皮细胞外壁增厚，有的表皮发育成数列根被细胞，壁木栓化或木化；皮层宽广，占根的大部分，内皮层凯氏点通常明显；中柱小，木质部束及韧皮部束数目多，相间排列成环；中央有髓。

根类药材常有分泌组织，大多分布于韧皮部，如乳管、树脂道、油室或油管、油细胞等；各种草酸钙结晶多见，如簇晶、方晶、砂晶或针晶等；纤维、石细胞及后含物的有无及其形状对鉴别也有意义。

2. 粉末特征

木栓组织多见，应注意木栓细胞表面观的形状、颜色、壁的厚度，有的可见木栓石细胞。导管一般较大，注意其类型、直径、导管分子的长度及末端壁的穿孔、纹孔的形状及排列等。石细胞应注意形状、大小、细胞壁增厚形态和程度、纹孔形状及大小、孔沟密度等特征。观察纤维时要注意其类型、形状、长短、大小、端壁有无分叉、胞壁增厚的程度及性质、纹孔类型、孔沟形态、有无横隔排列等特征；同时还要注意纤维束旁的细胞是否含有结晶而形成晶鞘纤维。分泌组织应注意分泌细胞、分泌腔（室）、分泌管

（道）及乳汁管等类型，分泌组织的形状、分泌物的颜色、周围细胞的排列及形态等特征。结晶大多为草酸钙结晶，偶有碳酸钙结晶、硅质块、菊糖，应注意结晶的类型、大小、排列及含晶细胞的形态等。淀粉粒一般较小，应注意淀粉粒的多少、形状、类型、大小、脐点形状及位置、层纹等特征。

根类药材的根头部如附有叶柄、茎的残基或着生毛茸，在粉末中可见到叶柄的表皮组织、气孔及毛茸。

（二）根茎类畜药

1. 组织构造

首先要区别其为蕨类植物、双子叶植物或单子叶植物的根茎。

蕨类植物根茎的最外层，多为厚壁性的表皮及下皮细胞，基本组织较发达。中柱的类型有：原生中柱、双韧管状中柱及网状中柱等。

双子叶植物根茎大多有木栓组织；皮层中有时可见根迹维管束；中柱维管束无限外韧型；中心有髓。少数种类有三生构造。

单子叶植物根茎的最外层多为表皮；皮层中有叶迹维管束；内皮层大多明显；中柱中散有多数有限外韧维管束，也有周木维管束。

根茎类药材的内含物以淀粉粒及草酸钙结晶多见；针晶束大多存在于黏液细胞中。

2. 粉末特征

与根类相似。鳞茎、块茎、球茎常含较多大型的淀粉粒；鳞茎的鳞叶表皮常可见气孔；单子叶植物根茎较易见到环纹导管；蕨类植物根茎一般只有管胞，无导管。

（三）茎类畜药

1. 组织构造

首先根据维管束的类型及排列，区别其为双子叶植物茎或单子叶植物茎。

茎类畜药以双子叶植物茎为多。草质茎大多有表皮；皮层为初生皮层，其外侧常分化为厚角组织，有的可见内皮层；中柱鞘常分化为纤维或有少量石细胞；束中形成层明显；次生韧皮部大多成束状；髓射线较宽；髓较大。木质茎最外层为木栓组织；皮层多为次生皮层；中柱鞘厚壁组织多连续成环或断续成环；形成层环明显；次生韧皮部及次生木质部环列；射线较窄，细胞壁常木化；髓较小。

单子叶植物茎最外层为表皮，基本组织中散生多数有限外韧维管束，中央无髓。

裸子植物茎的木质部主为管胞，通常无导管。

2. 粉末特征

除了无叶肉组织外，其他组织细胞或后含物一般都可能存在。

（四）皮类畜药

1. 组织构造

皮类药材是指来源于被子植物（主要是双子叶植物）和裸子植物形成层以外的部分，以茎干皮较多，根皮、枝皮较少。通常包括木栓组织、皮层及韧皮部。应注意木栓细胞的层数、颜色、细胞壁的增厚程度；韧皮部及皮层往往有厚壁组织存在，应注意纤维和石细胞的形状、大小、壁的厚度排列形式等。皮类药材常有树脂道、油细胞、乳管等分泌组织以及草酸钙结晶。

2. 粉末特征

一般不应有木质部的组织，常有木栓细胞纤维、石细胞、分泌组织及草酸钙结晶等。

（五）木类

1. 组织构造

通常从三个切面观察。横切面主要观察年轮的情况、木射线宽度（细胞列数）、导管与木薄壁细胞的比例及分布类型、导管和木纤维的形状与直径等；径向纵切面主要观察木射线的高度及射线细胞的类型（同型细胞射线或异型细胞射线），木射线在径向纵切面呈横带状，与轴向的导管、木纤维、木薄壁细胞相垂直，同时观察导管的类型，导管分子的长短、直径及有无侵填体，木纤维的类型及大小、壁厚度、纹孔等；切向纵切面主要观察木射线的形状、宽度、高度及类型（单列或多列），射线在切向纵切面的宽度是指最宽处的细胞数，高度是指从上至下的细胞数，同时观察导管、木纤维等。

木类药材的导管大多为具缘纹孔导管，注意具缘纹孔的大小及排列方式。木纤维可分为韧型纤维及纤维管胞，前者的细胞壁无纹孔或有单斜纹孔，后者为具缘纹孔。木射线及木薄壁细胞一般木化，具纹孔；如有内涵韧皮部，细胞壁非木化或管状分泌细胞，有的有草酸钙簇晶或方晶且形成晶纤维。裸子植物木类畲药主要观察管胞及木射线细胞。

2. 粉末特征

以导管、韧型纤维、纤维管胞、木薄壁细胞的形态特征以及细胞后含物为主要鉴别点。

（六）叶类

1. 组织构造

叶类药材通常作横切片观察表皮、叶肉及叶脉的组织构造。要注意上、下表皮细胞的形状、大小、外壁、气孔、角质层及内含物，特别是毛茸的类型及其特征。叶肉部分注意栅栏组织细胞的形状、大小、列数及所占叶肉的比例和分布。主脉部位观察维管组织的形状、类型以及周围或韧皮部外侧有无纤维层。

2. 表面制片

主要观察表皮细胞、气孔及各种毛茸的全形。注意上、下表皮细胞的形状、垂周壁及有无纹孔和角质层纹理。观察气孔的类型及副卫细胞数。毛茸为叶类药材的重要鉴别特征，注意观察非腺毛的颜色、形状、长短、细胞壁的厚度及其表面特征以及组成非腺毛的细胞数和列数；腺毛则注意头部的形状、细胞数、大小、分泌物颜色，柄部的长短、细胞数或列数。另外，利用叶的表面制片还可测定栅表比、气孔数、气孔指数及脉岛数，对亲缘相近的同属植物的鉴别有一定参考价值。

3. 粉末特征

与叶的表面制片基本一致，但毛茸多碎断，粉末中还可见到叶片的横断面及内含物。

（七）花类

花类药材可将苞片、花萼、花冠、雄蕊或雌蕊等分别作表面制片，或将完整的花作表面制片观察，也有将萼筒作横切面观察。苞片、花萼的构造与叶相似，但其叶肉组织不甚分化，多呈海绵组织状；有的苞片几乎全由厚壁性纤维状细胞组成。花粉粒是鉴别花类畲药的重要特征，应注意花粉粒的形状、大小、萌发孔数及形态、外壁构造及纹饰（理）等特征。

（八）果实、种子类

1. 组织构造

果实类药材一般观察果皮的组织特征。可分外果皮、中果皮及内果皮，内、外果皮相当于叶的上、下表皮，中果皮相当于叶肉。外果皮为一列表皮细胞，观察点同叶类；中果皮为多列薄壁细胞，有细小维管束散布；内果皮的变异较大，有的为一层薄壁细胞，有的有石细胞散在，有的为结晶细胞层，也有分化为纤维层的；伞形科植物果实的内果皮特殊，为一层镶嵌状细胞层。

种子类药材重点观察种皮的构造，有的种皮只有一层细胞，多数种皮由数种不同的细胞组织构成，种子的外胚乳、内胚乳或子叶细胞的形状、细胞壁增厚状况，以及所含脂肪油、糊粉粒或淀粉粒等，也具有鉴别意义。

2. 粉末特征

果实类药材的粉末注意观察外果皮细胞的形状、垂周壁的增厚状况、角质层纹理以及非腺毛、腺毛的有无及中果皮、内果皮的细胞形态等特征。种子类药材的粉末则观察种皮的表面观及断面观形态特征，种皮支持细胞、油细胞、色素细胞的有无和形态，有无毛茸、草酸钙结晶、淀粉粒、分泌组织碎片等。糊粉粒仅存在于种子中，是种子的重要鉴别特征。

（九）全草类

大多为草本植物的地上部分，少数为带根的全株。全草类药材包括草本植物的各个部位，其显微鉴定可参照以上各类药用部位的鉴别特征。

（十）菌类

菌类药材大多以子实体或菌核入药。观察时应注意菌丝的形状、有无分枝、颜色、大小；团块、孢子的形态；结晶有无及形态、大小与类型；应无淀粉粒和高等植物的显微特征出现。

三、扫描电镜等的应用

（一）扫描电子显微镜（scanning electron microscope）

扫描电子显微镜分辨率高，放大倍率5倍到10万倍，能使物质图像呈现表面立体结构（三维空间），样品的制备又较为简单，所以在天然药物鉴定，特别在同属植物种间表面结构的鉴别比较上，已成为一种重要的手段并广泛应用。如研究花粉粒、种皮和果皮表面纹饰，茎、叶表皮组织的结构（毛茸、腺体、气孔、角质层、蜡层、分泌物等），个别组织和细胞（管胞、导管、纤维、石细胞）的细微特征等的鉴别。

（二）偏光显微镜（polarization microscope）

在偏光显微镜下，畲药的某些鉴别要素在色彩上表现出一定变化，可作为多数植物、动物、矿物类生药的显微鉴别依据之一。如植物的淀粉在偏光显微镜下呈现黑十字现象，不同类型淀粉的黑十字现象不同；不同类型的草酸钙结晶在偏光显微镜下呈不同的多彩颜色等。

第六节　畲药的理化鉴定

畲药的理化鉴定是利用物理化学分析方法，对畲药进行定性、定量分析，以鉴定其真伪和品质优劣的方法。一般理化鉴定包括物理常数、呈色反应、沉淀反应、泡沫反应、微量升华、显微化学反应、荧光分析、容量分析等。由于理化鉴定技术发展很快，新的分析手段和方法不断涌现，现将常用的、基于仪器设备的理化鉴定方法介绍如下。

一、分光光度法

分光光度法是光谱法的重要组成部分，是通过测定被测物质在特定波长处或一定波长范围内的吸光度或发光强度，对该物质进行定性和定量分析的方法。常用的技术包括紫外-可见分光光度法、红外分光光度法、原子吸收分光光度法、荧光分光光度法等。

（一）紫外-可见分光光度法

紫外-可见分光光度法是在 190～800 mn 波长范围内测定物质的吸光度，用于鉴别、杂质检查和定量测定的方法。当光穿过被测物质溶液时，物质对光的吸收程度随光的波长不同而变化。因此，通过测定物质在不同波长处的吸光度，并绘制其吸光度与波长的关系图即得被测物质的吸收光谱。

从吸收光谱中，可以确定最大吸收波长 λ_{max} 和最小吸收波长 λ_{min}。物质的吸收光谱具有与其结构相关的特征性。因此，可以通过特定波长范围内样品的光谱与对照光谱或对照品光谱的比较，或通过确定最大吸收波长，或通过测量两个特定波长处的吸收比值而鉴别物质。用于定量时，在最大吸收波长处测量一定浓度样品溶液的吸光度，并与一定浓度的对照溶液的吸光度进行比较或采用吸收系数法求算出样品溶液的浓度。

紫外-可见分光光度法不仅能测定有色物质，对有共轭双键等结构的无色物质也能测定，具有灵敏、准确、简便等特点。畲药中含有紫外吸收的成分或本身有颜色的成分，在一定浓度范围内，其溶液的吸光度与浓度符合朗伯-比尔定律，均可以采用该方法进行分析。有些成分本身没有吸收，但加入合适的显色试剂显色后也可采用此法测定。该法适合用于测定畲药中的大类成分，如总黄酮、总蒽醌、总皂苷的测定。

仪器的校正和检定、对溶剂的要求、测定法等内容参见《中国药典》四部通则 0401 "紫外-可见分光光度法"。

（二）红外光谱法

1. 红外分光光度法

红外分光光度法是在 4000～400 cm^{-1} 波数范围内测定物质的吸收光谱，用于化合物的鉴别、检查或含量测定的方法。除部分光学异构体及长链烷烃同系物外，几乎没有两个化合物具有相同的红外光谱，据此可以对化合物进行定性和结构分析；化合物对红外辐射的吸收程度与其浓度的关系符合朗伯-比尔定律，是红外分光光度法定量分析的依据。

制备及测定供试品时，通常采用压片法、糊法、膜法、溶液法和气体吸收法等进行测定。对于吸收特别强烈或不透明表面上的覆盖物等供试品，可采用如衰减全反射、漫反射和发射等红外光谱方法。对于极微量或需微区分析的供试品，可采用显微红外光谱方法测定。除另有规定外，应按照国家药典委员会编订的《药品红外光谱集》各卷收载的各光谱图所规定的方法制备样品。具体操作技术参见《药品红外光谱集》的说明。仪器及其校正、供试品的制备及测定等内容参见《中国药典》四部通则 0402 "红外分光光度法"。

2. 近红外分光光度法

近红外分光光度法是通过测定物质在近红外光谱区（波长范围在 780～2500 nm，按波数计为 12 800～4000 cm^{-1}）的特征光谱并利用化学计量学方法提取相关信息，对物质进行定性、定量分析的一种光谱分析技术。近红外光谱主要由 C—H、N—H、O—H 和 S—H 等基团基频振动的倍频和合频组成，由于其吸收强度远低于物质中红外光谱（4000～400 cm^{-1}）的基频振动，而且吸收峰重叠严重，因此通常不能直接对其进行解析，而需要对测得的光谱数据进行数学处理后，才能进行定性、定量分析。

近红外分光光度法具有快速、准确、对样品无破坏的检测特性，不仅能进行"离线"分析，还能直接进行"在线"过程控制；不仅可以直接测定原料和制剂中的活性成分，还能对药品的某些理化性质如水分、脂肪类化合物的羟值、碘值和酸值等进行分析；并能对药物辅料、中间产物以及包装材料进行定性和分级。

近红外仪器装置、测量模式、影响因素、应用近红外分光光度法进行定性、定量分析的基本要求、模型验证、模型传递等内容参见《中国药典》四部指导原则 9104 "近红外分光光度法指导原则"。

（三）原子吸收分光光度法

原子吸收分光光度法的测量对象是呈原子状态的金属元素和部分非金属元素，是基于测量蒸气中原子对特征电磁辐射的吸收强度进行定量分析的一种仪器分析方法。原子吸收分光光度法遵循分光光度法的吸收定律，一般通过比较对照品溶液和供试品溶液的吸光度，计算供试品中待测元素的含量。原子吸收分光光度法是目前用于分析畜药中微量元素的重要方法之一。对仪器的一般要求、测定法等内容参见《中国药典》四部通则

0406 "原子吸收分光光度法"。

二、色谱法

色谱分析法又称层析法，是指溶质因吸附、分配、溶解性能、分子大小或离子电荷等不同，在相对运动的两相系统中差速迁移而达到分离，从而对被分离的组分进行定性、定量分析的一种方法。根据分离方法的不同，色谱法可分为纸色谱法、薄层色谱法、柱色谱法、高效液相色谱法和气相色谱法等。由于色谱法的分离分析功能和高专属性等特点，被各国药典广泛用于各类药物的含量测定、杂质检查和鉴别试验。其中高效液相色谱法是畲药含量测定中使用率最高的一种方法。

（一）薄层色谱法

薄层色谱法（thin-layer chromatography, TLC）是将供试品溶液点于薄层板上，在展开容器内用展开剂展开，使供试品所含成分分离，所得色谱图与适宜的标准物质按同法所得的色谱图对比，亦可用薄层色谱扫描仪进行扫描，用于鉴别、检查或含量测定。但由于定量技术更新迭代速度较快，薄层色谱法目前较少用于定量。标准物质包括化学对照品、对照提取物或对照药材等。对于有色物质，直接观察色斑；对于无色物质，可在紫外光（254 nm 或 365 nm）下检视，或喷显色剂加以显色，或在薄层硅胶中加入荧光物质，采用荧光猝灭法检视。

薄层色谱鉴别法的建立原则是分离度好、图谱清晰、斑点明显、重现性好。系统适用性试验包括比移值（R_f）、检出限、分离度（或分离效能）和相对标准偏差。比移值是指从基线至展开斑点中心的距离与从基线至展开剂的前沿距离的比值。

薄层色谱法具有简便、快速、灵敏、专属性强等优点，在中药及其制剂的鉴别中被广泛应用。仪器与材料、操作方法、系统适用性试验、测定法等内容参见《中国药典》四部通则 0502 "薄层色谱法"。

（二）高效液相色谱法

高效液相色谱法（high performance liquid chromatography, HPLC）是采用高压输液泵将规定的流动相泵入装有填充剂的色谱柱，对供试品进行分离测定的色谱方法。注入的供试品，由流动相带入色谱柱内，各组分在柱内被分离，并进入检测器检测，由积分仪或数据处理系统记录和处理色谱信号。高效液相色谱法具有分离效能高、专属性强、重现性好、精密准确等优点，是畲药含量测定的首选方法，用于鉴别时，要求供试品和对照品色谱峰的保留时间应一致。

根据固定相类型，高效液相色谱法可分为分配色谱、吸附色谱或离子交换色谱等。根据固定相与流动相极性大小，又可分为正相色谱法（NP-HPLC，通常为吸附机制）和反相色谱法（RP-HPLC，通常以分配机制为主）。RP-HPLC 法最常用的填充剂为十八烷基硅烷键合硅胶，适合用于中等极性或非极性的弱酸、弱碱和中性化合物的分离分析，绝大部分化学成分可使用 RP-HPLC 法进行定量、定性分析。

高效液相色谱法中应用的检测器包括选择性检测器（紫外、二极管阵列、荧光、电化学检测器）和通用性检测器（示差折光、蒸发光散射检测器），前者响应值不仅与待测溶液的浓度有关，还与化合物的结构有关，而后者对所有化合物均有响应，此外还有更专属、更灵敏的质谱检测器。

各国药典对色谱系统的适用性试验均作了规定。在每次开机后，用规定的对照品对仪器进行调试，分析测试色谱柱的理论塔板数（柱效）、待测组分之间的分离度、重复进样色谱峰面积的精密度和色谱峰的拖尾因子，须达到规定的要求，保证分析的精确度。

对仪器的一般要求和色谱条件、系统适用性试验、测定法（内标法、外标法等）等内容参见《中国药典》四部通则 0512 "高效液相色谱法"。

随着分离科学的飞速发展，超高效液相色谱法（ultra performance liquid chromatography, UPLC）使液相色谱在更高水平上实现了突破。UPLC 借助 HPLC 的理论和原理，利用小颗粒固定相（1.7 μm）非常低的系统体积及快速检测手段等全新技术，使分离度、检测灵敏度及色谱峰容量等大大提高，从而全面提升了液相色谱的分离效能。与传统的 HPLC 相比，UPLC 的分析速度、检测灵敏度及分离度分别是 HPLC 的 9 倍、3 倍及 1.7 倍，因此大幅度节约了分析时间，节省了溶剂，很大程度上拓宽了液相色谱的应用范围。

（三）气相色谱法

气相色谱法（gas chromatography, GC）是采用气体为流动相（载气）流经装有填充剂的色谱柱进行分离测定的色谱方法。物质或其衍生物气化后，被载气带入色谱柱进行分离，各组分先后进入检测器，用数据处理系统记录色谱信号。

气相色谱法具有分离效能高、专属性强、灵敏度高、重现性好、分析速度快等优点，但受样品蒸气压限制，主要用于具有挥发性成分的含量测定，同时可进行鉴别。挥发性小的样品需采用衍生或裂解以增加挥发性，但操作繁琐，而且样品不易复原。因此，气相色谱法常用于含挥发油或其他挥发性成分的鉴别。气相色谱法系统适用性试验与鉴别方法同高效液相色谱法。

气相色谱法的色谱柱分为填充柱和毛细管柱。填充柱的材质为玻璃或不锈钢，内装吸附剂、高分子多孔小球或涂渍固定液的载体；毛细管柱的材质多为石英，内壁或载体经涂渍或交联固定液。气相色谱法用作流动相的载气有氮气、氦气和氢气。除另有规定外，常用载气为氮气。

气相色谱法的进样方式一般可采用直接进样或顶空进样。检测器有多种，包括火焰离子化检测器（FID）、氮磷检测器（NPD）、火焰光度检测器（FPD）、电子捕获检测器（ECD）、热导检测器（TCD）、质谱检测器（MS）等。火焰离子化检测器对碳氢化合物响应良好，适合检测大多数的药物；氮磷检测器对含氮、磷元素的化合物灵敏度高；火焰光度检测器对含磷、硫元素的化合物灵敏度高；电子捕获检测器适于含卤素的化合物；质谱检测器还能给出供试品某个成分相应的结构信息，可用于结构确证。除另有规定外，一般用火焰离子化检测器，以氢气作为燃气，空气作为助燃气。

对仪器的一般要求、系统适用性试验、测定法等内容参见《中国药典》四部通则 0521 "气相色谱法"。

三、色谱–质谱联用法

质谱法（mass spectrometry, MS）是使待测化合物产生气态离子，再按质荷比（m/z）将离子分离、检测的分析方法。质谱法应用多种离子化技术（如高能电子流轰击、化学电离、强电场作用等），使物质分子失去外层价电子形成分子离子，分子离子中的化学键又继续发生某些有规律的断裂而形成不同质量的碎片离子。分子离子和碎片离子由质量分析器将其分离并按质荷比大小依次进入检测器，信号经过放大、记录得到质谱图。质谱法可提供分子质量和结构的信息，定量测定可采用内标法或外标法，检测限可达 $10^{-15} \sim 10^{-12}$ mol 数量级。质谱是物质固有特性之一，不同物质除一些异构体外，均有不同的质谱，质谱峰的强度与其代表的物质的含量成正比，据此可进行定量分析。质谱法具有高灵敏度和高选择性等特点，是目前痕量有机分析最有效的手段之一，在天然药物复杂体系分析、体内药物分析中有着广泛的应用。

色谱法具有高分离效能，质谱法具有强大的结构解析能力，将色谱与质谱联用可以充分发挥各自的长处，获得单一技术所无法得到的信息，可对复杂体系样品进行定性、定量分析，在畜药分析中有一定应用前景。色谱–质谱联用技术主要有气相色谱–质谱联用技术（GC-MS）、液相色谱–质谱联用技术（LC-MS）、毛细管电泳–质谱联用（CE-MS）、超临界流体色谱–质谱联用（SFC-MS），其中 LC-MS 已广泛用于药物分析。色谱–质谱联用技术的关键是接口。

早期的色谱–质谱联用仪使用单级四级杆质谱，在分析复杂基质样品时，难以排除基质的干扰，不易解决共流出化合物的定性和定量，也无法区分同分异构化合物。采用多级质谱技术，通过提取目标离子进一步碎裂的方式获取更多的分子信息，可以解决上述问题。目前主流的质谱技术按其质量分析器分类包括：四级杆质谱、飞行时间质谱、离子阱质谱、磁质谱、傅里叶变换离子回旋共振质谱等。由于各种质量分析器均有自己的优缺点，将不同类型的质谱仪串联起来，进行时间上或空间上两级质量分析的结合，可取长补短，大幅度提高性能。目前多级质谱与色谱的联用已成为主流技术，常用的如三重四级杆（triple quadrupole，Q-q-Q）、线性离子阱/四级杆-轨道离子阱（linear ion trap/quadrupole-orbitrap，LTQ/Q-orbitrap）、四级杆-飞行时间（quadrupole time-of-flight，Q-TOF）等。

（一）气相色谱–质谱联用技术

GC-MS 由气相色谱、质谱、接口和数据处理系统组成。由于气相色谱的试样、流动相都呈气态，与质谱仪的进样要求相匹配，因此 GC-MS 是最成熟的两谱联用技术。接口是 GC-MS 的关键技术，其功能主要有两方面：一是使色谱柱出口压力与质谱仪离子源的压力相匹配（GC 色谱柱出口通常是常压，而 MS 离子源呈真空状态）；二是排除大量载气和过量色谱流出物，使色谱流出组分经浓缩后适量地进入离子源。常用的接口有分子分离器（包括喷射式分子分离器、微孔玻璃分子分离器、硅橡胶膜分子分离器）、开口分流分离器和用毛细管直接连接三种。

GC-MS 的工作原理：多组分混合物样品先经色谱单元，分离后的各单一组分按其不同的保留时间和载气一起流出色谱柱，经接口进入质谱仪的离子源。有机分子在高真空下，受电子流轰击或强电场作用，离解成各具特征的碎片离子和分子离子，这些带正电荷的离子具有不同质荷比（即相对离子质量与电荷之比），在磁场中被分离。收集、记录这些离子的信号及强度，可得总离子流色谱图和各组分的色谱图。由质谱图可获得有关质量与结构方面的信息。

GC-MS 可对复杂混合物进行定性、定量分析。目前 GC-MS 最主要的定性方式是库检索。将在标准电离条件下得到的各种化合物的标准质谱图存储在计算机中，作为质谱谱库，然后在相同条件下得到的未知化合物的质谱图与质谱谱库中的标准质谱按一定程序进行比较，检出匹配度（相似度）高的化合物，给出其名称、相对分子质量、分子式、结构式和匹配度等，这个过程称为质谱数据检索。GC-MS 定量分析方法类似于色谱法定量分析。由 GC-MS 得到的总离子流色谱图或质量色谱图，其色谱峰面积与相应组分的含量成正比，若对某一组分进行定量测定，可以采用色谱分析法中的归一化法、外标法、内标法等不同方法进行。

（二）液相色谱-质谱联用技术

LC-MS 由液相色谱、质谱、接口技术和数据处理系统组成。样品经 LC 分离后，在接口部分，样品分子完成离子化过程后进入质谱。LC 与 MS 的接口技术是困扰液相色谱-质谱联用技术发展的最主要难题，从某种意义上讲，液相色谱-质谱联用技术的发展也可以说是接口技术的发展。

在 LC-MS 的发展进程中，先后引入了多种接口技术，主要有粒子束、直接导入、传动带、热喷雾等，这些接口技术都有不同程度的限制和缺陷而未能被广泛应用。直到大气压电离接口技术成熟后，LC-MS 才得到了飞速发展。大气压电离是利用待测试样与溶剂电离能力的不同，在大气压条件下电离，利用电场导引，将带电试样导入质谱真空系统，这种接口技术更容易和 LC 匹配。目前常用的大气压电离接口技术有电喷雾电离（electrospray ionization, ESI）、大气压化学电离（atmospheric pressure chemical ionization, APCI）及大气压光电离（atmospheric pressure photoionization, APPI）等方式。

LC-MS 工作原理与 GC-MS 类似，作为关键技术，接口的主要作用是去除溶剂并使组分离子化。样品通过液相色谱分离，而后进入接口，去除溶剂并离子化后进入质谱的质量分析器中，根据质荷比的大小对离子进行分离，检测器接收分离后的离子，并将离子信号转变为电信号放大后输出，输出的信号经过计算机采集和处理后，可以得到总离子流色谱图、质量色谱图、质谱图等。

LC-MS 技术具备了 LC 的高效分离性能和 MS 的强大结构解析能力，能够快速地同时对混合物成分进行定性和定量分析，分析的化合物种类广泛，能够分析极性大、挥发性差和热不稳定的化合物，并具有高选择性和高灵敏度，非常适于复杂样品的分析。

四、中药（天然药物）指纹图谱和特征图谱

中药（天然药物）是多组分复杂体系，其药效是所含的多种化学成分通过多靶点、多环节发挥综合作用的结果，因此，仅分析测定某一种或者某几种主要化学成分来评价

其质量是不科学的，尤其是在很多天然药物（如畲药）有效成分尚不明确的情况下，综合的质量评价方法成为客观要求，中药（天然药物）指纹图谱由此应运而生。

中药（天然药物）指纹图谱是指某些药材、提取物或制剂经适当处理后，利用现代信息采集技术和质量分析手段得到的能够显现研究对象性质的图形、图像、图谱及其数据。中药（天然药物）指纹图谱是一种综合的可量化的鉴定手段，它是建立在中药（天然药物）化学成分系统研究的基础上，主要用于评价研究对象的真实性、优良性和稳定性。"整体性"和"模糊性"为其显著特点。利用指纹图谱的整体性，可以鉴别中药（天然药物）的真伪，评价原药材与成方制剂的相关性等。模糊性强调的是待测样品的指纹图谱与对照指纹图谱之间的相似性，而不是相同性。模糊性由药材来源的多样性（产地、采收加工等）、化学成分的复杂性和可变性等特点决定，因此指纹图谱是相对"模糊"的。

以指纹图谱作为中药（天然药物）的质量控制方法，已成为目前国际共识，各种符合中药（天然药物）特色的指纹图谱控制技术体系正在研究和建立。美国食品药品监督管理局（FDA）允许草药保健品申报资料中提供色谱指纹图谱；世界卫生组织《WHO草药评价指南》（1996 年）中也规定，如果草药的活性成分不明确，可以提供色谱指纹图谱以证明产品质量的一致；欧洲共同体在草药质量指南中亦称，单靠测定某种有效成分考查质量的稳定性是不够的，因为草药及其制剂是以整体为活性物质。国外指纹图谱的应用，目的在于解决成分复杂，有效成分不明确的植物药质量检测和产品批次间质量差异的问题。德国研制的银杏叶提取物制剂就是一个典型案例。他们应用指纹图谱制定了相应的标准，该图谱体现了制剂所含的 33 个化学成分（主要为黄酮类和内酯类）和各自的含量。经过 30 多年的化学成分和药效相关性研究发现，约 24%银杏黄酮和约 6%银杏内酯组成的提取物具有最佳疗效。此外，采用"混批勾兑"法，可使最终产品质量稳定，指纹图谱重现性良好，含量浮动范围为 5%左右。

狭义的中药（天然药物）指纹图谱主要指中药（天然药物）的化学指纹图谱，广义而言，还包括生物指纹图谱如 DNA 指纹图谱、基因组和蛋白组指纹图谱等。此外，按照中医药的特点，指纹图谱研究可深化发展成为谱效学，即指纹特征和药效相关性研究的指纹图谱的生物等效性研究。

目前，中药（天然药物）指纹图谱技术已涉及众多方法，包括 TLC、HPLC、GC 和高效毛细管电泳（HPCE）等色谱法以及紫外光谱（UV）、红外光谱（IR）、近红外光谱（NIR）、MS、核磁共振（NMR）和 X 射线衍射等光谱法。由于色谱具有分离和鉴别两种功能，加上量化的数据，提供的质量信息一般要比光谱要丰富，因此色谱法尤其是 LC，已成为中药（天然药物）指纹图谱技术的首选方法，其他色谱技术如 GC、HPCE 等也有较多应用。此外，随着 HPLC-MS 和 GC-MS 等联用技术的应用，指纹图谱技术更趋完善。

特征图谱是指样品经过适当处理后，采用一定分析手段和仪器检测得到的能够标识其中各组分群特征的共有峰的图谱。特征图谱是目前中药（天然药物）质量控制方法中一种可量化的、新的综合鉴别手段。特征图谱采用相似度评价的方式，对指纹图谱中的指纹峰进行区分，也就是将得到的共有峰再次区分为一般指纹峰和特征指纹峰，其中特征指纹峰基本可以代表指纹图谱的整体特征，用于鉴别中药（天然药物）真伪，评价制剂均一性和稳定性。

（一）建立原则

指纹图谱的建立，其目的是全面反映中药（天然药物）所含内在化学成分的种类和数量，进而反映中药（天然药物）质量。因此，应以系统的化学成分研究和药理学研究为依托，并体现系统性、特征性、稳定性三个原则。

系统性指的是指纹图谱所反映的化学成分，应包括中药（天然药物）有效部分所含大部分成分的种类，或指标成分全部。如人参的有效成分多为皂苷类化合物，则其指纹图谱应尽可能多地反映其中的皂苷成分。

特征性指的是指纹图谱中反映的化学成分信息（具体表现为保留时间、位移值等）是具有高度选择性的，这些信息的综合结果，将能特征地区分中药（天然药物）的真伪与优劣，成为中药（天然药物）自身的"化学条形码"。

稳定性指的是所建立的指纹图谱在规定的方法和条件下，不同的操作者和不同的实验室应能做出相同的指纹图谱，其误差应在允许范围内，这样才能保证指纹图谱的使用具有通用性和实用性，也是作为标准方法必备的特征之一。

（二）建立方法与步骤

中药（天然药物）指纹图谱的建立方法应当遵循系统性、特征性和稳定性三个原则。建立指纹图谱的主要过程包括样品的收集、制备方法、分析方法以及结果处理。

1. 样品的收集

由于中药（天然药物）来源广泛，所含化学成分的种类和数量不仅因品种而异，也常与其生长环境（气温、土质、施肥、降雨量等）、采收时间、炮制工艺、储存等有关。因此，为了确保指纹图谱的系统性，样品的收集必须具有广泛代表性，尤其对于不同产地、不同采收期及加工方式的样品的收集。通过对具有不同代表性的大量样品的分析，可以从中提取出同种药材稳定的共有信息。

2. 样品的制备方法

通过采用适宜的制备方法，将样品中的化学成分提取、富集是保证指纹分析的前提。在建立制备方法时，一般要考察提取溶剂、粗分或者精制过程，通过比较，选择可以避免成分干扰，同时又能全面反映成分信息的制备方法。

3. 分析方法

在指纹图谱研究中，液相色谱法、气相色谱法、薄层色谱法等色谱方法是常用的分析手段。目前应用最多的是液相色谱法，如 HPLC、UPLC 等。

指纹图谱的色谱条件选择是整个研究检测方法中最重要的内容，以 HPLC 为例，色谱柱、流动相、检测器、进样量、柱温等均是影响指纹图谱建立的重要因素。此外，指纹图谱的测定方法应进行仪器精密度、方法重现性、样品稳定性等方法学验证，以保证方法结果的可靠性、可重复性和耐用性。

4. 结果处理

1）指纹特征的选择

为了保证结果的准确性，液相色谱的指纹图谱中一般要加入内标物或指认某一对照品，采用相对保留时间和相对积分面积作为评价指纹图谱中色谱峰的参数，通过对大量样品的指纹图谱分析，提取出共有峰，并确定这些共有峰与内标物或对照品的相对保留时间和相对积分面积，利用数据处理，得出参数的变动范围。

2）数据处理及评价

指纹图谱给出的有关质量信息量远比任何单一成分或多指标测定所得的信息量要多，因此需要通过化学计量学手段评价指纹图谱的复杂体系，常用的方法有相似度评价方法、化学模式识别法等。

相似度评价方法是目前指纹图谱评价中的主流方法，利用相似度来判定指纹图谱的相似情况，被认为符合指纹图谱的整体性和模糊性特征。可供选择的相似度算法很多，包括相关系数法、夹角余弦法、距离算法（马氏距离、欧氏距离）等。国家药典委员会颁布的"中药色谱指纹图谱相似度评价系统"软件具有对指纹图谱的相关参数进行自动匹配，标定药材共有色谱峰，给出对照指纹图谱，计算相似度等功能。

化学模式识别法是根据物质所含的化学成分用计算机对其进行分类或描述。由于指纹图谱数据复杂，人工采样难免影响结果的准确性，若将其与数理统计学、计算机图谱解析和识别技术结合起来，根据化学计量学的理论依据，一些新的定量评价化学特征指纹图谱的方法开始得到应用，方法主要有：主成分分析法、聚类分析、人工神经网络等。

五、定量分析与方法学验证

定量分析是评价畜药质量的重要手段，对于保证畜药有效性和安全性意义重大。目前常用的方法有分光光度法和色谱法，主要有紫外-可见分光光度法、气相色谱法、高效液相色谱法等。分光光度法主要用于定量分析畜药中的大类成分，如总黄酮的含量测定。色谱法用于定量分析畜药中的有效成分或者指标成分，如柳叶蜡梅中山奈酚-3-O-芸香糖苷等成分的含量测定。

对于畜药中多类成分的同时分析，一般选择紫外、二极管阵列检测器分析有紫外吸收的成分。若成分没有紫外吸收，则可以选择通用型检测器，如蒸发光散射检测器、质谱检测器等。其中，质谱检测器更为专属和灵敏，与液相或气相色谱设备联用后可实现不同结构类型成分的同时检测。

传统的多指标含量测定要求种类繁多的对照品，当化学成分对照品难以获取、价格昂贵或稳定性差时，可以采用替代对照品测定法实现多成分的同时定量分析，以一测多评法最为常用，即使用一个对照品同时定量分析多个待测成分。其基本原理：依据在一定的范围（线性范围）内成分的量（浓度或质量）与检测器响应成正比的原理，符合朗伯-比尔定律。在多指标质量评价时，假设某样品中含有 i 个组分，$f_i=W_i/A_i$（$i=1,2,\cdots,k,\cdots,m$），式中 A_i 为组分峰面积，W_i 为组分浓度。选取其中的一个组分 k 为参照物，建立组分 k 与其他组分 m 之间的相对校正因子 $f_{km}=f_k/f_m=W_k/W_m\times(A_m/A_k)$，由此可导出计算公式：$W_m=W_k\times A_m/(f_{km}\times A_k)$，其中 A_k 为内参物的峰面积，W_k 为内参物的浓度，A_m 为其他组分峰面积，W_m 为其他组分 m 的浓度。相对校正因子理论上为恒定值。为保证测定结果的准确性，待测成分与参照物以同类成分为宜，紫外检测器可行性最佳。待测成分的定位和相对校正因子的测定与耐用性考察是一测多评的关键因素。

用于定量分析的方法必须进行验证，以证明采用的含量测定方法符合相应分析要求。验证内容包括：专属性、准确度、精密度、线性、范围、检测限、定量限、耐用性。

（一）准确度

准确度（accuracy）是指用该方法测定的结果与真实值或参考值接近的程度，一般用回收率（recovery rate, %）表示。准确度应在规定的范围内测试。

1. 测定方法的准确度

可用已知纯度的对照品做加样回收率测定，于已知被测成分含量的供试品中再精密加入一定量的已知纯度的被测成分对照品依法测定，用实测值与供试品中含有量之差，除以加入对照品量计算回收率。加入对照品的量要适当，过小相对误差较大，过大真实性差；对照品的加入量与供试品中已知含有量之和必须在标准曲线的线性范围之内。

2. 数据要求

在规定范围内，取同一浓度的供试品溶液，用 6 个测定结果进行评价；或设计 3 个不同浓度，各分别制备 3 份供试品溶液进行测定，用 9 个测定结果进行评价，一般中间浓度为所取供试品含量的 100%水平，其他两个浓度分别为供试品含量的 80%和 120%。应报告供试品取样量、供试品中含有量、对照品加入量、测定结果和回收率计算值，以及回收率的相对标准偏差（RSD）或可信限。

（二）精密度

精密度（precision）是指在规定的测试条件下，同一个均匀供试品经多次取样测定所得结果之间的接近程度。精密度一般用偏差、标准偏差或相对标准偏差表示。精密度验证内容包括重复性、中间精密度和重现性。

1. 重复性（repeatability）

重复性是指在相同操作条件下，由同一个分析人员连续测定所得结果的精密度，亦称批内精密度。可在同一条件下对同一批样品制备至少 6 份以上供试品溶液（$n \geqslant 6$），或设计 3 个不同浓度各分别制备 3 份供试品溶液（$n=9$），进行测定，计算含量的平均值和相对标准偏差（RSD），RSD 值一般要求不大于 5%。

2. 中间精密度（intermediate precision）

中间精密度是指在同一个实验室，在不同时间由不同分析人员用不同设备测定结果之间的精密度。为考察随机变动因素对精密度的影响，应进行中间精密度试验，变动因素包括不同日期、不同分析人员、不同设备。

3. 重现性（reproducibility）

重现性是指在不同实验室由不同分析人员测定结果之间的精密度。法定标准采用的分析方法应进行重现性试验。如建立药典分析方法时，可通过协同检验得出重现性结果，协同检验的目的、过程和重现性结果均应记载在起草说明中。应注意重现性试验用样品本身的质量均匀性和储存运输过程中的环境影响因素，以免影响重现性结果。

（三）专属性

专属性（specificity）是指在其他成分可能存在的情况下，采用的方法能正确测定出被测成分的特性，亦称为选择性（selectivity）。通常以不含被测成分的供试品作为空白样品，进行实验来说明方法的专属性。色谱法中被测成分的分离度应符合要求（≥1.5）空白样品的色谱图中应在相应保留时间处无干扰峰。若无法制备空白样品，可采用二极管阵列检测器和质谱检测器进行峰纯度检查。

（四）检测限

检测限（limit of detection, LOD）是指供试品中被测成分能被检测出的最低浓度或最小量，无须准确定量。通常以信噪比法测定，即用已知低浓度样品测出的信号与空白样品测出的信号进行比较，计算出能被可靠地检测出的最低浓度或量。一般以信噪比（S/N）为 3∶1 或 2∶1 时的相应浓度或注入仪器的量确定检测限。

（五）定量限

定量限（limit of quantification, LOQ）是指供试品中被测成分能被定量测定的最低量，其测定结果应具有一定准确度和精密度。该指标反映分析方法是否具备灵敏的定量检测能力。常用信噪比法测定定量限，一般以信噪比（S/N）为 10∶1 时相应的浓度或注入仪器的量进行确定。

（六）线性

线性（linearity）是指在设计的范围内，测试结果与供试品中被测成分浓度直接成正比关系的程度。线性是定量测定的基础。

应在规定的范围内测定线性关系。可将储备液经精密稀释，或分别精密称样，制备一系列对照品溶液的方法进行测定，需至少制备 5 个浓度的对照品。以测得的响应信号作为被测成分的函数作图，观察是否呈线性，再用最小二乘法进行线性回归。必要时（如采用蒸发光散射检测器时），响应信号可经数学转换，再进行线性回归计算。线性关系的数据包括回归方程、相关系数和线性图，回归方程的相关系数（r）越接近于 1，表明线性关系越好。

（七）范围

范围（range）是指能达到一定准确度、精密度和线性，测试方法适用的高低限浓度或量的区间。对于有毒性的、具特殊功效或药理作用的化学成分，其范围应大于被限定含量的区间。

（八）耐用性

耐用性（robustness）是指在测定条件有小的变动时，测定结果不受影响的承受程度，为使方法用于常规检验提供依据。耐用性表明测定结果的偏差在可接受的范围内，以及测定条件的最大变动范围。开始研究分析方法时，就应考虑其耐用性。如果测试条件要求苛刻，则应在方法中注明。典型的变动因素有：被测溶液的稳定性、样品提取次数、提取时间等；液相色谱法中典型的变动因素有：流动相的组成或 pH、不同厂牌或不同批号的同类型色谱柱、柱温、流速等；气相色谱法中的变动因素有：不同厂牌或不同批号的色谱柱、固定相、不同类型的担体、柱温、进样口和检测器温度等。

经试验，应说明测定条件发生小的变动能否通过设计的系统适用性试验，以确保方法有效。

六、DNA 条形码分子鉴定

DNA 条形码是指生物体内能够代表该物种的、标准的、有足够变异的、易扩增且相对较短的 DNA 片段。DNA 条形码技术是利用基因组中一段公认的、相对较短的 DNA 序列来进行物种鉴定的一种分子生物学技术，是传统形态鉴别的辅助手段和有效补充。

（一）中药材 DNA 条形码分子鉴定法指导原则的建立

为解决中药行业对中药材基原物种鉴定的需求，陈士林团队基于大量实验样本在国际上首先验证并确立 ITS2 序列作为药用植物通用条形码，并在大量中药材基原物种及其混伪品的鉴定工作中得到良好应用。随着中药材 DNA 条形码分子鉴定方法研究的深入与普及，国家药典委员会于 2012 年讨论通过在《中国药典》（2010 年版）增补本中列入中药材 DNA 条形码分子鉴定指导原则，该指导原则已收录至《中国药典》（2015 年版）通则中，使中药材 DNA 条形码鉴定进一步规范化。该指导原则主要内容为以 ITS2 为主体条形码序列的中药材鉴定方法体系，其中植物类中药材选用 ITS2/ITS 为主体序列，以叶绿体 *psbA-trnH* 为辅助序列，动物类中药材采用 COI 为主体序列，ITS2 为辅助序列。

（二）DNA 条形码技术在中药材鉴定中的应用

中药材品种繁多，习用品、代用品及多基原、同名异物、同物异名等现象一直是影响中药安全性、有效性的重要问题。传统的基原、性状、显微和理化鉴定等方法对鉴定者的专业水平和经验依赖性较强，易受主观因素的影响，同时也存在局限性，难以满足实际工作需求。

以 ITS2 为主、*psbA-trnH* 为辅的植物类药材的 DNA 条形码鉴定体系和以 COI 为主的动物类药材的 DNA 条形码鉴定体系已收录为《中国药典》（2015 年版）四部通则之一，DNA 条形码技术在中药材领域的应用必将促使我国中药材市场更加标准化、规范化，与时俱进。基于大量中药材样本 DNA 条形码鉴定研究，ITS2 已成为植物类药材有效的鉴定工具，从基因层面解决了中药材与混伪品的物种识别问题，创建中药材 DNA 条形码分子鉴定体系，为中草药建立了"基因身份证"。2012 年和 2015 年，陈士林团队先后出版的专著《中药 DNA 条形码分子鉴定》和《中国药典中药材 DNA 条形码标准序列》，奠定了我国中药材 DNA 条形码分子鉴定体系的理论和应用基础，标志着中药鉴定学迈入通用化、标准化基因鉴定时代。

（三）DNA 条形码分子鉴定技术流程

1. 样品采集与保存

对于中药材原植物，采集用作 DNA 条形码研究的实验材料应为健康、新鲜，没被真菌、细菌和病毒等感染的叶片、花、芽、果实或种子等组织或器官，要遵循一定的采样规范，注意样本个数、压制凭证标本、拍摄原植物照片及生境照片，并详细观察记录原植物形态特征，同时用 GPS 仪定位，记录海拔等。

一般来说，新鲜材料采集后最好及时提取 DNA，如在野外，不便提取，则应尽可能快地放在避光的冷环境中，如液氮罐、干冰箱、冰壶、冰袋中，并尽快运回实验室处理备用。对于那些分布在远离实验室交通极为不便的边远地区，要采集和及时运输新鲜材料提取 DNA 十分困难，目前普遍采取的取样和保存植物样品的方法是硅胶干燥法。

对于采集回来的新鲜样品如要长期保存，应经液氮处理后储存在–80 ℃冰箱或直接储放于液氮中，且在与提取缓冲液接触前，应防止冰冻的样品在空气中融化，否则酚类易被氧化。对于已干燥好的植物材料，仍可置于塑料袋中，并留有少许硅胶，放在室温下的干燥器中几个月或长期储存在–80 ℃冰箱中待用，但注意要密封好，以防吸潮。

2. DNA 提取

中药材 DNA 的提取包括破碎细胞、释放核酸，DNA 的分离和纯化，DNA 的浓缩、沉淀与洗涤等步骤。

1）试剂盒法（适用于动物、植物和真菌类药材）

使用试剂盒与其他方法相比较更省时省力，方法相对简洁、易控，对于普通样品大多数实验室可采用商业化的试剂盒提取 DNA。具体操作步骤参照相关试剂盒的说明书，使用时可根据需要进行调整，在大多数动物药材、植物药材中都获得了较为理想的结果。

2）CTAB 法（适用于植物和真菌类药材）

（1）原药材用无水乙醇擦洗表面后，用刀片取其内部组织 0.02～0.1 g，在液氮中迅速研磨使呈糊状或粉状，在研磨时及时加入少许抗坏血酸钠和聚乙烯吡咯烷酮（PVP）干粉（加入量视样品材料而定），或用研磨仪进行研磨。

（2）将糊状或粉状物转入 1.5～2 mL 离心管后，加入 600～1000 μL 65℃预热的 2% 十六烷基三甲基溴化铵（CTAB）提取液（2% CTAB，100 mmol/L pH 8.0 Tris-HCl，1.4 mol/L NaCl，20 mmol/L EDTA），0.1%～2% β-巯基乙醇，放入水浴锅中 65 ℃保温 30～60 min（对于保存时间较久的样品，可适当增加水浴时间），其间温和混匀数次。

（3）12 000 r/min 离心 10 min。将上层溶液转入另一个 1.5 mL 离心管，加入等体积的氯仿-异戊醇（24∶1），缓慢翻转离心管使内含物充分混匀后形成乳浊液，在 12 000 r/min 离心 10 min，小心取出上清液转入新离心管。

（4）重复上述步骤一次。

（5）取上清液，加入 2/3 体积的–20 ℃预冷的异丙醇，在–20 ℃下放置 30 min 或过夜。

（6）在 12 000 r/min 离心 10～20 min 收集沉淀，70%～75%乙醇清洗，室温下或超净工作台中自然风干 DNA。

（7）将此沉淀加入合适体积的无菌双蒸水或 TE（Tris-EDTA）缓冲液，4 ℃保存备用或放入–20 ℃保存。

3. PCR 扩增

聚合酶链式反应（polymerase chain reaction, PCR）是快速扩增 DNA 序列最常用的方法。首先待扩增 DNA 模板加热变性解链，随之将反应混合物冷却至某一温度，这一温度可使引物与它的靶序列发生退火，再将温度升高使退火引物在 DNA 聚合酶作用下得以延伸。这种热变性→复性→延伸的过程就是一个 PCR 循环，PCR 就是在合适条件下这种循环的不断重复。各 DNA 条形码序列所用 PCR 通用引物如下：

ITS2 片段

正向引物 ITS2F：5′-ATGCGATACTTGGTGTGAAT-3′；

反向引物 ITS3R：5′-GACGCTTCTCCAGACTACAAT-3′。

psbA-trnH 片段

正向引物：5′-GTTATGCATGAACGTAATGCTC-3′；

反向引物：5′-CGCGCATGGTG-GATTCACAATCC-3′。

COI 序列

正向引物 LCO1490：5′-GGTCAACAAATCATAAAGATATTGG-3′；

反向引物 HCO2198：5′-TAAACTTTCAGGGTGACCAAAAAATCA-3′。

PCR 反应体系以 25 μL 为参照，反应体系为：PCR 缓冲液（10×）2.5 μL，$MgCl_2$（25 mmol/L）2 μL，三磷酸碱基脱氧核苷酸（dNTPs）混合物（2.5 mmol/L）2 μL，上游和下游引物（2.5 μmol/L）各 1.0 μL，模板 DNA，Taq DNA 聚合酶 1.0 U，加无菌双蒸水至 25 μL，也可根据具体情况加以调整。应设置未加模板 DNA 的阴性对照。ITS2 序列扩增程序：94 ℃ 5 min；94 ℃ 30 s，56 ℃ 30 s，72 ℃ 45 s，36～40 个循环；72 ℃ 10 min。*psbA-trnH* 序列扩增程序：94 ℃ 5 min；94 ℃ 1 min，55 ℃ 1 min，72 ℃ 1.5 min，30 个循环；72 ℃ 7 min。COI 序列扩增程序：94 ℃ 1 min；94 ℃ 1 min，45 ℃ 1.5 min，72 ℃ 1.5 min，5 个循环；94 ℃ 1 min，50 ℃ 1.5 min，72 ℃ 1 min，35 个循环；72 ℃ 5 min。其他 DNA 条形码序列 PCR 扩增引物应参考相关研究结果。

模板 DNA 浓度也是影响 PCR 扩增效果的一个重要因素。在最初扩增时需根据具体样品，设计模板浓度梯度，考察模板适宜浓度，以获得理想的扩增条带。

采取琼脂糖凝胶电泳方法检测 PCR 产物。电泳后，阴性对照应无条带，目的产物如条带单一，可直接测序；如有多条带或出现拖尾现象，则需在紫外光下快速有效地切下所需片段所在位置的凝胶，然后再选用琼脂糖凝胶 DNA 回收试剂盒纯化回收，回收后的产物还要进一步经琼脂糖凝胶电泳检测后，测序。

测序原理同 Sanger 测序法，PCR 扩增引物作为测序引物，使用 DNA 序列测序仪进行双向测序，目前各地均有专业的测序服务公司进行 DNA 测序服务。

4. 序列拼接流程

1）序列质量与方向

为确保 DNA 条形码序列的可靠性，序列拼接时，需对测序质量进行评估，去除测序结果两端的低质量部分。序列方向应与 PCR 扩增正向引物方向一致。

2）序列拼接

应用专业的序列拼接软件进行序列拼接及校对。首先，进行测序质量评估及预处理，即去除测序结果两端的低质量部分，并对剩余部分进行质量评估，如果满足质量要求，方可用于序列拼接。获得高质量序列后，对于 ITS2 序列，根据 Hidden Markov Model（HMM）模型，去除序列两端 5.8S 和 28S 基因区，获得完整的 ITS2 基因间隔区序列；对于 *psbA-trnH*，根据 GenBank 数据库中同科属物种 *psbA-trnH* 的注释，去除序列两端的 *psbA* 和 *trnH* 基因，获得完整的 *psbA-trnH* 基因间隔区；COI 序列可直接进行后续分析。

5. 物种鉴定流程

将获得的序列应用 BLAST（basic local alignment search tool）方法进行结果判定，BLAST 法是通过两两序列局部比对来查询数据库中与之最匹配的序列。BLAST 结果中相似性最高的序列对应的物种为查询序列对应的物种。可以在中药材 DNA 条形码鉴定系统（www.tcmbarcode.cn）或 GenBank 数据库中进行 BLAST 鉴定。

（四）畲药 DNA 条形码分子鉴定研究实例

食凉茶为蜡梅科（Calycanthaceae）蜡梅属植物柳叶蜡梅（*Chimonanthus salicifolius* S. Y. Hu）或浙江蜡梅（*Chimonanthus zhejiangensis* M. C. Liu）的干燥叶，又名食凉餐、食凉青、石凉撑、山蜡茶、黄金茶、香风茶等，是畲族应用最广的药材之一，有"畲药第一味"之称，以畲族习用药材名义收载于 2015 年版《浙江省中药炮制规范》。

由于食凉茶基原植物的化学成分及药理作用与同科蜡梅属其他物种如蜡梅 [*Chimonanthus praecox*（L.）Link]、山蜡梅（*Chimonanthus nitens* Oliv.）、西南蜡梅（*Chimonanthus campanulatus* R.H. Chang et C. S. Ding）和夏蜡梅属美国蜡梅（*Calycanthus floridus* L.）、夏蜡梅 [*Calycanthus chinensis*（W.C. Cheng et S.Y. Chang）W. C. Cheng et S. Y. Chang ex P. T. Li] 存在明显差异，混用乱用严重影响食凉茶的临床疗效与用药安全，因此对其进行准确鉴定显得尤为重要。我们对食凉茶基原植物及其混伪品进行 DNA 条形码鉴定研究。首先，采集了多个区域的蜡梅属和夏蜡梅属的多种植物及部分商业茶产品，具体样品采集情况见表 3-1。

表 3-1　食凉茶及混伪品样品信息

植物名称	序列数	样本号或 GenBank 登录号	样品来源
柳叶蜡梅（*Ch. salicifolius*）	23	Ch3-6、Ch16、Ch17*、Ch18*、Ch19、Ch21-26、 RC_Ch4-6、 RC_Ch16、JQ781681-85	浙江莲都、开化、松阳、淳安，江西婺源、德兴，陕西西安，安徽休宁，GenBank
浙江蜡梅（*Ch. zhejiangensis*）	15	Ch7、Ch9、Ch27-34、JQ781668-72	浙江莲都、松阳、青田、云和、景宁、龙泉、泰顺，福建寿宁，GenBank
蜡梅（*Ch. praecox*）	10	Ch1、JQ781691-95、AY786095-98	浙江莲都，陕西西安，GenBank
山蜡梅（*Ch. nitens*）	6	Ch11、JQ781664-67、AY786094	广西阳朔，GenBank
西南蜡梅（*Ch. campanulatus*）	7	Ch13、RC_Ch13、JQ781686-90	浙江莲都，GenBank
夏蜡梅（*Ca. chinensis*）	5	Ch15、Ch36、RC_Ch15、KF547941、AY524084	浙江莲都，GenBank
美国蜡梅（*Ca. floridus*）	5	Ch14、AY524078、AY786084-86	浙江莲都，GenBank

* 食凉茶商业茶样品。

经分析后发现，柳叶蜡梅 23 条 ITS2 序列的 GC 含量平均为 71.23%，有 3 个单倍型，单倍型 A1 有 16 条，占 69.56%，A2 有 5 条，占 21.74%，A3 有 2 条，占 8.70%，种内 K2P 遗传距离为 0～0.008；浙江蜡梅 ITS2 序列有 15 条，GC 含量平均为 71.07%，有 2 个单倍型，单倍型 B1 有 14 条，占 93.33%，B2 有 1 条，占 6.67%，种内 K2P 遗传距离为 0～0.004，柳叶蜡梅与浙江蜡梅间 K2P 距离为 0.004～0.008（表 3-2 和表 3-3）。其他近缘混伪品 ITS2 序列长度为 256～260 bp，GC 含量为 70.98%～72.73%。食凉茶基原物种及其混伪品 ITS2 序列长度、GC 含量及品种间序列比对等具体情况见表 3-2 和图 3-1。畲药食凉茶基原物种与混伪品的种间遗传距离为 0.004～0.078，食凉茶基原物种柳叶蜡梅和浙江蜡梅与夏蜡梅种间 K2P 距离均最大（表 3-3）。通过基于 ITS2 序列（单倍型）构建的食凉茶基原植物及其混伪品的 NJ 系统聚类树（图 3-2）可以看出，食凉茶基原植物柳叶蜡梅和浙江蜡梅的序列聚为一支，其近缘物种蜡梅、山蜡梅、西南蜡梅、美国蜡梅及夏蜡梅各自聚为一支，能够与食凉茶基原植物明显区分开。市场上流通的两个食凉茶商业茶样品 Ch17、Ch18 经鉴定其基原植物为柳叶蜡梅。上述蜡梅科 7 种植物的 ITS2 主导单倍型序列特征如图 3-3 所示。因此，ITS2 序列可作为食凉茶的 DNA 条形码，能够准确、有效地鉴别食凉茶基原植物及其混伪品。

表 3-2　食凉茶基原植物及其混伪品 ITS2 序列特征

物种名	序列长度/bp	平均 GC 含量/%
柳叶蜡梅（*Ch. salicifolius*）	256～258	71.23
浙江蜡梅（*Ch. zhejiangensis*）	256	71.07
蜡梅（*Ch. praecox*）	259	71.73
山蜡梅（*Ch. nitens*）	256	70.98
西南蜡梅（*Ch. campanulatus*）	256～257	72.73
夏蜡梅（*Ca. chinensis*）	257～260	71.45
美国蜡梅（*Ca. floridus*）	258～259	72.04

表 3-3　食凉茶基原植物及其混伪品种间 K2P 距离计算结果

物种	1	2	3	4	5	6	7
1	0.000～0.008	0.004～0.008	0.036	0.008～0.016	0.040	0.073～0.078	0.061～0.066
2		0.000～0.004	0.032～0.036	0.004～0.016	0.036～0.040	0.070～0.078	0.057～0.066
3			0.000	0.028～0.036	0.016	0.069～0.074	0.052～0.057
4				0.000～0.012	0.032～0.040	0.074～0.088	0.061～0.075
5					0.000	0.074～0.078	0.057～0.061
6						0.000～0.004	0.032～0.040
7							0.000～0.004

1. 柳叶蜡梅（*Ch. salicifolius*），2. 浙江蜡梅（*Ch. zhejiangensis*），3. 蜡梅（*Ch. praecox*），4. 山蜡梅（*Ch. nitens*），5. 西南蜡梅（*Ch. campanulatus*），6. 夏蜡梅（*Ca. chinensis*），7. 美国蜡梅（*Ca. floridus*）。

```
                    1111112 2222222222 2

                              1222333447 8990024490 0011122346 6
                              5569457586 9394962800 6715778050 1
Ch. salicifolius A1           C-AGACTTCA CGACAGGGCC TTGGCTTAAT T
Ch. salicifolius A2           .-........ .C....... .....G.... .
Ch. salicifolius A3           .C........ .C....... .....G.... .
Ch. zhejiangensis B1          .-........ .C....... .......... .
Ch. zhejiangensis B2          .-........ .C....T.. .......... .
Ch. praecox C1                .ACC..CC.. .C....... ..A...C... A
Ch. praecox C2                .ACC..CC.. .C....... ..A...C... A
Ch. nitens D1                 T-........ .C....... .......... .
Ch. nitens D2                 .-.....C.. .AC...... .....C.... .
Ca. floridus E1               .ACA..C..C .C.A...CT. C..-T..CCG A
Ca. floridus E2               .ACA..C..C .C.A..ACT. C..-T..CCG A
Ch. campanulatus F1           .ACC..AC.. .CG....... .....C..C A
Ch. campanulatus F2           .ACC..AC.. .CG....... .....C..C A
Ca. chinensis G1              .ACAGAG.TC .C.AT..CT. ...CTC.CC. A
Ca. chinensis G2              .ACAGAG.TC .C.AT..CT. ...CTC.CC. A
Ca. chinensis G3              .ACAGAG.TC .C.ATC.CT. ...-TC.CC. A
```

图 3-1　食凉茶基原植物及其混伪品种间序列比对（拉丁名后为单倍型编号）

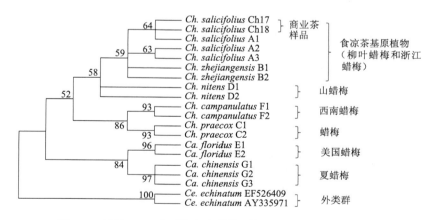

图 3-2　基于 ITS2 序列的食凉茶基原植物及其混伪品的 NJ 树

拉丁名后为单倍型编号，Bootstrap 1000 次重复，支上数值仅显示自展支持率≥50%，以金鱼藻 *Ceratophyllum echinatum* 序列 EF526409、AY335971 作为外类群

食凉茶：柳叶蜡梅（*Ch. salicifolius*）

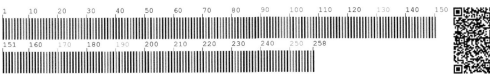

食凉茶：浙江蜡梅（*Ch. zhejiangensis*）

蜡梅（*Ch. praecox*）

山蜡梅（*Ch. nitens*）

西南蜡梅（*Ch. campanulatus*）

夏蜡梅（*Ca. chinensis*）

美国蜡梅（*Ca. floridus*）

图 3-3　食凉茶基原植物及其混伪品 ITS2 主导单倍型序列特征

物种名称位于其序列特征图左上方，四种碱基表示为：■A ■T ■C ■G

第七节　畲药的常规检查

一、杂质检查

畲药中混存的杂质是指下列各类物质：来源与规定相同，但其性状或药用部位与规定不符；来源与规定不同的物质；无机杂质，如砂石、泥块、尘土等。检查方法：①取适量的供试品，摊开，用肉眼或借助放大镜（5～10 倍）观察，将杂质拣出；如其中有可以筛分的杂质，则通过适当的筛，将杂质分出；②将各类杂质分别称重，计算其在供试品中的含量（%）。药材或饮片中混存的杂质如与正品相似，难以从外观鉴别时，可称取适量，进行显微、化学或物理鉴别试验，证明其为杂质后，计入杂质重量中。个体大的药材或饮片，必要时可破开，检查有无虫蛀、霉烂或变质情况。

二、水分测定

（一）烘干法

取供试品 2～5 g，平铺于干燥至恒重的扁形称量瓶中，厚度不超过 5 mm，疏松供试品不超过 10 mm，精密称定，开启瓶盖在 100～105 ℃ 干燥 5 h，将瓶盖盖好，移置干燥器中，放冷 30 min，精密称定，再在上述温度干燥 1 h，放冷，称重，至连续两次称重的差异不超过 5 mg 为止。根据减失的重量，计算供试品中含水量（%）。本法适用于不含或少含挥发性成分的药品。测定用的供试品，一般先破碎并需通过二号筛。

（二）减压干燥法

取直径 12 cm 左右的培养皿，加入五氧化二磷干燥剂适量，铺成 0.5～1 cm 的厚度，放入直径 30 cm 的减压干燥器中。取供试品 2～4 g，混合均匀，分别取 0.5～1 g，置于已在供试品同样条件下干燥并称重的称量瓶中，精密称定，打开瓶盖，放入上述减压干燥器中，抽气减压至 2.67 kPa（20 mmHg）以下，并持续抽气半小时，室温放置 24 h。在减压干燥器出口连接无水氯化钙干燥管，打开活塞，待内外压一致，关闭活塞，打开干燥器，盖上瓶盖，取出称量瓶迅速精密称定重量，计算供试品中的含水量（%）。本法适用于含有挥发性成分的贵重药品。测定用的供试品，一般先破碎并需通过二号筛。

（三）甲苯法

取供试品适量（相当于含水量 1～4 mL），精密称定，置 500 mL 的短颈圆底烧瓶中，加甲苯约 200 mL，必要时加入干燥、洁净的无釉小瓷片数片或玻璃珠数粒，连接仪器，自冷凝管顶端加入甲苯至充满水分测定管的狭细部分。将短颈圆底烧瓶置电热套中或用其他适宜方法缓缓加热，待甲苯开始沸腾时，调节温度，使每秒馏出 2 滴。待水分完全馏出，即测定管刻度部分的水量不再增加时，将冷凝管内部先用甲苯冲洗，再用饱蘸甲苯的长刷或其他适宜方法，将管壁上附着的甲苯推下，继续蒸馏 5min，放冷至室温，拆卸装置，如有水黏附在水分测定管的管壁上，可用蘸甲苯的铜丝推下，放置使水分与甲苯完全分离（可加亚甲蓝粉末少量，使水染成蓝色，以便分离观察）。检读水量，并计算成供试品的含水量（%）。测定用的甲苯须先加水少量充分振摇后放置，将水层分离弃去，经蒸馏后使用。测定用的供试品，一般先破碎成直径不超过 3 mm 的颗粒或碎片；直径和长度在 3 mm 以下的可不破碎。

（四）气相色谱法

1. 色谱条件与系统适用性试验

用直径为 0.18～0.25 mm 的二乙烯苯-乙基乙烯苯型高分子多孔小球作为载体，或采用极性与之相适应的毛细管柱，柱温为 140～150 ℃，热导检测器检测。注入无水乙醇，照气相色谱法［《中国药典》（2015 年版）四部通则 0521］测定，应符合下列要求：

（1）理论板数按水峰计算应大于 1000，理论板数按乙醇峰计算应大于 150；

（2）水和乙醇两峰的分离度应大于 2；

（3）用无水乙醇进样 5 次，水峰面积的相对标准偏差不得大于 3.0%。

2. 对照溶液的制备

取纯化水约 0.2 g，精密称定，置 25 mL 量瓶中，加无水乙醇至刻度，摇匀，即得。

3. 供试品溶液的制备

取供试品适量（含水量约 0.2 g），剪碎或研细，精密称定，置具塞锥形瓶中，精密加入无水乙醇 50 mL，密塞，混匀，超声处理 20 min，放置 12 h，再超声处理 20 min，密塞放置，待澄清后倾取上清液，即得。

4. 测定法

取无水乙醇、对照溶液及供试品溶液各 1～5 μL，注入气相色谱仪，测定，即得。

对照溶液与供试品溶液的配制须用新开启的同一瓶无水乙醇。用外标法计算供试品中的含水量。计算时应扣除无水乙醇中的含水量。

三、灰分测定

（一）总灰分测定法

测定用的供试品须粉碎，使能通过二号筛，混合均匀后，取供试品 2～3 g（如需测定酸不溶性灰分，可取供试品 3～5 g），置炽灼至恒重的坩埚中，称定重量（准确至 0.01 g），缓缓炽热，注意避免燃烧，至完全炭化时，逐渐升高温度至 500～600 ℃，使完全灰化并至恒重。根据残渣重量，计算供试品中总灰分的含量（%）。如供试品不易灰化，可将坩埚放冷，加热水或 10%硝酸铵溶液 2 mL，使残渣湿润，然后置水浴上蒸干，残渣照前法炽灼，至坩埚内容物完全灰化。

（二）酸不溶性灰分测定法

取上项所得的灰分，在坩埚中小心加入稀盐酸约 10 mL，用表面皿覆盖坩埚，置水浴上加热 10 min，表面皿用热水 5 mL 冲洗，洗液并入坩埚中，用无灰滤纸滤过，坩埚内的残渣用水洗于滤纸上，并洗涤至洗液不显氯化物反应为止。滤渣连同滤纸移置同一坩埚中，干燥，炽灼至恒重。根据残渣重量，计算供试品中酸不溶性灰分的含量（%）。

四、浸出物测定

部分畲药有效成分或主成分尚不明确，鉴于此，常选用适当的溶剂，测定其浸出物的含量，用于初步评价畲药品质。溶剂的选择，应结合用药习惯、活性成分等考虑，一般采用水或者一定浓度的乙醇，有时也采用乙醚作溶剂。

（一）水溶性浸出物测定法

测定用的供试品需粉碎，使能通过二号筛，并混合均匀。

1. 冷浸法

取供试品约 4 g，精密称定，置 250～300 mL 的锥形瓶中，精密加水 100 mL，密塞，冷浸，前 6 h 内时时振摇，再静置 18 h，用干燥滤器迅速滤过，精密量取续滤液 20 mL，置已干燥至恒重的蒸发皿中，在水浴上蒸干后，于 105 ℃ 干燥 3 h，置干燥器中冷却 30 min，迅速精密称定重量。除另有规定外，以干燥品计算供试品中水溶性浸出物的含量（%）。

2. 热浸法

取供试品 2～4 g，精密称定，置 100～250 mL 的锥形瓶中，精密加水 50～100 mL，密塞，称定重量，静置 1 h 后，连接回流冷凝管，加热至沸腾，并保持微沸 1 h。放冷后，取下锥形瓶，密塞，再称定重量，用水补足减失的重量，摇匀，用干燥滤器滤过，精密量取续滤液 25 mL，置已干燥至恒重的蒸发皿中，在水浴上蒸干后，于 105 ℃ 干燥 3 h，置干燥器中冷却 30 min，迅速精密称定重量。除另有规定外，以干燥品计算供试品中水溶性浸出物的含量（%）。

（二）醇溶性浸出物测定法

照水溶性浸出物测定法测定。除另有规定外，以各品种项下规定浓度的乙醇代替水为溶剂。

（三）挥发性醚浸出物测定法

取供试品（过四号筛）2～5 g，精密称定，置五氧化二磷干燥器中干燥 12 h，置索氏提取器中，加乙醚适量，除另有规定外，加热回流 8 h，取乙醚液，置干燥至恒重的蒸发皿中，放置，挥去乙醚，残渣置五氧化二磷干燥器中干燥 18 h，精密称定，缓缓加热至 105 ℃，并于 105 ℃ 干燥至恒重。其减失重量即为挥发性醚浸出物的重量。

新形态教学拓展资源

中药材 DNA 条形码分子鉴定法指导原则

畲药 DNA 条形码分子鉴定研究实例（食凉茶）

第四章 畲药的栽培、采收与储藏

第一节 畲药的栽培

畲药栽培是根据不同基原植物种类和品种的要求，为其提供适宜的环境条件，并在此基础上采取与之相配套的各项栽培技术措施，保证"药材—环境—措施"这一农业生态系统稳定发展，充分发挥畲药植物的遗传潜力，实现"稳产、优质、高效"的生产目标。

一、畲药栽培的指导原则

畲药栽培在提供充足数量的药材，满足畲医用药需求的同时，要确保生产出的药材质量不影响临床疗效，因此，畲药栽培应遵循以下原则：

（1）以国家药品监督管理局发布的《中药材生产质量管理规范》（简称中药材 GAP）为基本原则，控制影响药材质量的各种因子，规范药材各栽培环节，以达到药材"真实、优质、稳定、可控"的目的。

（2）突出药材质量第一的原则，整个生产过程必须坚持质量优先。

二、畲药栽培的技术要点

为了生产出优质、高产、低耗、无污染的畲药，畲药栽培过程应注重种苗、耕作制度、水肥管理和病虫害防治等方面的技术要求。

（一）种苗

种苗作为一种重要的生产资料，在畲药栽培过程中发挥着重要的作用。通过优良品种、健壮种苗的推广应用，可以极大地提升药材的产量和品质。畲药栽培对种苗的基本要求有：①选择高产、优质、抗性强的品种，且纯度要高；②种苗高度适中，大小整齐，叶色正常，根系发达，顶芽完整；③种苗无机械损伤，无病虫害，不失水，生命力旺盛。

（二）耕作制度

耕作制度是一个地区或生产单位的作物栽培制度以及与之相适应的养地制度的综合技术体系。畲药栽培中建立合理的耕作制度，不仅有利于提升药材品质，还可以改善土壤耕作质量，提高农业综合生产能力。

1. 基本要求

（1）根据不同种类畲药植物的配置建立相应的栽培制度，充分合理利用土地及其相关的自然资源。

（2）采取科学的耕作措施改善生态环境，创造有利于药材生长和土壤微生物繁衍的条件，抑制和消灭病虫草害的发生，并不断提高土壤生产力。

2. 技术措施

1）科学轮作

轮作对畜药栽培的作用有：减轻病虫草害；调节土壤矿质营养和水分的供应；改善土壤理化性状。

2）提高复种指数

在自然条件允许的前提下，充分利用农田、时间和空间，科学合理地提高复种指数，实行种植集约化不仅可增加药材产量，还有利于扩大土壤物质和能量的循环。

3）合理间套作

间套作是我国传统农业的精髓，合理的间套作与单作相比，更能充分利用地上部的光热资源，挖掘和利用地下部水分养分资源，强化农田生态系统服务功能。

4）土壤耕作

土壤耕作可松碎土壤，恢复耕层的团粒结构，增强土壤透气性，创立适合药用植物生长发育的土壤环境。同时，翻转耕层可将上层残茬、有机肥、杂草埋入土中，有利于有机肥的保存和分解，使营养环境均匀一致。

5）杂草防治

杂草会与药材竞争光、热、水、肥、气等，降低药用植物的产量和品质，因此，在制定栽培制度时，针对当地杂草情况采取综合的防治措施。

（三）施肥

随着畜药植物栽培年限的延长，土壤肥力将逐渐降低，保持和提高土壤肥力最有效的办法就是施肥，通过科学合理地施肥，还可以缓解土壤中不良因素如酸盐渍土的影响，改良土壤，稳定生态环境。畜药栽培中施肥应遵循以下基本原则：

（1）肥料种类以有机肥为主，化学肥料有限度使用，避免过量施用磷肥造成重金属超标，鼓励使用经国家批准的菌肥及药材专用肥；

（2）施用农家肥时，必须经充分腐熟达到无害化卫生标准，避免引入杂草、有害元素等；

（3）禁止施用城市生活垃圾、工业垃圾、医院垃圾和人粪便，禁止使用含有抗生素超标的农家肥。

（四）灌溉

畜药栽培要获得高产，就必须满足药用植物对水分的需要。灌溉是控制和调节土壤水分的重要措施，其作用在于保证药用植物对矿质营养的吸收、运输和合成转化，使其正常生长。灌溉的基本原则有：

（1）要保证药用植物正常生长的需要；

（2）灌溉不得对药材和环境造成污染或其他不良影响；

（3）节约用水，科学合理地利用水资源；

（4）在抓好灌溉工作的同时，应注意排水工程的建设。

（五）病虫害防治

畲药栽培中使用农药防治病虫害对提高药材产量起着重大作用，同时，又会给环境及药材造成极大污染，直接危害人类健康。因此，病虫害防治是畲药栽培中避免和减少病虫危害，确保药材优质高产的一项极为重要的工作。

1. 基本原则

（1）预防为主，综合防治的原则；

（2）尽量不施或少施农药原则，如须使用，应当有文献或科学数据证明对药材生长、质量和环境无明显影响；

（3）优先使用生物防治技术和高效、低毒生物农药的原则。

2. 技术措施

为了减少药材的农药残留量，提升药材品质，畲药栽培中应限制化学防治方法的应用，采取综合防治措施。

1）植物检疫

引种时须依托植物检疫机构，根据《中华人民共和国进出境动植物检疫法》规定，做好检疫工作，防止从别的国家或地区传入新的危险性病虫草害，并限制当地的检疫对象向外传播蔓延。

2）农业防治

农业防治技术与畲药植物正常的栽培管理是一致的，不会增加生产成本、产生病虫抗性，也不会出现杀伤天敌、污染环境等副作用，同时易于大面积推广应用，其防治具有累积性和相对稳定性。病虫害农业防治的主要措施有：选用抗病虫害强的品种；调节播种时间，避开病虫害高发期；合理的轮作、间套作；水肥控制，适时调节水量可控制病虫害的发生发展，平衡施肥可增加药用植物抗病虫害能力；清洁田园以减少来年侵染危害的来源，降低病虫的危害程度。

3）物理机械防治

根据害虫的生活习性和病虫的发生规律，利用温度、光及器械等因素的直接作用来消灭病虫和改变其生长发育条件，如人工捕捉、诱集诱杀、高低温的利用及高频电、微波、激光等。

4）生物防治

应用自然界某些有益生物来消灭或抑制某种病虫害。生物防治法能真正将对环境、药材产生不利影响的农用化学物质用量减下来，确保药材和环境不受污染。

三、畲药栽培的发展方向

人工栽培将是未来畲药的主要来源，随着当今人们对绿色药材和高品质药材的强烈呼吁，这势必对畲药栽培提出更高的要求。为此，在现代农业科学技术的支撑和推动下，畲药栽培的发展方向主要有以下三个方面。

（一）实施 GAP 体系

中药材 GAP 是《中药材生产质量管理规范》（good agricultural practice for Chinese crude drugs）的简称，其中 GAP 是 good agricultural practice 的缩写，直译为"良好的农业规范"。《中药材生产质量管理规范（试行）》是由国家药品监督管理局制定，内容涵盖了中药材生产的全过程，是中药材生产和质量管理的基本准则，适用于中药材生产企业生产中药材的全过程。该规范自 2002 年 6 月 1 日起施行，并于 2016 年 2 月 3 日取消。

为进一步推进实施中药材生产质量管理规范，保证中药材质量安全和稳定，2017 年 10 月 25 日，国家食品药品监督管理总局组织起草了《中药材生产质量管理规范（修订稿）》，并向社会公开征求意见。

畲药栽培依照《中药材生产质量管理规范（修订稿）》实施 GAP 体系，可对生产全过程进行有效的品质控制，解决畲药种植规范化、质量标准化问题，是保证畲药品质"稳定、可控"，保障畲医临床用药"安全、有效"的重要措施，对于畲药的产业化发展具有十分重要的意义。

（二）优化种质

1. 基原植物筛选

据典籍和文献资料记载，部分畲药含有多个基原植物，通常不同基原植物的组分差异较小，但主要有效成分含量差异较大。质量存在差异的不同基原植物用作一种药材使用时，难免会带来质量的不稳定和疗效的差异。因此，应该逐步摒弃劣质基原，仅以优质基原作为畲药的基本来源。

2. 优良品种选育

在农学领域，对社会进步影响最大的研究领域莫过于遗传育种。畲药栽培也应加强育种工作，通过新品种选育高药材的质量、产量或抗病能力，这对药材规范化、规模化生产会有很大的促进作用，其对畲医药的发展也是功在当代，利在千秋。

（三）合理区划

我国历史上道地药材产区的形成基本上是遵循"优胜劣汰、择优而立、道地自成"的规律而形成。从目前的主要道地药材产地看，当地的自然环境为药材的质量和产量提供了理想的自然条件。畲药栽培时，不同地区要根据药材的产量、质量以及各地生产条件确定适宜种植的品种，避免盲目种植，只有通过科学合理区划，才会取得良好的经济效益和社会效益。

第二节　畲药的采收

畲药的合理采收与药用植物的种类、药用部位、采收期密切相关。药用植物有效成分在其体内的积累尚与个体的生长发育、居群的遗传变异、生长的环境因素密切相关。因此，合理的采收期应视品种、入药部位的不同，把有效成分的积累动态与药用部位的产量变化结合起来考虑，以药材质量的最优化和产量的最大化为原则，确定最佳采收期。这样才能获得高产优质的畲药。

一、采收的一般原则

畲药的采收期，是指药用部分已符合药用要求，达到采收标准的收获期。根据收获期年限长短，主要分为一年收获、两年收获、多年收获的畲药。

目前很多畲药有效成分尚不明确，因此利用传统的采药经验及根据各种药用部位的生长特点，分别掌握合理的采收季节是十分必要的。

（一）根和根茎类

一般宜在植物生长停止，花叶萎谢的休眠期，或在春季发芽前采集。

（二）叶类和全草

一般在植物生长最旺盛时，或在花蕾时或在花盛开而果实种子尚未成熟时采收。

（三）树皮和根皮

树皮多在春夏之交采收，易于剥离。根皮多在秋季采收。因为树皮、根皮的采收容易损害植物的生长，应注意采收方法。有些干皮的采收可结合林木采伐一起进行。

（四）花类

一般在花开放时采收。有些则于花蕾期采收。

（五）果实和种子

应在已成熟和将成熟时采收；少数用未成熟的果实。种子多应在完全成熟后采收。

二、采收方法

畲药的药用部分不同，采收方法不同。采收方法的正确与否，直接影响到药材的产量与质量。常见的有以下几种采收方法。

（一）采挖

主要适用于药用部分为根与根茎的畲药。土壤过湿过干不利于采挖。挖时要注意药用部分的大小，找准位置，避免挖伤。因采收致使药材受损坏，将降低药材的质量。

（二）收割

主要适用于全草与花类的畲药。选晴天，割下地上部分，或割取花序、果穗，晒干或阴干。

（三）采摘

主要适用于果实、种子、部分花类畲药。成熟期不一致者，分批采摘。采摘时，不要损伤未成熟药材，以免影响其继续生长。

（四）击落

主要适用于高大的木本或藤本植物的果实、种子类畲药。以器械或木棒打击树干、树枝，然后收集落下的畲药。最好是在击落时地下垫上草席或席子，以减轻损伤，利于收集。

（五）剥皮

主要适用于树皮和根皮类药材。树干剥皮的方法，目前常采用环剥方法：按规定长度环切树皮（但环切不宜超过圆周的一半），再从一端垂直纵切至另一端，用刀从纵切口处左右轻拨动，使树皮与木质部分离，即可剥下树皮。环剥要选择气温较高、无降雨的天气，剥时不要损伤木质部。根皮的剥离方法与树干剥皮方法相同，也可采用木棒轻轻捶打根部，使根皮与木质部分离，然后抽去或剔除木质部。

三、采收中注意事项

（1）在畲药采收中要注意保护野生资源，计划采药，合理采挖。凡用地上部分者要留根；凡用地下部分者要采大留小，采密留稀，合理轮采；轮采地要分区封山育药。野生濒危保护药用动物严禁滥捕。

（2）同一植物体有多个部位入药时要兼顾各自的适宜采收期。

（3）为了更好地保护资源的可持续利用，在确定畲药适宜采收期时应适当兼顾其繁殖器官的成熟期，以保证种群的繁殖生长。

四、最佳采收期的研究确定

除了按传统习惯进行各类各种畲药的采收外，为了采收质量更好的药材和更有效地利用资源，特别是野生变家种时或进行规范化种植时，人们需要深入研究某种畲药的最佳采收期。此种情况下，如下因素和做法可供参考。

（一）采收期与产量

产量是指单位面积内药用部分的重量。定期采挖药用部分，测定其生物学重量和干重，了解不同生育期物质积累动态变化，从而获得药用部分重量的迅速增长期及产量最高期。

（二）采收期与质量

质量是指药用部分的品质符合药用要求。药材的生育期不同，有效成分的含量也不同，定期采挖药用部分，测定主要成分或有效成分的积累动态变化，了解采收期与药材质量关系。

（三）最佳采收期的确定

有效成分的积累动态与药用部分产量的关系因植物基原而异，必须根据具体情况加以研究，以确定最适宜的采收期，一般常见的有下述情况。

（1）有效成分含量有显著的高峰期而药用部分产量变化不显著，则含量高峰期即为最佳采收期。

（2）有效成分含量高峰期与药用部分产量高峰期不一致时，要考虑有效成分的总含量，即有效成分的总量=单产量×有效成分百分含量，总量最大值时，即为最佳采收期。

（四）研究最佳采收期时的注意事项

按上述方法研究最佳采收期，需要在充分明确畲药有效成分的基础上进行才有意义。

对于多年生的药材，除了研究确定其最佳的采收季节（月份）外，更重要的是研究确定最佳或合适的采收年限。而判断栽培年数是否达标的依据，要看是否超过了该畲药各地区各批次样品的平均值以上，最好能够达到明显高于平均值的水平，这样采收得到的药材才算得上质量好。而高于平均水平多大程度才合适，则需要结合栽培成本等因素来确定。

第三节　畲药的储藏

畲药在储藏保管过程中，因受环境影响，常会发生霉变、虫蛀、变色、泛油等现象，导致药材变质，影响和失去疗效。

一、霉变

空气中存在大量真菌孢子，散落在药材表面，在室温（25 ℃）、空气相对湿度达到85%以上或者药材含水量超过15%以上、适宜的环境如阴暗不通风的场所、足够的营养条件下，容易萌发成菌丝，分泌酵素，分解和溶蚀药材，使药材腐坏。

对于已经发霉的畲药，按照《中国药典》药材取样法，取样检查，轻微变质的除去受损部分，单独保管；严重霉变的全部销毁不可继续使用。

药材的防霉措施，主要是控制空气湿度在 65%～70%为宜。药材含水量一般保持在13%以内。

二、虫蛀

虫蛀对药材影响较大，害虫的发育和蔓延根据温度、空气相对湿度以及药材成分和含水量而定。含有淀粉、蛋白质、脂肪和糖类的药材会成为害虫的良好滋生地。适宜的温度（18～35 ℃）和湿度（空气相对湿度达到70%以上）以及药材含水量（13%以上）均能促进害虫繁殖。

虫害的物理防治措施包括曝晒、烘烤、低温冷藏、密封等。化学防治手段主要为低氧法，或探索使用高效的新杀虫剂，或利用某些具有挥发性气味的药材与易生虫药材共储。

三、变色

色泽是药材品质的标志之一，每种药材都有固定的色泽。药材储存不当容易引起药材变色。如含有黄酮类、羟基蒽醌类和鞣质类成分的药材，酚羟基会在酶的作用下，经过氧化、聚合，形成大分子有色化合物，使药材变色。而温度、湿度、日光、氧气等是影响变色速度的外在因素。因此，为防止药材变色，常须干燥、避光、冷藏。温度最好低于 30 ℃，空气相对湿度控制在 65%～75%，并且储藏时间不宜过长。

四、储藏

储藏是药材流通使用中的重要环节，是保证药材质量必不可少的重要组成部分。畲药药材品种多样，各有特性，给药材仓储养护带来了复杂性。因此，药材的储藏既要有传统经验，又要有科学新技术，以期达到合理储存药材，保证品质与疗效的目的。

在目前使用的药材中，以植物类药材为主，根据药用部位的不同分为：根及根茎类、茎木类、叶类、皮类、果实类等。不同来源的药材因性状不同，结构各异，所含化学成分不同，受储藏环境和自然条件的影响，发生变异的程度也不同，因此对仓储养护要求也各不相同。目前，畲族主要分布在福建、浙江、江西、安徽等省份山区，各地气候环境有较大差异，也可影响畲药的储藏。此外，储藏期过久，药材会受到外界环境或内部次生代谢成分的分解影响而逐渐变化、失效。所以在仓储中应做到"先入先出，推陈出新"，对于存放过久的要及时处理，对于含挥发油或者成分不稳定的药材，应规定储藏时间。

（一）主要养护要求及方法

药材在储藏过程中，常见的现象是霉烂变质、虫蛀，主要影响因素是温度、湿度，所以控温、控湿是储藏的首要任务。

1. 控制温度和湿度

对于大多数真菌和蛀虫来说，最适宜生长、繁殖的温度是 18～35 ℃，因此需要把仓储气温控制在 17 ℃ 或 36 ℃ 以上，可避免霉、蛀。

湿度包括药材含水量和空气相对湿度。药材安全含水量为 8%～13%。一般来说，当药材含水量在 13% 以内，空气相对湿度为 70% 以下时，各种真菌、蛀虫会因缺水而死，这两个指标必须同时控制。

2. 传统经验

1）石灰缸储藏

生石灰具有极强吸水能力，在储药缸底部放置适量生石灰块，把一些易受潮、虫蛀的药材放入生石灰中密闭储藏。石灰一般可使用一年，已吸湿的石灰要及时更换。

2）密封储藏

密封条件下药材的呼吸作用逐渐消耗密闭环境中的氧气，增加二氧化碳含量，致使蛀虫窒息死亡或减少其危害，保证药材质量。可用容器、多层布袋密闭，或用复合聚丙烯薄膜进行真空密封。

3）对抗储藏

利用含有香气的药材与易生虫药材共储，以达到驱虫、防蛀的目的。常用的驱虫药材有花椒、冰片、薄荷脑、丁香、肉桂、小茴香、牡丹皮等。

4）自然干燥

将不易走油、变味的药材放在日光下晾晒或曝晒，使药材自然干燥，此法简单易行，既可使药材水分减少，又可杀死害虫。

（二）储藏新技术

1. 气调储藏

作为一种新技术，气调储藏的原理是调节仓库内气体成分，充氮或二氧化碳，使库内充满 98%以上的氮气或二氧化碳，而氧气留存不到 2%。使害虫缺氧窒息而死。此法具有无毒、无污染、节约费用等优点。

2. 低氧储藏

应用除氧剂密封保藏储存，原理是利用除氧剂与储藏系统内的氧气产生化学反应，生成稳定的氧化物，以去除氧气、保持药材品质。除氧剂具有连续除氧功能，可维持稳定的系统低氧浓度，方便检查，安全性强。

3. 辐射杀菌

核辐射保藏食品具有方法简便、成本低、杀菌效果好、便于储存等优点。1980 年，由联合国粮食及农业组织（FAO）、世界卫生组织（WHO）、国际原子能机构（IAEA）所组成的辐照食品卫生安全性联合专家委员会一致认为，用低于 10 kGy 以下剂量辐照处理的任何食品，不再需要做毒性试验。1983 年，FAO 与 WHO 的食品法典委员会正式颁发了《辐照食品通用法规》。近年来此项技术被应用于中成药和药材的灭菌储藏研究，结果表明，利用钴射线对药材粉末、饮片进行杀虫灭菌处理是有效的。

第五章 畲药质量控制和质量标准制定

第一节 畲药质量控制的依据

畲药质量控制标准研究是畲药产业化开发的核心问题之一，也是畲药研究中迫切需要解决的问题，更是畲药研究开发的突破口。对畲药的独特性进行科学探索研究，对其合理性进行规范化验证，制定相应的畲药质量标准，保证临床用药的安全有效，有利于保证畲药产业健康发展，为畲药现代化打好基础。

一、畲药质量控制的依据

我国药品质量控制主要依据三级标准，即一级为国家药典标准；二级为局（部）颁标准；三级为地方标准。其中国家药典为准，局（部）颁标准为补充，凡是在全国经销的药材或者生产中成药所用的药材，必须符合国家药典和局（部）颁标准；凡不符合以上两个标准或使用地方标准的药材可鉴定为伪品。地方标准只能在相应制定地区使用，地方标准为各省、直辖市、自治区相关行政主管部门审批的药品标准及炮制规范。

目前，畲药尚无品种载入国家药典标准和局（部）颁标准，明确以畲药名义收载进地方标准的有《浙江省中药炮制规范》。现行 2015 年版《浙江省中药炮制规范》由浙江省食品药品监督管理局组织药检机构、药品生产企业、医疗单位、高等院校和科研院所等单位，本着"依法依规，有利于监管的现实，有利于中药产业发展，支持老百姓用药，支持中医临床用药"的原则进行起草、复核、专家审评、批准颁布及出版发行的。2015年版《浙江省中药炮制规范》注重保护畲药，重视畲药，在整理、挖掘、研究的基础上，收载了食凉茶、嘎狗噜、坚七扭等 11 个畲族习用品种，提高并完善了畲药质量标准，体现了浙江省的民族医药特色。

二、畲药质量控制的主要内容及方法

畲药质量控制的主要内容包括检查畲药原药材或饮片中可能混入的杂质、品种真伪鉴定及质量相关的项目。根据品种的基原不同，天然药物（生药）可分为植物类、动物类及矿物类，不同类别的天然药物质量控制内容各有差异。

目前被载入地方标准的 11 个畲药均为植物类。根据畲药品种的具体情况确定对质量有影响的项目进行检查，如水分、总灰分、显微鉴别、浸出物等。依据所检项目的性质，可分为真伪检查、限量检查与定量检查。真伪检查也称为鉴别，是指对畲药的真伪进行判定，包括显微鉴别和薄层色谱鉴别等。限量检查指常规检查项目，也称为共性项目，多数药材均进行此类检查，如水分的限量（已收载的 11 个畲药中有水分检查的，限度均为 <12%）、总灰分的检查等。定量检查一般是与畲药临床疗效直接相关的项目，即个性化内容，如浸出物、指标性成分的含量（如食凉茶的挥发油不得少于 2.0%〈mL/g〉）等。

三、畲药质量标准研究制定的要求

目前，已有法定标准（地方标准）的畲药仅 11 个品种，多数畲药尚未建立法定标准，畲药的标准化尚需畲医药科技工作者进行进一步的研究。

畲药质量标准的制定要体现畲药的特点，检测方法和检测指标的选择要体现整体控制的理念，建立符合中医药、民族医药、畲族医药特点的质量标准体系。结合功能主治，加强活性（有效）成分、多成分及特征图谱等的整体质量控制，提高检测方法和指标的专属性，并加强外来污染物（如重金属及有害元素）的检测，同时注意绿色环保，尽量采用毒害小、污染少的试药和试剂，避免使用苯等毒性大的试剂，建立科学合理的质量标准。

（一）鉴别

鉴别试验应符合重现性、专属性和耐用性的验证要求，根据畲药具体品种可采用显微鉴别、理化鉴别、色谱鉴别等方法。

1. 显微鉴别

选择容易观察、具有鉴别意义的显微特征。视具体畲药品种，采用粉末或横切面制片的方式，如食凉茶选择横切面制片的方式，观察栅栏组织、气孔和非腺毛等；山里黄根采用粉末制片的方式，观察石细胞、晶纤维和草酸钙簇晶等。

2. 理化鉴别

根据畲药品种所含成分的化学性质选择一般理化鉴别（化学反应）、荧光鉴别及光谱鉴别等方法。如白山毛桃根，加碱性溶液呈棕红至深红色，加酸成酸性后显黄色至橙色。

3. 色谱鉴别

1）薄层色谱鉴别

因薄层色谱具有直观、承载信息大、专属性强且快速、经济、操作简便等优点，可作为畲药色谱鉴别的首选方法。建立色谱鉴别方法时，尽量采用对照品和对照药材同时进行对照，如嘎狗噜可采用没食子酸对照品加地稔对照药材进行薄层色谱鉴别。因畲药的特殊性，大多数品种没有对照药材，也可采用单独对照品的方式进行，如小香勾采用补骨脂为对照品进行薄层色谱鉴别。

无论是采用单独对照品还是对照品加对照药材的方式进行薄层色谱鉴别，都应在尽可能除去样品其他成分干扰的前提下，尽量简便样品的提取；对 3 个以上展开系统进行考察，确定最佳的固定相、展开剂和显色方法等。

2）液相/气相色谱鉴别

样品溶液的制备应根据待测样品的特性选择适宜的制备方法，包括样品取样量、提取和纯化方法、稀释度、进样量；对照物质用量、浓度、溶剂、进样量等。

液相色谱应根据待测样品的性质选用适宜的色谱柱、流动相（尽量避免使用缓冲溶液）、检测器等，进行系统适用性试验，考察分离度、对称因子、理论板数等参数，选择最佳色谱条件。气相色谱应根据待测样品的性质选用适宜的色谱柱、检测器等，进行系统适用性试验，确定进样口温度、柱温、检测器温度，考察分离度、对称因子等参数。

4. DNA 分子标记鉴别

根据畜药品种特性选择合适的 DNA 提取方法（如食凉茶采用叶类药材 DNA 提取方法）；优化各种条件和参数，确定适用于目的物鉴别的分子标记法，选择适宜的 PCR 反应条件和参数。在实验过程中，注意防止外源 DNA 的污染。

5. 指纹图谱/特征图谱

指纹图谱的采集方法有薄层色谱、气相色谱、液相色谱等，目前以液相色谱居多。根据畜药品种所含成分的性质确定适宜的样品制备方法，依据制备的样品中所含成分的性质，选择适宜的对照品作为参照物。

对照指纹图谱应根据 20 批以上样品的测定结果，获取共有模式作为对照指纹图谱。应进行精度和耐用性的方法学验证，并考察所建立的指纹图谱是否具有代表性，能否表征所测畜药所含成分的整体性。

对照特征图谱应根据 15 批以上样品的测定结果，选择各批样品均具有的主要色谱峰作为特征图谱，标注各特征峰的相对保留时间，必要时对主要色谱峰峰高或峰面积的比例做出规定，并考察所建立的特征图谱是否具有代表性，能否表征所测畜药所含成分的专属性。

（二）检查

检查项主要包括安全性、均一性、纯度等方面，一般为检查含水量、纯净程度、有毒有害物质的限量等。各畜药根据品种的特点建立检查项目，如一般均应有水分、总灰分检查；产地加工时易带进非药用部位的应规定杂质检查；易夹沙带泥的根类应做酸不溶性灰分检查；栽培的畜药，还应进行安全性的研究（重金属及有害元素、农药残留等），必要时加进质量标准，对其限度进行规定。各项目的检查方法按《中国药典》现行版所收载的方法执行，若同一检查项下收载多个方法的，应明确具体的试验方法。检查限度应根据 15 批以上样品的实测数据制定。

（三）浸出物

植物、动物类畜药原则上应建立浸出物测定。对于无法建立含量测定，或虽已建立含量测定但所测成分与功能主治相关性差的畜药，必须可能地建立浸出物测定，以更好地控制畜药质量。可根据具体畜药品种的主要成分的理化性质，采用水、醇、醚等溶剂进行提取，根据所采用的溶剂不同分为水溶性浸出物、醇溶性浸出物和挥发性醚浸出物。测定方法照《中国药典》现行版所收载的方法测定。

（四）含量测定

采用化学、物理或生物的方法，对畜药含有的有效成分、指标性成分或类别成分的含量进行测定，首选具体畜药品种有效或活性成分，且尽可能选择与功能主治密切相关的成分。对于主要功效成分或指标性成分明确的畜药，尽可能建立多成分测定（如食凉茶可同时测定芦丁、槲皮素、山奈素和山奈酚-3-O-芸香糖苷；嘎狗噜可同时测定没食子酸和鞣花酸等）；对于尚无法建立有效成分含量，或所测成分与功能主治相关性不强的畜药，而其有效成分类别又清楚的，可进行类别成分测定，如总黄酮、总生物碱、总皂苷等的测定（如白山毛桃根可进行总黄酮和总皂苷的测定）；含挥发油成分的，可测定挥发油含量（如食凉茶）。

含量测定应优先选择该畲药所含的原形成分（如山里黄根选择原形存在竹节参皂苷IVa，而不选择需水解获得的齐墩果酸）；不宜采用无专属性的指标成分和微量成分（含量低于万分之二及小于0.020%的成分）进行定量。

畲药含量测定建议采用的方法包括经典分析方法（滴定法、重量法）、紫外-可见分光光度法、高效液相色谱法、气相色谱法等。无论选择何种方法，均应进行分析方法验证，确证其可行性，验证内容包括准确度（回收率试验）、精密度、线性、范围、耐用性等，验证方法按现行版的《中国药典》"中药质量分析方法验证指导原则"执行。含量限度（幅度）应根据具体畲药品种实际情况制定，一般应根据不少于15批样品的测定数据，原则上按照平均值的-20%制定含量限度，按照平均值的±20%制定含量幅度。

第二节　畲药质量标准的制定

畲药质量标准的制定必须遵从生药（中药）质量标准制定的原则，建立在细致的考察及足够数量的实验基础上，各项实验数据必须准确可靠，以保证畲药质量的可控性和重现性。

畲药质量标准由质量标准草案及起草编写说明两部分组成。质量标准草案包括名称、汉语拼音、来源（含植物拉丁名）、性状、鉴别、检查、浸出物、含量测定、性味与归经、功能与主治、用法与用量、处方应付和储藏等。起草编写说明是说明标准起草过程中，制定各个项目的理由及规定各项指标和检测方法的依据；也是对该畲药从历史考证、药材的原植物品种、畲药形态鉴别、理化鉴别、质量控制、临床应用、储藏等全面资料的汇总，也就是既要有理论解释，又要有实践工作的总结及实验数据。

一、畲药质量标准有关项目内容

（1）**名称、汉语拼音**　依据畲民常用名而定。

（2）**来源（含植物拉丁名）**　包括原植物科名、中文名及拉丁名、药用部位、采收季节、产地加工方法。同时注明本品为畲族习用药材。

（3）**炮制**　依据畲药品种性质和临床使用习惯，制定合理的加工炮制工艺及要求（畲药材一般为净制）。

（4）**性状**　畲药材的形状、大小、表面（色泽、特征）、质地、断面、气味等特征观察方法主要是运用感官来鉴别，如用眼看（较细小的可借助于放大镜或解剖镜）、手摸、鼻闻、口尝等方法。多植物来源的畲药，其性状若无明显区别者，合并描述（如小香勾）；有明显区别者，应分别描述（如食凉茶）。

（5）**鉴别**　应尽可能区别同类相关品种或可能存在的易混淆品种。包括经验鉴别、显微鉴别、理化鉴别、色谱鉴别、DNA分子标记鉴别等。尽可能制定显微鉴别项，可选择横切片或粉末制片；薄层色谱鉴别应设对照物质（对照品/对照药材）。

（6）**检查**　包括杂质、水分、灰分（总灰分、酸不溶性灰分）、重金属及有害元素、农药残留等。应有检查限度和执行的具体方法。

（7）**浸出物**　明确为何种浸出物（水溶性浸出物或醇溶性浸出物或挥发性醚浸出物），明确使用的溶剂（含浓度），明确采用的方法（热浸法或冷浸法），应有限度，并应注明以干燥品计算。

（8）**含量测定**　操作步骤的叙述应准确、明确，术语和计量单位应符合相应的法律法规，应有限度，并应注明以干燥品计算。

（9）**性味与归经、功能与主治、用法与用量**　依据畲医药的独特应用实际描述，体现民族医药的特色。

（10）**处方应付**　写明处方中以畲药名或其他名称时均付何种药材。

（11）**储藏**　以符合畲药的保存要求而制定。

二、起草编写说明有关要求

（1）**历史沿革（来源）**　扼要说明畲医中如何应用（考证）、目前使用和生产情况，以及法定标准收载情况。

（2）**名称**　对畲药名选定的说明、考证情况等。原植物形态描写；生境（野生或栽培、栽培的描述基地情况）；主产地；采收时间（采收时间与药材质量密切相关的，应有考察资料）；采收加工（产地加工方法）。

（3）**炮制**　畲医畲民的炮制情况（畲药材一般为净制）。

（4）**性状**　正文描述性状的畲药标本来源及彩色照片；制定性状描述的理由；各样本间的差异，多来源品种合写或分写的理由；类似品种与本品性状上的区别点等。

（5）**成分**　摘引文献已报道的化学成分。注意应与标准收载的一致。

（6）**鉴别**　收载各项鉴别的理由；理化鉴别反应原理；起草过程中曾做过的试验，但未列入正文的方法；色谱鉴别（薄层、液相、气相等）实验条件选择的说明；多来源品种各个种的鉴别试验情况；伪品或类似品与正品鉴别试验的比较，并进一步说明选定方法的专属性；显微鉴别应提供彩色照片，照片应标注各个特征，并附标尺或放大倍数；薄层色谱应附彩色照片；液相/气相/光谱/PCR鉴别应附相应的图谱。

（7）**检查**　收载各项检查的理由；实验数据以及规定各限度的理由。

（8）**浸出物**　规定浸出物的理由，选用浸出溶剂和方法的理由；实验数据及规定限度的理由。

（9）**含量测定**　选定测定成分和测定方法的理由，测定条件确定的研究资料；测定方法的原理及其研究资料（方法学验证如重现性、精密度、稳定性、回收率等研究资料）；实验数据及规定限度的理由；已做研究未列入正文的理由；液相色谱、气相色谱等图谱。

（10）**性味与归经、功能与主治、用法与用量、处方应付、储藏**　畲医药独特应用的考证资料等。

（11）**参考文献**　应标注起草说明中涉及的问题，从何种书刊中查到。

第六章　食　凉　茶

Shiliangcha

CHIMONANTHI FOLIUM

第一节　植　物　资　源

食凉茶，即蜡梅科（Calycanthaceae）蜡梅属植物柳叶蜡梅（*Chimonanthus salicifolius* S. Y. Hu）或浙江蜡梅（*Chimonanthus zhejiangensis* M. C. Liu）的干燥叶，以畲族习用药材名义收载于 2015 年版《浙江省中药炮制规范》。食凉茶又名食凉餐、食凉青、石凉撑、山蜡茶、黄金茶、香风茶等。柳叶蜡梅 2014 年被批准为新食品原料。

一、蜡梅属植物概述

蜡梅科植物在世界范围内共分为 4 个属，其中蜡梅属（*Chimonanthus* Lindley）和夏蜡梅属（*Sinocalycanthus*）原产于中国，美国蜡梅属（*Calycanthus*）分布于北美，奇子树属（*Idiospermum*）分布于澳大利亚，为东亚-北美间断分布以及南、北温带间断分布。蜡梅属植物不仅是第三纪孑遗植物，也是世界上少有的真正意义上冬季开花且芳香宜人的园林观赏植物，还是自然瓶插寿命可超过 3 周的冬季和早春珍贵的切花种类。蜡梅属植物具有很高的观赏价值，作为重要的园林绿化植物被世界各地广泛引种栽培。蜡梅属下主要包括蜡梅[*Ch. praecox*（Linn.）Link]、亮叶蜡梅（即山蜡梅）（*Ch. nitens* Oliv. ）、柳叶蜡梅、浙江蜡梅、西南蜡梅（*Ch. campanulatus*）、突托蜡梅（*Ch. grammatus* M.C.Liu）等种。

二、食凉茶基原植物形态与资源分布

（一）基原植物形态

柳叶蜡梅为半常绿灌木，高达 3 m。小枝细，被硬毛。叶对生，叶片纸质或薄革质，呈长椭圆形、长卵状披针形、线状及披针形，长 2～16 cm，先端钝或渐尖，基本楔形，全缘，上面粗糙，下面灰绿色，有白粉，被柔毛；叶柄被短毛，花单生叶腋，稀双生，淡黄色；花被片 15～17 片，外花被数片，椭圆形，边缘及背部被柔毛，中部花被片线状长披针形，先端长尖，被疏柔毛，内花被片披针形，长卵状椭圆形，雄蕊 4～5 枚，心皮 6～8 个。果托梨形，长 2.3～3.6 cm，先端收缩，瘦果长 1～1.4 cm，深褐色，被疏毛，果脐平。花期 10～12 月，果期翌年 5 月。

浙江蜡梅为常绿灌木，全株具香气。叶片革质，卵状椭圆形、椭圆形，先端渐尖，

基部楔形或宽楔形，长 3～16 cm，宽 1.5～4.5 cm，上面光亮，深绿色，下面淡绿色，无白色或偶见嫩叶稍具白粉，均无毛。花单生叶腋，少有双生，淡黄色；花被片 16～20 片，背面均有短柔毛，外花被片卵圆形，中部花被片长线状披针形，长 1.2～1.5 cm，先端细长渐尖，内花被片披针形，全缘，长 0.6～1.5 cm，具爪；雄蕊 5～7 枚，退化雄蕊 8～15 枚；心皮 6～9 个。果托薄而小，长 2.5～3.3 cm，宽 1.4～1.8 cm，多钟形，外网纹微隆起，先端微收缩，口部四周退化雄蕊木质化，斜上伸展；瘦果椭圆形，长 1～1.3 cm，有柔毛，暗褐色，果脐周围领状隆起。花期 10～12 月，果期翌年 6 月。

（二）资源分布

蜡梅属植物的分布广泛，其中柳叶蜡梅主要产自浙江的丽水（莲都区）、云和、景宁、遂昌、松阳、建德、开化等地；浙江蜡梅主要产自浙江的龙泉、庆元、遂昌、松阳、云和、青田、平阳和福建等地。柳叶蜡梅和浙江蜡梅主要生于丘陵、山地灌木丛中或稀疏林内。长期以来，民间使用食凉茶多以采摘野生资源为主，2005 年以来，丽水市农业科学研究院开始积极开展柳叶蜡梅快速繁殖方面的技术攻关，成功解决了柳叶蜡梅的相关种植难题。

三、食凉茶的鉴别

（一）常规鉴别

1. 食凉茶的叶片横切面显微鉴别

柳叶蜡梅叶上表皮细胞略扁平，外壁有时可见孔沟，被角质层，下表皮细胞较小，外壁增厚，可见气孔；下表皮单细胞非腺毛众多，壁厚，上表皮亦可见单细胞非腺毛。栅栏组织由 2～3 列短柱状细胞组成，海绵组织中散有多数油细胞。导管主为网纹导管。

浙江蜡梅叶下表皮有时可见单细胞非腺毛。

2. 食凉茶中芦丁的薄层色谱鉴别

以芦丁为黄酮类成分薄层色谱鉴别的指标性成分。参照《中国药典》（2015 年版）一枝黄花、贯叶金丝桃、槐花的薄层色谱鉴别方法，所采用的方法与展开系统操作简便，斑点清晰。

3. 食凉茶中桉油精的薄层色谱鉴别

柳叶蜡梅与浙江蜡梅的挥发油成分存在较大差异，选择桉油精（桉叶素、桉树脑）为挥发油薄层色谱的指标性成分。参考《中国药典》豆蔻鉴别项下桉油精薄层色谱鉴别，该品种的供试品溶液的制备方法为以正己烷为接收剂的传统的水蒸气蒸馏，提取繁琐，不易于操作。尝试多种易溶解桉油精的溶剂提取，发现以乙酸乙酯冷浸过夜后超声提取效果为佳。展开系统采用豆蔻鉴别项下的方法，分离效果良好。

（二）DNA 条形码鉴定

取基原植物样本叶片约 30 mg，均按照叶类药材 DNA 提取方法操作。

柳叶蜡梅共 23 条序列：序列长度为 256～258 bp；有 2 个变异位点，分别为 91 位点

G-C 变异和 204 位点 T-G 变异；有一处插入/缺失，为 15～16 位点；GC 含量为 71.1%～71.7%。

浙江蜡梅共 15 条序列：序列长度为 256～257 bp；有 3 个变异位点，分别为 71、145 位点 G-A 变异和 196 位点 C-T 变异；有一处插入/缺失，为 15 位点；GC 含量为 71.1%～71.2%。

四、柳叶蜡梅的繁殖与栽培

柳叶蜡梅是多年生深根性灌木，萌芽力强，分蘖多，栽后投产年份长。柳叶蜡梅的繁殖主要有播种繁殖和无性繁殖（嫁接、扦插、分株等）两种方式。以扦插繁殖技术为核心的栽培成套技术，已制定丽水市地方标准规范《柳叶蜡梅栽培技术规程》（DB3311/T31—2014）。

第二节 典 籍 记 载

一、2015 年版《浙江省中药炮制规范》记载

【来源】本品是畲族习用药材，为蜡梅科植物柳叶蜡梅（*Chimonanthus salicifolius* S. Y. Hu）或浙江蜡梅（*Chimonanthus zhejiangensis* M. C. Liu）的干燥叶。本省有产。夏秋两季叶茂盛时采收。

【炮制】取原药，除去杂质，抢水洗，切段，阴干或低温干燥。

【性状】**柳叶蜡梅** 呈长短不一的段片状，纸质或微革质。多皱缩，展开后宽 1～4.5 cm。叶基部分带有细小叶柄。表面灰绿色、黄绿色或浅棕绿色，先端钝尖或渐尖，基部楔形，全缘，两面粗糙，叶背具白粉，叶脉及叶柄被短毛。质脆、搓之易碎。气清香，味微苦而辛凉。

浙江蜡梅 多卷曲，革质。展开后宽 1.2～7 cm，两面光滑。有的叶背具白粉，无毛。质脆。气辛凉、微涩。

【鉴别】横切面：**柳叶蜡梅** 上表皮细胞略扁平，外壁增厚，有时可见孔沟，被角质层，下表皮细胞较小，外壁增厚，可见气孔；下表皮单细胞非腺毛众多，壁厚，上表皮亦可见单细胞非腺毛。栅栏组织由 2～3 列短柱状细胞组成，海绵组织中散有多数油细胞，导管主为网纹导管。主脉明显向下突出，维管束外韧型，木质部发达，中柱鞘纤维发达、几连成环，木部靠上表皮的部位有多数厚壁细胞。

浙江蜡梅 下表皮有时可见单细胞非腺毛。

【检查】水分 不得过 12.0%（《中国药典》水分测定法甲苯法）。

总灰分 不得过 11.0%（《中国药典》灰分测定法）。

【含量测定】照挥发油测定法（《中国药典》挥发油测定法甲法）测定。本品含挥发油不得少于 2.0%（mL/g）。

【性味与归经】凉，微苦、辛。归肺、脾、胃经。

【功能与主治】祛风解表、清热解毒、理气健脾、消导止泻。用于风热表证；脾虚食

滞、泄泻；胃脘痛、嘈杂、吞酸。

【用法与用量】6～15 g，入煎剂，宜后下，或开水泡服。

【处方应付】写食凉茶付食凉茶。

【储藏】置阴凉干燥处。

二、其他医药典籍记载

据《本草纲目》记载，蜡梅属植物能够"生津、解暑"。《中国药典》（1977 年版）记载，"山蜡梅"及其制剂"山蜡梅茶"具有"解表祛风，理气化痰，醒脾化浊"的功效，可用于防治感冒和流行性感冒。《全国实用中成药手册》《全国中草药汇编》也记载了食凉茶性凉，功能清热解毒、解表祛风、可助消化、治感冒、治疗慢性气管炎，对高血压也有一定疗效。

第三节 化学成分研究

食凉茶的化学成分研究发现柳叶蜡梅和浙江蜡梅除含有挥发性成分外，还富含萜类、黄酮类、香豆素类、生物碱和甾体等非挥发性化学成分和多种维生素、微量元素和氨基酸等营养成分。

一、柳叶蜡梅的化学成分研究

（一）挥发性成分

柳叶蜡梅的总挥发油产率较高（可达 2%），以烯烃类物质为主，其次是有机酸类、醇类、酯类、酮类等，主要化学成分有桉油精、冰片、乙酸冰片酯、香橙烯、(E, E)-金合欢醇、1,8-桉叶素、β-蒎烯、α-萜品烯醇、芳樟醇、反式石竹烯、榄香醇、α-桉油醇、β-桉油醇等。

（二）非挥发性成分

对柳叶蜡梅中的非挥发性成分开展研究，分离并鉴定出萜类、黄酮类、香豆素类、生物碱、甾体等类别化合物 40 余个。萜类包括倍半萜类化合物 9-*epi*-blumenol C、8α-hydroxy-T-muurolol 等，黄酮类包括山奈酚-3-*O*-芸香糖苷、山奈素等，香豆素类包括异嗪皮啶、东莨菪亭及二聚体 chimsalicifoliusin A、chimsalicifoliusin B 和三聚体 chimsalicifoliusin C，生物碱包括山蜡梅碱(−)-chimonanthine、蜡梅碱(+)-calycanthine、*meso*-chimonanthine、(−)-folicanthine、(−)-*iso*-calycanthine、(3a*R*, 3′a*R*, 8-8a, 8′-8′a)-tetradehydroisocalycanthine 和具有新颖的氮氧结构片段的 salicifoxazine A、salicifoxazine B 等。

（三）其他营养成分

据农业部农产品质量监督检验测试中心等部门测定，柳叶蜡梅叶中 VB_1、VB_2、VC

含量丰富，含有 18 种人体必需的氨基酸，同时还含有铁、锌、钙、镁、硒等人体所必需的微量元素。

二、浙江蜡梅的化学成分研究

浙江蜡梅化学成分的研究多在其挥发油成分方面。已有研究表明，浙江蜡梅挥发油中，含量较高的几种成分包括 1, 4-桉叶素（46.2%，相对含量，下同）、(Z)-2, 6, 10-三甲基-1, 5, 9-十一烯（9.71%）、1, 1-二甲基-3, 4-二异丙基环己烷（7.42%）、三辛胺（6.44%）、α-丙酸萜品酯（4.01%）、α-蒎烯（3.92%）等。

第四节　药理活性研究

蜡梅属植物的药理作用除止咳化痰、清热解毒等外，还发现了多方面显著药理活性。食凉茶柳叶蜡梅和浙江蜡梅具有抗菌、抗炎、止泻、降压降脂、抗肿瘤等活性。

一、抗菌活性

蜡梅属植物叶中富含挥发油等成分，也包含生物碱和萜类成分。蜡梅叶对部分呼吸道病原菌具有直接抑制作用，还具有抑制大肠杆菌、产气肠杆菌、伤寒杆菌等肠道菌群的作用。柳叶蜡梅挥发油中的β-蒎烯具有抗菌活性。

二、抗炎活性

柳叶蜡梅灌肠剂（柳叶蜡梅叶 60 g，败酱草 50 g，白花蛇舌草 50 g，延胡索 50 g，三棱 20 g，赤芍 20 g，柴胡 15 g）经给药于慢性盆腔炎的大鼠，可以明显减轻盆腔炎模型大鼠病理学改变和明显改善慢性盆腔炎大鼠免疫功能，调节炎性因子的分泌和平衡。柳叶蜡梅水煎剂对人化疗后肠炎具有保护和修复作用。

三、止泻作用

柳叶蜡梅叶水煎剂对番泻叶所致的小鼠腹泻有明显的对抗作用，表现在稀便总数减少，稀便级别下降，腹泻指数降低，同时连续一周给药对小鼠状态及体重无影响，初步表明柳叶蜡梅无副作用。柳叶蜡梅茎叶水提物可以显著提高正常小鼠胃排空和血清胃泌素（gastrin，Gas）含量，具有一定的促消化作用，且能降低蓖麻油和番泻叶致泻小鼠的腹泻次数，改善大便形态，具有一定的止泻作用。

四、降压降脂作用

蜡梅生物碱类成分具有较强的消脂和降压功效。蜡梅碱对麻醉猫、犬心脏有抑制作用，且会降低血压。山蜡梅的挥发油与石油醚、正丁醇萃取物具有减缓小鼠体重增长，抑制食欲，减少脂肪的作用。高剂量的山蜡梅挥发油、水提液、乙酸乙酯萃取液以及石油醚、正丁醇萃取液能降低小鼠的血清总胆固醇和甘油三酯水平。

五、抗肿瘤作用

柳叶蜡梅叶提取物能够抑制 HeLa 细胞增殖,诱导人宫颈癌 HeLa 细胞 G2/M 期阻滞和细胞凋亡,还可明显抑制人胃癌细胞 SGC-7901 的生长。

六、其他作用

柳叶蜡梅中的 7-羟基-6-甲氧基香豆素、山奈酚、槲皮素具有较好的清除自由基的作用。有研究表明,蜡梅属植物的提取物具有较强的抑制乙酰胆碱酯酶活性,可以预期作为防治老年性痴呆药物。柳叶蜡梅提取物还被报道具有良好的驱蚊效果。

第五节　炮制和质量标准

一、食凉茶的炮制

取原药,除去杂质,抢水洗,切段,阴干或低温干燥。

二、食凉茶的质量标准

经研究表明,可通过鉴别(横切面显微特征、薄层色谱)、检查(水分、灰分)、含量测定对食凉茶的质量进行全面的控制。

(一)食凉茶的检查

1. 食凉茶的水分
水分按《中国药典》水分测定法中的甲苯法检查,不得过 12.0%。
2. 食凉茶的总灰分
总灰分按《中国药典》灰分测定法中的总灰分测定法检查,不得过 11.0%。

(二)食凉茶的含量测定

1. 挥发油的含量测定
2015 年版《浙江省中药炮制规范》中以挥发油含量作为含量测定的唯一限定指标,规定按照《中国药典》挥发油测定法甲法测定,挥发油含量不得少于 2.0%(mL/g)。
2. 黄酮类成分的含量测定
采用高效液相色谱法测定食凉茶中黄酮类成分。
1)仪器与试药
仪器:Agilent 1260 高效液相色谱仪;DAD 检测器;Agilent Zorbax SB-C$_{18}$(4.6 mm×250 mm,5 μm);电子天平;智能超声波清洗器。
芦丁、槲皮素、山奈酚,均购自中国食品药品检定研究院。
甲醇、乙腈、磷酸为色谱纯,水为娃哈哈纯净水。
2)检测波长的选择
经由 DAD 检测器全波段扫描,发现 360 nm 波长处 3 个成分的吸收峰的峰形、吸收度值均较优，故选择 360 nm 为检测波长。

3）色谱条件

流动相为乙腈-0.1%磷酸溶液，梯度洗脱（0～10 min，乙腈 18%～30%；10～24 min，乙腈 30%～45%），流速为 1.0 mL/min；柱温 30 ℃；检测波长为 360 nm；进样量为 10 μL。

三种组分的理论板数均在 30 000 以上，与其他相邻组分之间的分离度较高。如图 6-1 所示。

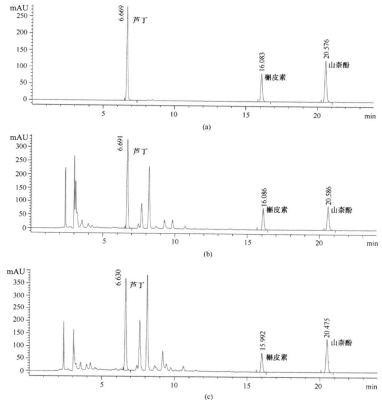

图 6-1 高效液相色谱图：（a）对照品；（b）柳叶蜡梅；（c）浙江蜡梅

4）提取条件的选择

分别考察了提取溶剂甲醇的浓度（50%甲醇、70%甲醇、纯甲醇）、用量（15 mL、25 mL、40 mL）、不同提取方法（回流、超声）对测定结果的影响，通过比较最终确定以 25 mL 70%甲醇超声处理 60 min 为样品的提取方法。

第六节 临床使用与产品开发

一、食凉茶茶产品的加工

食凉茶茶产品指使用柳叶蜡梅或浙江蜡梅新鲜嫩叶依照绿茶制作工艺制成的茶产品。其加工主要包含摊放、杀青、揉捻、初烘、复捻、滚干做形、拣剔、足干等工序。

二、脾胃舒

食凉茶具有治疗因感受风寒而引起的肚痛、肚胀、腹泻，或因饮食不当引起的消化不良、腹部胀痛和小儿疳积等症的功效。以食凉茶为主的处方脾胃舒已在丽水市中医院等医疗机构临床使用多年，在因肝胃不和、寒湿困脾和消化功能紊乱而引起的肠胃不适、腹部胀痛和泄泻等消化系统疾病治疗方面显示出良好的疗效。

新形态教学拓展资源

畲药相随·食凉茶　　　　　　畲药印象·食凉茶专题片

第七章　嘎　狗　噜

Gagoulu

MELASTOMAE DODECANDRI HERBA

第一节　植　物　资　源

嘎狗噜，即野牡丹科（Melastonmataceae）野牡丹属植物地菍[niè]（*Melastoma dodecandrum* Lour.）的干燥全草，以畲族习用药材名义收载于 2015 年版《浙江省中药炮制规范》。嘎狗噜又名牛屎板、崩迪、屎桶板、山螺丝、地螺丝草、铺地锦、地茄、地葡萄等；地菍又名地稔[rěn]，其中《中国植物志》、*Flora of China* 里均记载为地菍，2015年版《浙江省中药炮制规范》里记载为地菍、地稔，2015 年版《中国药典》里记为地稔。

一、野牡丹属植物概述

野牡丹属（*Melastoma* Linn.）植物全世界共有 100 多种，主要分布于亚洲南部至大洋洲北部以及太平洋诸岛。我国有 9 个种及 1 个变种，分别为地菍、野牡丹、多花野牡丹、展毛野牡丹、紫毛野牡丹、细叶野牡丹、枝毛野牡丹、大野牡丹、毛菍（原变种）、宽萼毛菍（变种）。该属植物多供药用，部分植物的果实可食用。

二、嘎狗噜基原植物形态与资源分布

（一）基原植物形态

地菍为小灌木，长 10～30 cm；茎匍匐上升，逐节生根，分枝多，披散，幼时被糙伏毛，以后无毛。叶片坚纸质，卵形或椭圆形，顶端急尖，基部广楔形，长 1～4 cm，宽 0.8～2（或 3）cm，全缘或具密浅细锯齿，3～5 基出脉，叶面通常仅边缘被糙伏毛，有时基出脉行间被 1～2 行疏糙伏毛，背面仅沿基部脉上被极疏糙伏毛，侧脉互相平行；叶柄长 2～6 mm，有时长达 15 mm，被糙伏毛。聚伞花序，顶生，有花 1～3 朵，基部有叶状总苞 2，通常较叶小；花梗长 2～10 mm，被糙伏毛，上部具苞片 2；苞片卵形，长 2～3 mm，宽约 1.5 mm，具缘毛，背面被糙伏毛；花萼管长约 5 mm，被糙伏毛，毛基部膨大呈圆锥状，有时 2～3 簇生，裂片披针形，长 2～3 mm，被疏糙伏毛，边缘具刺毛状缘毛，裂片间具 1 小裂片，较裂片小且短；花瓣淡紫红色至紫红色，菱状倒卵形，上部略偏斜，长 1.2～2 cm，宽 1～1.5 cm，顶端有 1 束刺毛，被疏缘毛；雄蕊长者药隔基部延伸，弯曲，末端具 2 小瘤，花丝较伸延的药隔略短，短者药隔不伸延，药隔基部具 2 小瘤；子房下位，顶端具刺毛。果坛状球状，平截，近顶端略缢缩，肉质，不开裂，

长 7～9 mm，直径约 7 mm；宿存萼被疏糙伏毛。花期 5～7 月，果期 7～9 月。

（二）资源分布

地菍主要产于中国南方，除海南外，广东、广西、福建、湖南、江西、浙江、贵州、云南等地都有分布。地菍生长于海拔 1300 m 以下的山坡上和疏林下，喜生长在酸性土壤上，生活力极强，具有耐寒、耐旱、耐瘠、生长迅速等特点，多见于山林阴面坡地、田埂，甚至在石缝中亦能很好地生长开花，具有良好的固土防沙功能，同时也是红壤土地上良好的先锋植物。

三、嘎狗噜的鉴别

（一）常规鉴别

1. 嘎狗噜的粉末显微特征

本品粉末黄棕色。木栓细胞黄棕色，薄壁细胞无色或淡黄色，卵圆形或不规则形。以网纹导管为主。草酸钙簇晶多，散在或数个排列成行。石细胞淡黄色，梭形或类方形。

2. 嘎狗噜的薄层色谱

对嘎狗噜所含没食子酸及与对照药材的薄层色谱鉴别，参考《中国药典》。选取适合同时鉴别地菍对照药材、没食子酸的薄层色谱系统，在同一色谱系统中用对照药材、对照品双重指标对地菍的真伪进行鉴别。提取方法采用乙醇加热回流提取 30 min 时所得供试品斑点明显；展开剂使用甲苯-乙酸乙酯-丙酮-甲酸（7∶3∶1∶1）系统，供试品、对照品、对照药材三者斑点均分离完全且分布较均匀。

（二）DNA 条形码鉴定

取基原植物样本叶片约 30 mg，均按照叶类药材 DNA 提取方法操作。

地菍共 16 条序列：序列长度为 224 bp；无变异位点；GC 含量为 69.2%。

四、地菍的繁殖与栽培

地菍为多年生小灌木，植株通常不超过 10 cm，一般条件下无需修剪。叶片浓密，贴伏地表，能形成平整、致密的地被层，覆盖效果好。此外，地菍的观赏价值也很高，叶、花、果终年都呈现出不同的颜色。叶片可在同一时间内呈现绿、粉红、紫红等色，甚至可在一片叶上出现，果实从结果到成熟也呈现绿—红—紫—黑的色彩变化。地菍花期极长，几乎长年开花，没有明显的无花阶段，而南方地区大多数草坪与地被植物在冬季都呈现不同程度的枯黄现象，因此地菍的绿化价值越在冬季越突显。此外，地菍还十分耐阴、耐受一定程度的干旱与践踏。

（一）繁殖技术

自然状态下，地菍主要靠播种繁殖，人工繁殖亦可采用播种繁殖或采用分株、扦插，以及组培育苗的方式进行。

1. 播种繁殖

地菍的一个蒴果能产生成百上千个种子，种子仅 0.4～0.8 mm 大小，在自然条件下，种子发芽成活率低，在人工控制管理条件下，可大大提高出苗率。

2. 人工繁殖

1）分株或扦插繁殖

在早春雨季到来后，采用直接分株或移栽野生苗进行地菍的繁殖，此法成活率高，而在夏季高温或秋冬早季，该法的成活率会大大下降。此外，地菍的扦插繁殖可大大缩短植株开花的时间。取 10～20 cm 茎段，具有 2～3 个节，最下面节上有根的插穗最佳。将插穗浸于生根剂中 20 s 左右，插于基质中，放置荫棚下管理，生根时间约为 2 周，再进行栽种，此法的成活率可达到 60%左右。

2）组织培养繁殖

以地菍植株的幼嫩茎尖、腋芽、叶片等进行离体培养，在繁殖培养基上培养，1 周可长出愈伤组织，在生根培养基上长出根系，一个月后，试管苗可移栽入盆，幼苗成活率达 90%以上。

（二）栽培管理

地菍耐旱、耐瘠，移栽成活后无需太多管理，一般做到以下方面，可达到地菍的规模化人工种植。

1. 耕地

耕深一般为 20～30 cm，耕地时去除杂草，有条件的可用化学除草剂除尽地中杂草。

2. 平地做畦

种植地菍的地块要求平整，排水方便，沟道深为 20～30 cm、宽 20 cm 以上，畦的宽度为 1.2～1.5 m，以防涝渍。

3. 移栽

地菍大田移栽苗是生根成活的母苗。移栽株行距为 20 cm×20 cm，每亩种植数量为 16 000 株。移栽后要浇足定根水，栽植地菍最好选择阴天、雨天和早、晚阳光不强的时候。栽植季节在湖南省一年四季均可，春、秋季最佳。待苗成活后，可减少浇水。发现死苗要及时补栽，以防缺苗。

4. 施肥

地菍喜弱酸、耐贫瘠。幼苗期根据土壤条件在中耕除草后施少量复合肥和硫酸亚铁，施肥后要注意清除杂草，一旦地菍覆盖地表后，杂草就极难侵入。地菍生长较慢，春季如按 20 cm×20 cm 规格种植，8～12 个月后可形成整齐致密的地被层。

第二节 典 籍 记 载

一、2015 年版《浙江省中药炮制规范》记载

【别名】地菍、地稔。

【来源】本品为畲族习用药材，为野牡丹科植物地菍（*Metastoma dodecandrum* Lour.）

的干燥全草，夏季采收，洗净，干燥。

【炮制】取原药，除去杂质，洗净，切段，干燥。

【性状】呈段状。根呈类圆形，直径 2～3 mm，表面黄白色至棕黄色；茎呈棕色，直径约 1.5 mm，表面有纵条纹，节处有须根，叶对生。叶片深绿色，多皱缩破碎，完整者展开后呈椭圆形或卵形，长 1～4 cm，宽 0.8～3 cm，仅上面边缘或下面脉上有稀疏的糙伏毛。有时可见花或果，花萼 5 裂，花瓣 5；果坛状球形，上部平截，略缢缩。气微，味微酸涩。

【鉴别】（1）粉末黄棕色。木栓细胞黄棕色。网纹导管，直径 20 mm。草酸钙簇晶多，散在或数个排列成行，直径 15～25 μm。石细胞淡黄色，梭形或类方形，直径 40～100 μm。

（2）取本品粉末 2 g，加乙醇 30 mL，加热回流 60 min，滤过，滤液蒸干，残渣加甲醇 3 mL 使溶解，作为供试品溶液。另取地菍对照药材 1 g，加乙醇 10 mL，同法制成对照药材溶液。再取没食子酸对照品，加乙醇制成每 1 mL 含 0.5 mg 的溶液，作为对照品溶液。照《中国药典》薄层色谱法试验，吸取上述供试品溶液、对照药材溶液各 4 μL，对照品溶液 2 μL，分别点于同一硅胶 G 薄层板上，以甲苯-乙酸乙酯-丙酮-甲酸（7∶3∶1∶1）为展开剂，展开，取出，晾干，喷以 10%磷钼酸乙醇溶液，加热至斑点显色清晰，在日光下检视。供试品色谱中，在与对照药材色谱和对照品色谱相应的位置上，显相同颜色的斑点。

【性味与归经】甘、涩，凉。归肝、脾、肺经。

【功能与主治】清热解毒，活血止血；用于食积，淋症，痛经，脱肛。

【用法与用量】15～30g；外用适量。

【处方应付】写嘎狗噜、地稔、地菍均付嘎狗噜。

【储藏】置阴凉干燥处。

二、其他医药典籍记载

地菍根最早见于《岭南采药录》，又称地茄根（《浙江民间常用草药》）、地稔根（《南方主要有毒植物》）。《闽东本草》称其性平，味微甘酸，入肝、肾、脾、肺经，具有活血、止血、利湿、解毒功用，主治痛经、产后腹痛、崩漏、白带、痢疾、瘰疬、牙痛等病；《岭南草药志》记载，地菍根可"解久热不退"；《广西中药志》称地菍根可"治伤寒，热入血室"，其叶可"治小泻，红白痢，外用治外伤出血，乳痈"。主要的验方使用有：

（1）地菍、鬼点灯治疗痔疮：洗净晾干地菍和鬼点灯叶或根，地菍七成，鬼点灯三成，将其混合，再加上少许米饭或红糖捣烂，洗澡后，将捣好后的药敷在肛门处固定即可。每晚换一次药，症状轻者 3～5 次，重者 10～12 次即可治愈。

（2）地菍根治疗虚火牙痛：取鲜地菍根 30 g（洗净去粗皮），鸡蛋 3～5 个（或瘦肉四两），入器皿内加水 500 mL 同煮 1 h，煮至 20 min 时将整个蛋壳轻轻捣烂，以充分吸收药效，去药渣，食蛋喝汤，每日两次，连服 2～3 天。

（3）地菍治疗带状疱疹：将新鲜地菍（250 g）捣碎，放置盆装干净泉水（500 g）中搅拌，去其渣，然后把常见小爆竹 10 只对中折断，并点燃其硝，使其火星往地菍水中窜，最后将药水频擦患处。

第三节　化学成分研究

地菍化学成分主要包括黄酮、三萜、甾体、鞣质等化合物，见表 7-1，其中黄酮类化合物是地菍中分离得到最多的一类化合物。

表 7-1　地菍中的化学成分

化合物类型	化合物名称
黄酮	山柰酚、槲皮素、芹菜素、广寄生苷、木犀草素、木犀草素-7-O-β-D-葡萄糖苷、木犀草素-7-O-β-D-半乳糖苷、槲皮素-3-O-β-D-葡萄糖苷、槲皮素-3-O-β-D-半乳糖苷、芦丁、扁蓄苷、3, 5, 7-三甲氧基槲皮素、3, 7, 4′-三甲氧基槲皮素、4-O-β-D-吡喃葡萄糖基-3, 3′, 4′-三甲氧基鞣花酸、槲皮素-3-O-β-D-刺槐二糖苷、8-C-吡喃葡萄糖基-5, 7, 3′, 4′-四羟基黄酮、3-O-β-D-吡喃葡萄糖基-5, 7, 4′-三羟基黄酮、6-C-吡喃葡萄糖基-5, 7, 4′-三羟基黄酮、牡荆素、异牡荆素、山柰酚-3-葡萄糖苷、木犀草素-6-C-β-葡萄糖苷、槲皮素-3-O-葡萄糖苷、槲皮素-3-O-洋槐糖苷、山柰酚-3-O-洋槐糖苷、山柰酚-3-O-β-D-葡萄糖苷、山柰酚-3-O-β-D-刺槐二糖苷
三萜	齐墩果酸、3-hydroxy-22(29)-hopen-23-oic acid、2, 3-dihydroxy-9(11)-femen-23-oic acid、熊果酸、白桦酸、积雪草酸、terminolic acid
甾体	豆甾醇、豆甾醇-3-O-β-D-吡喃葡萄糖苷、β-谷甾醇、β-胡萝卜苷、3β-sitosterollaminaribioside、daucosterol 6′-O-eicosanoate、cellobiosylsterol
鞣质	4-O-β-D-吡喃葡萄糖基-3, 3′, 4′-三甲氧基鞣花酸、casuarinin、casuarictin、pedunculagin、nobotannon B、gallic acid 3-O-β-D-(6′-O-galloyl)-glucopyranoside、methylgallate、4-hydroxy-3-methoxyphenyl-1-O-(6′-O-galloyl)-β-D-glucopyranoside、槲皮素-3-O-β-D-(6″-没食子酰)吡喃葡萄糖苷
其他	阿魏酸、正十六酸、苍术内酯酮、二十八烷醇、二十四烷酸、三十四烷、dracontioside B

第四节　药理活性研究

一、抗氧化活性

地菍中富含黄酮类化合物，在对其抗氧化活性的测定中，地菍总黄酮具有明显地抑制黄嘌呤-黄嘌呤氧化酶系统 O_2^- 的产生，地菍总黄酮对 NADPH-Vit C 和 Fe^{2+}-Cys 系统诱发肝线粒体的脂质过氧化均有抑制作用，地菍黄酮对由超氧自由基（·O_2）和羟基自由基（·OH）引起的线粒体膨胀具有明显的抑制作用。此外，有研究发现地菍水提物也可以对四氧嘧啶诱导的糖尿病小鼠具有明显的降血糖作用。其降血糖作用机制可能是地菍中的多糖、黄酮类化合物可清除自由基，抑制脂质过氧化反应，因而能够对抗四氧嘧啶所致的胰岛 β 细胞损伤，促进 β 细胞修复和再生。

二、抗炎镇痛活性

小鼠热板法镇痛实验结果表明地菍水煎液可以提高小鼠痛阈值，而且在扭体法实验中发现，地菍水煎液具有显著的镇痛作用。地菍水煎液对乙酸和高温所致的小鼠疼痛以及二甲苯致耳郭肿胀均有显著的抑制作用，表明地菍具有抗炎、镇痛作用，且能缓解由急性炎症引起的毛细管通透性增加。此外，对甲醛致大鼠足肿胀后 48 h、72 h 有消肿作用，在大鼠纸片肉芽肿实验中地菍组肉芽重量比对照组明显减轻，表明地菍对慢性炎症和结缔组织增生性炎症也有作用，而对大鼠胸腺、脾脏、肾上腺重量均无影响。

三、止血活性

将地菍制成注射液，将其应用于家兔身上后发现，地菍注射液能显著增加家兔血小板含量，减少凝血酶原时间，对出血时间和凝血时间都有明显的缩短作用，而对血红蛋白、纤维蛋白含量以及对红细胞、白细胞的计数无明显影响。此外，通过剪尾法、玻片法和毛细管法发现，地菍 50%醇提液、正丁醇部位可显著地缩短出血时间，具有明显的止血作用。

四、降脂降糖活性

地菍提取物能有效降低高脂血症小鼠中总胆固醇（TC）、甘油三酯（TG）、低密度脂蛋白-胆固醇（LDL-C）的含量，对调节脂类代谢，预防动脉粥样硬化具有积极作用。同时，地菍提取物可促进高密度脂蛋白-胆固醇（HDL-C）将血中胆固醇运到肝脏，促进转化和排泄，从而使血中胆固醇降低，减少冠心病和动脉粥样硬化发生的危险。此外，在研究地菍提取物对实验性高血糖小鼠血糖的影响中发现，地菍对正常小鼠血糖无影响，对葡萄糖致高血糖小鼠有显著降糖作用，对肾上腺素致小鼠急性高血糖有显著拮抗作用。地菍提取物高中剂量对链脲佐菌素（STZ）致高血糖小鼠有显著降糖作用，提示其可能对胰岛素 β 细胞有一定的保护作用，可改善胰岛素分泌缺陷，促进 β 细胞分泌胰岛素。

第五节　临床和其他使用

地菍全株可供药用，临床用于治疗高热、肿痛、咽喉肿痛、牙痛、赤白血痢疾、黄疸、水肿、痛经、崩漏、带下、产后腹痛、痈肿、疔疮、痔疮等病症。人们很早就发现地菍具有止血的功效，并将地菍用于治疗胃、十二指肠溃疡合并上消化道出血，止血效果显著。由于地菍中含有鞣酸、酚、糖类及氨基酸等成分，其止血效果可能与鞣酸及酚类等有关。地菍还具有抗肿瘤、抗衰老、降血糖、降血脂等作用，且对正常细胞没有毒副作用。

地菍的果实可食，营养丰富、天然醇香、酸甜适中、颜色诱人、果期长，可作为新一代水果食用，亦可用作酿酒食用。地菍果实中的色素色价高达 190，有浓郁的果香味，无毒副作用，可用于饮料、冷饮、果酒、糖果和点心的着色，其色素用水或乙醇提取，工艺简单，成本低，是一种优良的天然食用色素。

地菍除其药用和食用价值外，还具有园林美化价值。由于地菍具有耐干旱、耐贫瘠等特点，且其花、叶、果终年呈现出变化不定的颜色，花期长，终年不枯，有一定的耐阴性，目前地菍逐渐被开发成屋顶绿化、边坡绿化、室内绿化等观花地被的景观植物。

第六节　炮制和质量标准

一、嘎狗噜的炮制

取原药，除去杂质，洗净，切段，干燥。

二、嘎狗噜的质量标准

经研究表明，可通过鉴别（粉末显微特征、薄层色谱）、检查（水分、酸不溶性灰分）、浸出物、含量测定对嘎狗噜的质量进行全面控制。

（一）嘎狗噜的检查

1. 嘎狗噜的水分

水分按《中国药典》水分测定法中的烘干法检查。根据测定结果，将水分限度定为不得过 15.0%。

2. 嘎狗噜的酸不溶性灰分

酸不溶性灰分按《中国药典》灰分测定法中的酸不溶性灰分测定法检查。根据测定结果，将酸不溶性灰分限度定为不得过 6.0%。

（二）嘎狗噜的浸出物

浸出物按《中国药典》醇溶性浸出物测定法项下的热浸法检查。根据测定结果，用 50%乙醇作溶剂，将浸出物的限度定为不得少于 18.0%。

（三）嘎狗噜的含量测定

嘎狗噜叶、茎、根中都含有大量没食子酸，没食子酸具有抗菌、抗病毒等作用。因此，考虑将没食子酸作为指标性成分控制嘎狗噜药材质量。

1. 仪器与试药

Agilent 1260 系列高效液相色谱（含 DAD 检测器），色谱柱为 Waters XBridge-C$_{18}$（4.6 mm×250 mm, 5 μm）。

没食子酸对照品购自中国食品药品检定研究院。所用试剂甲醇、磷酸、四氢呋喃为色谱纯。

2. 检测波长的选择

取没食子酸对照品（按线性方法制备），经 Agilent 1260 系列高效液相色谱（含 DAD 检测器）扫描，结果显示，没食子酸在 216 nm 波长处有最大吸收，故选择 216 nm 为检测波长。

3. 色谱条件

流动相为甲醇（A）-0.3%磷酸和 0.06%四氢呋喃的混合溶液（B），梯度洗脱：0～12 min，1%A；12～13 min，1%～55%A；体积流量为 1.0 mL/min，柱温 30 ℃，检测波

长为 216 nm，色谱柱为 Waters XBridge-C$_{18}$（4.6 mm×250 mm, 5 μm）。所得液相色谱图见图 7-1、图 7-2。

4. 提取条件

精密称取，取样品粉末约 0.2 g，以 10%盐酸 100 mL 提取 4 h。

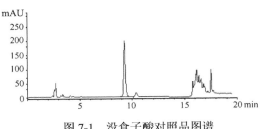

图 7-1　没食子酸对照品图谱

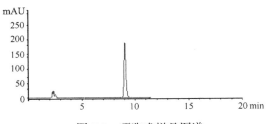

图 7-2　嘎狗噜样品图谱

新形态教学拓展资源

畲药相随·嘎狗噜

畲药印象·嘎狗噜专题片

第八章 搁 公 扭 根

Gegongniugen

RUBI RADIX ET RHIZOMA

第一节 植 物 资 源

搁公扭根，即蔷薇科（Rosaceae）悬钩子属植物掌叶覆盆子（*Rubus chingii* H. H. Hu）的干燥根及残茎，以畲族习用药材名义收载于 2015 年版《浙江省中药炮制规范》。掌叶覆盆子又名上树搁公扭、山狗公、搁公、搁公扭、公公扭等。《中国药典》中掌叶覆盆子称为华东覆盆子。

一、悬钩子属植物概述

悬钩子属（*Rubus* L.）是蔷薇科中的一个大属，全世界已知 750 余种，集中分布在北美和东亚。我国已发现 210 种，98 变种，主要以长江以南及西北地区多见，主产于华东地区。有些种类的果实多浆，味甜酸，可供食用。本属植物为落叶稀常绿灌木、半灌木或多年生匍匐草本；茎直立、攀援、平铺、拱曲或匍匐，具皮刺、针刺或刺毛及腺毛，稀无刺。叶互生，单叶、掌状复叶或羽状复叶，边缘常具锯齿或裂片，有叶柄；托叶与叶柄合生，常较狭窄，线形、钻形或披针形，不分裂，宿存，或着生于叶柄基部及茎上，离生，较宽大，常分裂，宿存或脱落。花两性，稀单性而雌雄异株，组成聚伞状圆锥花序、总状花序、伞房花序或数朵簇生及单生；花萼 5 裂，稀 3～7 裂；萼片直立或反折，果时宿存；花瓣 5，稀缺，直立或开展，白色或红色；雄蕊多数，直立或开展，着生在花萼上部；心皮多数，有时仅数枚，分离，着生于球形或圆锥形的花托上，花柱近顶生，子房 1 室，每室 2 胚珠。果实为由小核果集生于花托上而成聚合果，或与花托连合成一体而实心，或与花托分离而空心，多浆或干燥，红色、黄色或黑色，无毛或被毛；种子下垂，种皮膜质，子叶平凸。

二、搁公扭根基原植物形态与资源分布

（一）基原植物形态

掌叶覆盆子为落叶灌木，喜阴凉，不耐热。掌叶覆盆子根系分布不深，地上部为 1 年生枝和 2 年生枝组成。每年春天 2 年生枝（越冬前的 1 年生枝）的混合芽萌发，长到 10～20 cm 时开花结果，聚合核果成熟后整个 2 年生枝连同结果枝枯死，而茎基部芽萌发长成的 1 年生枝，越冬后即为翌年的 2 年生枝（结果母枝），以此往复。新枝略带蔓性，

紫褐色，幼枝绿色，被白粉，有少数倒刺。叶互生，近圆形，掌状 5 裂，偶有 7 裂，基部心形，中裂片菱状卵形，边缘具不整齐锯齿，主脉 5 条，两面脉上被白色短柔毛；叶柄散生细刺，基部有 2 枚条状针形托叶。花两性，单生于枝端叶腋；萼片 5，卵形或长椭圆形，被灰白色柔毛；花瓣 5，近圆形，白色；雄蕊多数；雌蕊多数，生于凸起的花托上；自花授粉。果实为小核果，密被淡黄白色短柔毛，聚合于花托上形成聚合浆果，红色，下垂，近球形，直径 1.5～2.0 cm。花期 3～4 月，果期 5～6 月。植株定植后的第 1 年即可开花结果，3～4 年进入盛果期，经济寿命可达 20 年左右。

掌叶覆盆子常与同属植物相混淆，其相混淆的种主要有蓬蘽、山莓、插田泡、硬枝黑琐莓、粉枝莓、茅莓等。有文献专门对掌叶覆盆子及其混淆品在性状、组织构造、粉末特征等的区别上进行了研究。①性状：掌叶覆盆子的聚合果呈卵球形，长 4～14 mm，直径 7～13 mm，顶端钝圆，基部中心略凹入，密被灰白色柔毛，具残存花丝；混淆品多为类球形、圆锥形或椭圆形，基部平，长 3～9 mm，有稀疏柔毛。掌叶覆盆子的宿萼棕褐色，密被白色柔毛，5 裂，裂片卵形或长椭圆形，两面均被灰白色毛茸；混淆品的宿萼多为三角形或卵状披针形。掌叶覆盆子的小核果为长月牙形，长 2～2.5 mm，直径 0.7～1.3 mm，有光泽，背面密被灰白色毛茸，两侧有明显的网纹，腹部有突起棱线，体轻，质硬，味微酸涩；混淆品多数近无毛，无或略具光泽。②组织构造：因均属悬钩子属，基本构造一致。③粉末特征：掌叶覆盆子的非腺毛较平直，壁木化具单或双螺状裂纹；混淆品的非腺毛有的细长弯曲。掌叶覆盆子及其混淆品的果皮表皮细胞都呈念珠状增厚，并且都有草酸钙簇晶，但掌叶覆盆子无石细胞，其混淆品中有的具有石细胞。

（二）资源分布

掌叶覆盆子主要分布于江苏、安徽、浙江、江西、福建、广西等省（或自治区），在日本也有分布。多生长于低海拔至中海拔的林缘、山坡、灌丛、路边和沟边等土壤较湿润地段。喜阳光但怕暴晒，耐寒、耐旱，忌积水，积水易造成根部腐烂。对土壤要求不严，但以富含腐殖质的酸性土壤为好。

三、搁公扭根的鉴别

（一）常规鉴别

搁公扭根的粉末显微特征：本品粉末黄白至黄棕色。淀粉粒甚多，单粒类球形、三角状卵形或不规则形，直径 3～18 μm，脐点点状、裂缝状或人字状；复粒 2～8 分粒组成。石细胞单个或成群散在，类方形、类圆形或长椭圆形。具缘纹孔导管散在。纤维较多，有的含黑色分泌物。木栓细胞长方形，壁呈连珠状增厚。

（二）DNA 条形码鉴定

取基原植物样本根约 30 mg，均按照根类或根茎类药材 DNA 提取方法操作。

掌叶覆盆子共 29 条序列：序列长度为 211～212 bp；有 2 个变异位点，分别为 150 位点 T/G/A 变异和 206 位点 T-A 变异；有一处插入/缺失，为 11 位点；GC 含量为 56.4%～57.1%。

四、掌叶覆盆子的繁殖与栽培

（一）繁殖技术

掌叶覆盆子为多年生灌木，茎直立，新抽枝条具蔓生性。掌叶覆盆子栽培管理技术容易掌握，易于推广。目前，掌叶覆盆子的人工繁殖技术主要采用有性繁殖（种子繁殖）和无性繁殖 2 种。

1. 有性繁殖

立夏前后，采摘成熟 85% 的微红果实，其聚果颗粒尖上有毛，且未糖化者为佳。不得在有病虫害的产区采种。采回后置 0.3% 高锰酸钾或甲基托布津溶液中浸软后，再置水中洗去果糖、果胶，将果粒搓揉在清水中，漂洗至不粘手后，过滤，在早晨或黄昏的弱太阳下晒干。不宜暴晒或高于 20 ℃的炉中烘焙。晒干后包装保存或置于清沙中储藏。播种前，将种子先用磷酸二氢钾浸种 24 h，捞出滤干，拌磷肥，直撒床面，盖薄土，覆草帘。待苗长至 20 cm 时移栽。

2. 无性繁殖

可以采用根蘖繁殖法、根条繁殖法、压条繁殖法和扦插繁殖法。

（1）根蘖繁殖法：掌叶覆盆子地下茎段每年都萌发一定数量的根蘖苗，几年以后即由一株变为一丛。秋季至早春萌芽前挖根，将老株连根挖起，剪除顶端部分枝条，分成单株（每株都带一定数量的根），就地假植或定植。

（2）根条繁殖法：在挖根为苗的同时，将水平侧根挖出或秋季单独挖取距母株较远的粗 0.6 cm 左右的根段，覆土浇水，当年即可生根发芽、长成幼苗。

（3）压条繁殖法：在 8 月份将枝条剪断、埋入土中或直接将枝条压倒埋入土中。当年就可从叶腋处发出新梢和不定根，切断与母株的联系，即形成独立的幼苗。

（4）扦插繁殖法：秋季剪掌叶覆盆子枝条，沙藏越冬后于翌春剪成 20～30 cm 长的茎段，进行扦插，插条亦可随取随插，插时最好能用激素如萘乙酸（NAA）等处理。苗床要覆膜，并保持一定的湿度。

（二）定植

掌叶覆盆子适应性较强，一般土壤均可栽种，但以排水良好的酸性黄壤土较好。可利用边角隙地或荒坡栽种。栽植方式有带状法和单株法。带状法是行距 2～2.5 m，株距 0.5 m，每坑栽 2～3 株，使之逐渐形成宽 30～60 cm 的带。单株法是行距 1.5～2.0 m，株距 0.5 m，每坑栽 1 株。栽时在整好的地上，挖深度和宽度为 30～40 cm 的坑，每穴以不同栽植方式栽苗 1～3 株，根系要铺平，填土压实，浇水。栽前把幼苗剪成 15～20 cm 长的短桩，以减少蒸发面，并刺激剪口下发出健壮新梢。掌叶覆盆子春、夏、秋均可栽植，但以在落叶前种植效果好、成活率高。

第二节　典籍记载

一、2015 年版《浙江省中药炮制规范》记载

【别名】覆盆子根。

【来源】本品是畲族习用药材，为蔷薇科植物掌叶覆盆子（华东覆盆子）（*Rubus chingii* Hu）的干燥根及残茎。秋、冬二季采收，除去泥沙，干燥。

【炮制】除去杂质，洗净，润透，切厚片或段，干燥。

【性状】为类圆形或不规则形的厚片或段，外表皮灰褐色至棕褐色，有纵皱纹。切面皮部棕褐色，木部较宽，黄白色或灰白色，略呈放射状。残茎有髓，髓部黄白色或浅棕红色。质坚硬，不易折断。气微，味微苦、涩。

【鉴别】粉末黄白色至黄棕色。淀粉粒甚多，单粒类球形、三角状卵形或不规则形，直径 3～18 μm，脐点点状、裂缝状或人字状；复粒由 2～8 个分粒组成。石细胞单个或成群散在，类方形、类圆形或长椭圆形。具缘纹孔导管散在。纤维较多。可见黑色分泌物。木栓细胞长方形，壁呈连珠状增厚。

【性味与归经】苦，平。归肝、胃、膀胱经。

【功能与主治】祛风止痛，明目退翳，和胃止呕。用于瘘道，瘘管，痰核，风湿痹痛。

【用法与用量】10～50 g。

【处方应付】写搁公扭根、覆盆子根均付搁公扭根。

【储藏】置干燥处。

二、其他医药典籍记载

医药典籍多记载以覆盆子果实为药用部位。从本草文献看，不同时期记载的掌叶覆盆子名称较复杂。掌叶覆盆子最早见于《神农本草经》，作为蓬蘽的别名列于其条下。《名医别录》始以覆盆子单列："覆盆子味甘平，无毒，主益气轻身，令发不白，五月采"。《本草纲目》记载"覆盆、蓬蘽，功用大抵相近，虽是二物，其实一类而二种也。一早熟，一晚熟，兼用无妨，其补益与桑葚同功"。2015 年版《中国药典》记载掌叶覆盆子果实"甘、酸、温。归肝、肾、膀胱经。益肾固精缩尿，养肝明目。用于遗精滑精，遗尿尿频，阳痿早泄，目暗昏花"。

三、搁公扭根临床应用及方剂

（1）治胃气不和、呕逆不下食：覆盆子根、枣（青州者，去核）、人参、白茅根、灯芯、半夏（汤洗七遍，焙）、前胡（去芦头）、白芷各等分。上八味，碎如麻豆大，每服五钱匕，水一盏半，煎至八分，去渣温服，日三。

（2）治痘后目翳：覆盆子根洗、捣、澄粉，日干，蜜和少许，点于翳丁上，日二、三次，自散。百日内治之，久即难疗。

（3）治结核性瘘管：搁公扭根 10～20 g，华山矾根 20 g，阴石蕨根茎 6 g，广东石豆

兰 10 g，星宿菜根 15 g，水煎服。

（4）治结核病所致脊柱压迫症：搁公扭根 20 g，广东石豆兰 10 g，华山矾根 20 g，阴石蕨根茎 6 g，夏枯草 10 g，石吊兰 20 g，棘茎楤木 10 g，水煎服。

第三节　化学成分研究

目前对掌叶覆盆子植物的研究利用多局限于果实，有关果实的化学成分已有较详尽研究，而对根方面的研究还不够深入。

一、果实化学成分

掌叶覆盆子药用干燥果中富含多种生物活性成分，如黄酮类、生物碱类、香豆素类、萜类、有机酸类及甾体等，如表 8-1 所示。

表 8-1　掌叶覆盆子果实主要化学成分

化合物类别	化合物名称	化合物类别	化合物名称
黄酮类	山奈酚（kaempferol）	甾醇类	β-谷甾醇（β-sitosterol）
	槲皮素（quercetin）		胡萝卜苷（daucosterol）
	山奈酚-3-O-β-D-吡喃葡萄糖苷		豆甾-5-烯-3-醇油酸酯
	椴树苷（tiliroside）	有机酸及酯类	香草酸（vanillic acid）
	金丝桃苷（hyperin）		水杨酸（salicylic acid）
	香橙素（aromadendrin）		莽草酸（shikimic acid）
	槲皮苷（quercitrin）		没食子酸（gallic acid）
	顺式椴树苷（cis-tiliroside）		鞣花酸（ellagic acid）
	槲皮素-3-β-D-葡萄糖苷		β-谷甾醇棕榈油酸酯
萜类	熊果酸（ursolic acid）		抗坏血酸
	齐墩果酸（oleanolic acid）		枸橼酸
	阿江榄仁酸（arjunic acid）	其他类	鸟苷
	蔷薇酸（euscaphic acid）		二十六烷醇
	覆盆子酸（fupenzic acid）		对羟基苯甲醛
	山楂酸（maslinic acid）		4-羟基-3-甲氧基苯甲酸

二、根化学成分

有关掌叶覆盆子根的化学成分研究较少，初步研究发现其富含三萜类化合物，从根中分离并鉴定出 9 个化合物，如图 8-1 所示。

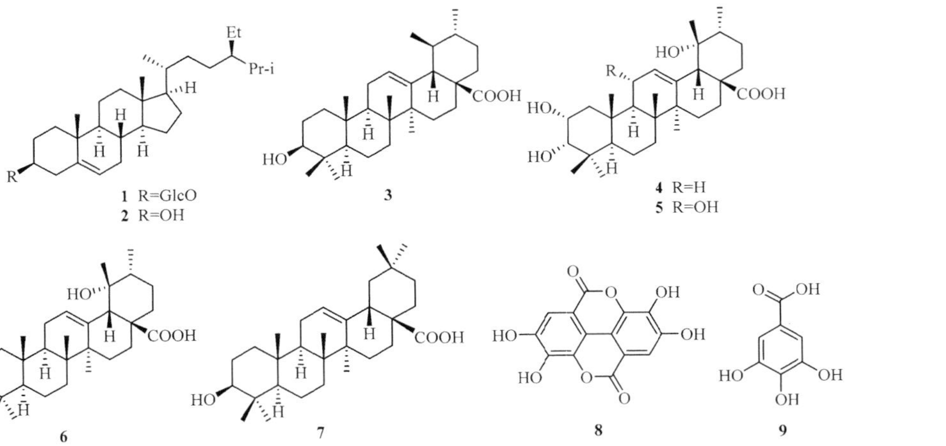

图 8-1　掌叶覆盆子根中已鉴定出的化合物

1：胡萝卜苷；**2**：β-谷甾醇；**3**：熊果酸；**4**：蔷薇酸；**5**：11α-羟基蔷薇酸；**6**：委陵菜酸；**7**：齐墩果酸；
8：鞣花酸；**9**：没食子酸

第四节　药理活性研究

掌叶覆盆子果实为常用温肾助阳中药，现代药理研究发现其具有温肾助阳、补肾涩精、延缓衰老、抗诱变、促进淋巴细胞增殖、增强免疫等作用。目前尚未有掌叶覆盆子根的现代药理活性研究报道。

第五节　炮制和质量标准

一、搁公扭根的炮制

取原药，除去杂质，洗净，润透，切厚片或段，干燥。

二、搁公扭根的质量标准

（一）搁公扭根的检查

1. 搁公扭根的水分

水分按《中国药典》水分测定法中的烘干法检查。根据测定结果，将水分限度定为不得过 12.0%。

2. 搁公扭根的总灰分

总灰分按《中国药典》灰分测定法中的总灰分测定法检查。根据测定结果，将总灰分限度定为不得过 4.0%。

（二）搁公扭根的浸出物

浸出物按《中国药典》醇溶性浸出物测定法项下的热浸法检查。根据测定结果，将浸出物的限度定为应不得少于 15.0%。

（三）搁公扭根的含量测定

搁公扭根含有黄酮类、有机酸及萜类，经研究发现掌叶覆盆子根中含有大量的没食子酸，暂定没食子酸作为含量测定指标性成分。

1. 仪器与试药

Agilent 1260 高效液相色谱仪；G4212B 二极管阵列检测器；XS104 电子天平，水浴锅。液相所用乙腈和磷酸均为色谱纯，盐酸为分析纯。没食子酸对照品购自中国食品药品检定研究院。

2. 对照品溶液的制备

精密称取没食子酸对照品适量，加甲醇制成没食子酸浓度为 38.81 μg/mL 的溶液，作为对照品储备液。

3. 供试品溶液的制备

称取搁公扭根干燥药材粉末 0.3 g，精密称定，加入 4.2%盐酸溶液 50 mL，加热回流提取 3 h，取出放冷，以 4.2%盐酸溶液补足减失重量，滤过，精密量取续滤液 2 mL 置 10 mL 容量瓶中，加甲醇稀释至刻度，摇匀，0.45 μm 微孔滤膜滤过，取续滤液即得。

4. 系统适用性试验

色谱柱：Agilent Zorbax SB-C_{18} 色谱柱（4.6 mm×250 mm, 5 μm），柱温：30 ℃；流动相：甲醇-0.4%磷酸水溶液（5：95）；流速：1.0 mL/min；检测波长：273 nm；进样量：5 μL。分别精密吸取对照品溶液和供试品溶液进样，记录色谱图，见图 8-2。可见在该色谱条件下，没食子酸与其他成分可达到基线分离，保留时间约为 9.2 min，理论塔板数在 5000 以上，分离效能较好。

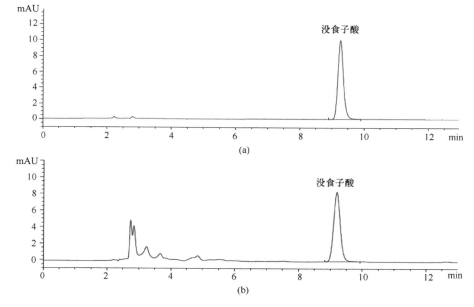

图 8-2　高效液相色谱图：（a）对照品；（b）供试品

新形态教学拓展资源

畜药相随·搁公扭根

第九章 小 香 勾

Xiaoxianggou

FICI PANDURATAE RADIX ET CAULIS

第一节 植 物 资 源

小香勾，即桑科（Moraceae）榕属植物条叶榕（*Ficus pandurata* Hance var. *angustifolia* Cheng）或全缘琴叶榕（简称全叶榕）（*Ficus pandurata* Hance var. *holophylla* Migo）的干燥根及茎，以畲族习用药材名义收载于 2015 年版《浙江省中药炮制规范》。小香勾又名小康补。*Flora of China* 已将条叶榕、全叶榕与琴叶榕合并为琴叶榕（*Ficus pandurata* Hance）一种。条叶榕和全叶榕是浙江西南地区广泛使用的药膳用材，民间常取其全株（尤其是根及茎）用于烹饪鸡、猪脚等荤菜，可增加荤菜清香并减少油腻感。

一、榕属植物概述

榕属是桑科最大的一个属。全球桑科约有 53 属、1400 种，榕属占有约 1000 种，占整个桑科的 71%；我国桑科有 10 属，149 种，榕属约 100 种，占整个桑科的 67%，主要分布在西南部至东部和南部，其余地区较稀少。《中国植物志》记载榕属形态特征如下：榕属植物为乔木或灌木，有时为攀援状，或为附生，具乳液。叶互生，稀对生，全缘或具锯齿或分裂，无毛或被毛，有或无钟乳体；托叶合生，包围顶芽，早落，遗留环状瘢痕。花雌雄同株或异株，生于肉质壶形花序托内壁；雌雄同株的花序托内，有雄花、瘿花和雌花；雌雄异株的花序托内则雄花、瘿花同生于一花序托内壁，而雌花或不育花则生于另一植株花序托内壁（具有雄花、瘿花或雌花的花序托为隐花果）；雄花，花被片 2～6，雄蕊 1～3，稀更多，花在花芽时直立，退化雌蕊缺；雌花，花被片与雄花同数或不完全或缺，子房直生或偏斜，花柱顶生或侧生；瘿花，相似于雌花，为膜翅目（Hymenoptera）榕黄蜂科（Agaonidae）昆虫所栖息。榕果腋生或生于老茎，口部苞片覆瓦状排列，基生苞片 3，早落或宿存，有时苞片侧生，有或无总梗。榕属最显著的特征是具有特殊的"隐头花序"，外形似果实而不见花，常被误认为有果无花。榕属植物资源丰富，药用植物有20 种和 3 变种，大多具有清热解毒、祛风化湿、舒筋活络、通利乳汁的功效，根、枝、叶、果实等均可入药。榕属植物含有丰富的多酚类化合物，特别是黄酮和异黄酮类化合物，具有很强的抗氧化活性，可用于氧化应激的预防。榕属植物生长适应性强，同时富有观赏性，还兼具食用、药用、工业原料等经济价值，是一类极具开发潜力的植物资源。

二、小香勾基原植物形态与资源分布

（一）基原植物形态

小香勾的基原植物条叶榕或全叶榕均为琴叶榕的变种，琴叶榕为原变种。其中条叶榕形态特征如下：落叶小灌木，高 0.5～1.5 m，小枝，叶柄幼时被白短柔毛，后期变为无毛。叶片厚纸质，狭披针形或线状披针形，长 3～13 cm，宽 1～2.2 cm，先端渐尖，基部圆形或楔形，上面无毛，下面仅脉上有疏毛，有小乳突，叶柄长 3～5 mm，疏被糙毛；托叶披针形，无毛，迟落。隐头花序单生叶腋，隐花果椭圆形或球形，直径 5～10 mm，成熟时红色。花期 5～7 月，果期 9～11 月。全叶榕与条叶榕区别在于叶片倒卵形、狭倒卵形或倒披针形，长 3～7.5 cm，宽 1.5～2.8 cm，叶纸质。隐花果近球形，花果期 5～12 月。

（二）资源分布

条叶榕生于山坡、路旁、旷野间，分布于浙江、江西、福建、安徽、湖北、湖南、广东、广西、四川、贵州、河南等地。全叶榕的分布范围基本与条叶榕一致。

三、小香勾的鉴别

（一）常规鉴别

1. 条叶榕的粉末显微特征

本品粉末黄白色至棕色。淀粉粒甚多，单粒类球形、三角状卵形或椭圆形，直径 4～20 μm，脐点点状、裂缝状或人字状；复粒 2～6 分粒组成。具缘纹孔导管和网纹导管散在。晶纤维较多，草酸钙方晶直径 3～15 μm。木栓细胞多角形，棕色。

2. 条叶榕的薄层色谱

基于小香勾近缘植物粗叶榕（*Ficus hirta* Vahl）干燥根的化学成分分布情况（主要为黄酮及香豆素类），选定补骨脂素为其指标成分。实验操作具体参照《中国药典》一部补骨脂项下薄层色谱法进行。

（二）DNA 条形码鉴定

取基原植物样本根约 40 mg，均按照根类药材 DNA 提取方法操作。

条叶榕共 10 条序列：序列长度为 239 bp；有 1 个变异位点，为 91 位点 C-T 变异。GC 含量为 68.2%～68.6%。

全叶榕共 10 条序列：序列长度为 239 bp；无变异位点；GC 含量为 68.6%。

四、条叶榕的繁殖与栽培

条叶榕以野生为主，人工栽培极少，随着开发利用的深入，现有野生资源储量无法满足生产需求，目前条叶榕人工繁殖技术研究方面也获得了一些进展。

研究表明在春季截取条叶榕 10 cm 左右含 2 个以上腋芽的多年生或二年生枝条进行

扦插，成活率可分别达到 84% 和 82%，扦插对满足条叶榕种苗市场，提供优质种苗具有重要意义。另外，条叶榕也可借助组织培养方式进行快速繁殖。以含腋芽茎段为外植体，MS（Murashige-Skoog）为基本培养基。腋芽诱导培养基为 MS+6-BA（6-苄氨基嘌呤）5 mg/L+IBA（吲哚丁酸）5 mg/L 或 MS+6-BA 1.0 mg/L+IBA 0.5 mg/L，增殖壮苗培养基为 MS+6-BA 1.0 mg/L+IBA 1.0 mg/L 或 MS+6-BA 1.0 mg/L+IBA 0.5 mg/L，生根培养基为 1/2MS+IBA 0.5 mg/L。以上培养基均含 30 g/L 蔗糖和 5.8 g/L 琼脂，pH 5.8。培养温度为（25±2）℃；光照时间为 16 h/d，分化出的小苗经炼苗后移植至室外，成活率可达 95%。

第二节　典　籍　记　载

一、2015 年版《浙江省中药炮制规范》记载

【来源】本品是畲族习用药材。为桑科植物条叶榕（*Ficus pandurata* Hance var. *angusti folia* Cheng）或全叶榕（*Ficus pandurata* Hance var. *holophylla* Migo）的干燥根及茎。本省有产，全年可采收，除去泥沙，干燥。

【炮制】除去杂质，洗净，润透，切厚片或段，干燥。

【性状】为不规则形的厚片或圆柱形小段。根外表皮灰棕色至黑褐色，具细小纵皱纹，切面皮层较窄，木部宽广，黄白色，质坚韧，气香特异，味淡。茎外表皮红棕色至棕褐色，有的具灰白色地衣斑，切面可见髓部。气微，味淡。

【鉴别】（1）粉末黄白色至棕色。淀粉粒单粒类球形、三角状卵形或椭圆形，直径 4～20 μm，脐点点状、裂缝状或人字状；复粒由 2～6 分粒组成。具缘纹孔导管和网纹导管散在。晶纤维较多，草酸钙方晶直径 3～15 μm。木栓细胞多角形，棕色。

（2）取本品粉末 0.5 g，加甲醇 20 mL，超声处理 30 min，滤过，滤液蒸干，残渣加甲醇 1 mL 使溶解，作为供试品溶液。另取补骨脂素对照品，加甲醇制成每 1 mL 含 0.5 mg 的溶液，作为对照品溶液。照《中国药典》薄层色谱法试验，吸取上述两种溶液各 5 μL，分别点于同一硅胶 G 薄层板上，以正己烷-乙酸乙酯（7∶3）为展开剂，展开，取出，晾干，置紫外光 365 nm 下检视。供试品色谱中，在与对照品色谱相应的位置上，显相同颜色的荧光斑点。

【性味与归经】辛、甘，温。归脾、肾经。

【功能与主治】祛风除湿，健脾止泻。用于风湿痹痛，消化不良，小儿疳积，腹泻。

【用法与用量】10～30 g。

【处方应付】写小香勾付小香勾。

【储藏】置干燥处。

二、其他医药典籍记载

《新华本草纲要》：全叶榕功效基本与琴叶榕相同，根与叶：味甘、微辛，性温。有祛风理湿、化瘀通乳的功能。用于黄疸、疟疾、痛经、乳痈、腰背酸痛、跌打损伤。除此之外还能治蛇伤。

第三节　化学成分研究

　　榕属植物所含化学成分丰富，主要有萜类、黄酮、香豆素、甾醇、木脂素和生物碱六大类。有关小香勾的化学成分研究很少。有研究采用 LC-MS 技术鉴定了条叶榕中黄酮、香豆素、多酚等 34 种化合物（图 9-1）。

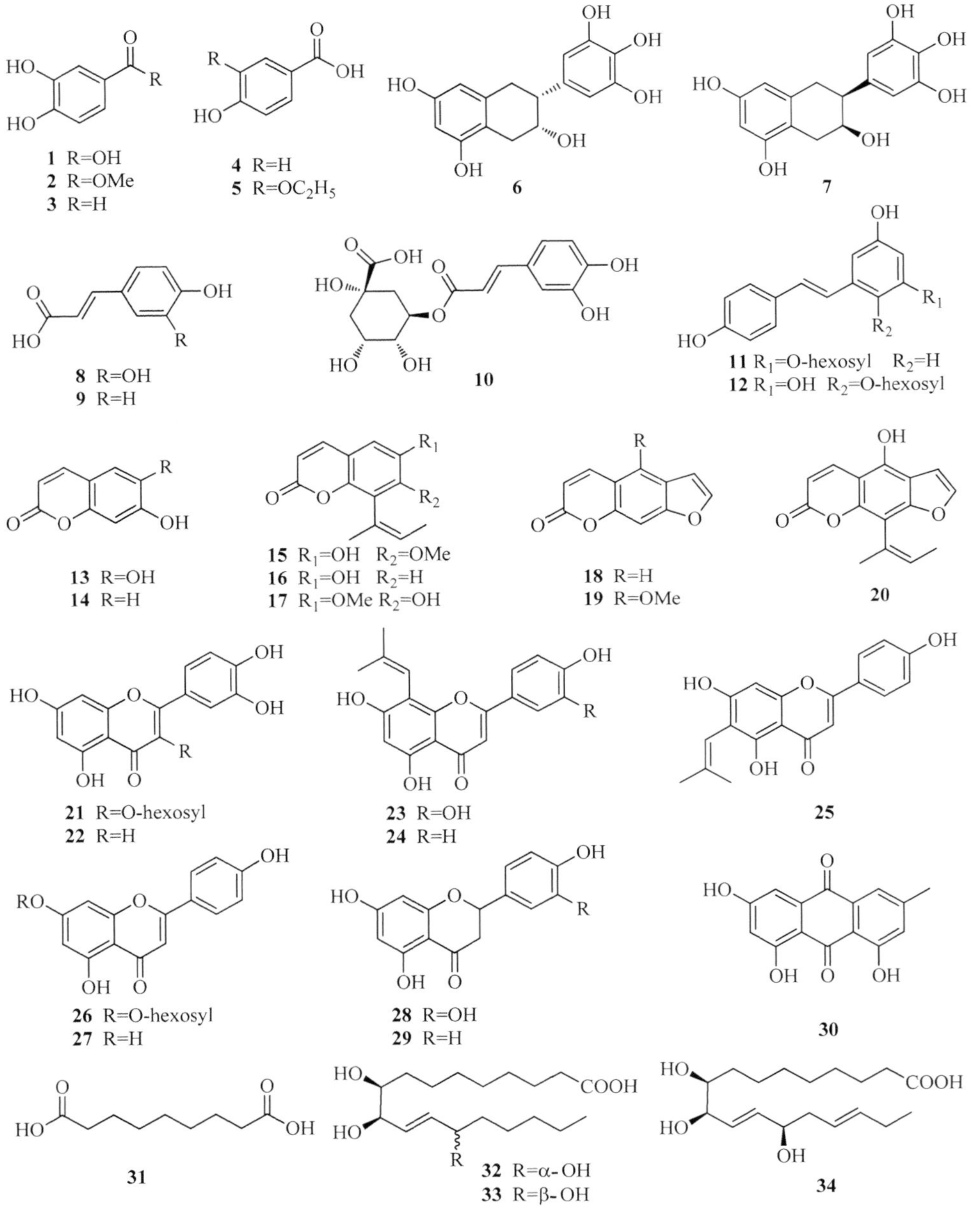

图 9-1　条叶榕部分化学成分结构式

第四节 药理活性研究

小香勾基原植物条叶榕和全叶榕的药理活性研究较少。已有的研究表明条叶榕具有抗炎镇痛的作用，并且同剂量的条叶榕醇提液的抗炎镇痛效果强于水提液。条叶榕可以降低二甲苯所致小鼠耳郭肿胀率，抑制角叉菜胶所致的小鼠足跖肿胀以及小鼠皮下棉球所致的肉芽肿增生，减少乙酸所致小鼠扭体次数，提高小鼠热板痛阈值。另外，也有研究指出小香勾联合刺络拔罐治疗对急性痛风性关节炎疼痛疗效明显，与对照组施用西药双氯芬酸钾片相比疗效相似，但前者可避免西药引起的肠胃不适反应，副作用小。

第五节 炮制和质量标准

一、小香勾的炮制

取原药，除去杂质，洗净，润透，切厚片或段，干燥。

二、小香勾的质量标准

经研究表明，可通过鉴别（粉末显微特征、薄层色谱）、检查（水分、灰分）、浸出物对小香勾的质量进行控制。

（一）小香勾的检查

1. 小香勾的水分

水分按《中国药典》水分测定法中的烘干法检查。根据测定结果，将水分限度定为不得过 12.0%。

2. 小香勾的总灰分

总灰分按《中国药典》灰分测定法中的总灰分测定法检查。根据测定结果，将总灰分限度定为不得过 6.0%。

（二）小香勾的浸出物

浸出物按《中国药典》醇溶性浸出物测定法项下的热浸法检查。根据测定结果，用50%乙醇作溶剂，将浸出物的限度定为应不得少于 9.0%。

新形态教学拓展资源

畲药相随·小香勾

畲药印象·小香勾专题片

第十章　白山毛桃根

Baishanmaotaogen

ACTINIDIAE ERIANTHAE RADIX

第一节　植物资源

白山毛桃根，即猕猴桃科（Actinidiaceae）猕猴桃属植物毛花猕猴桃（*Actinidia eriantha* Benth.）的干燥根，以畲族习用药材名义收载于 2015 年版《浙江省中药炮制规范》。毛花猕猴桃又名毛花杨桃、白藤梨、白毛桃、毛阳桃、毛冬瓜等。

一、猕猴桃属植物概述

猕猴桃属（*Actinidia* Lindl）植物是猕猴桃科一类落叶、半落叶至常绿藤本，共有 54 种以上，我国有 52 种以上。其中，中华猕猴桃、美味猕猴桃、毛花猕猴桃和少量软枣猕猴桃具有较高的经济价值。该属植物自然分布较广，主要分布在亚热带地区，部分分布在温带，其中较多分布在中国、意大利、新西兰、智利、法国、希腊、日本、美国等国家。我国是该属植物的原产地和分布中心，除青海、新疆、内蒙古外，其余各省（尤其是长江流域和各省的山区阴湿地带）均有分布。

该属植物无毛或被毛，毛为简单的柔毛、茸毛、绒毛、绵毛、硬毛、刺毛或分枝的星状绒毛；髓实心或片层状。枝条通常有皮孔；冬芽隐藏于叶座之内或裸露于外。叶为单叶，互生，膜质、纸质或革质，多数具长柄，有锯齿，很少近全缘，叶脉羽状，多数侧脉间有明显的横脉，小脉网状；托叶缺或废退。花白色、红色、黄色或绿色，雌雄异株，单生或排成简单的或分歧的聚伞花序，腋生或生于短花枝下部，有苞片，小；萼片5 片，间有 2～4 片的，分离或基部合生，覆瓦状排列，极少为镊合状排列，雄蕊多数，在雄花中的数目比雌性花的（不育雄蕊）为多，而且较长，花药黄色、褐色、紫色或黑色，丁字式着生，2 室，纵裂，基部通常叉开；花盘缺；子房上位，无毛或有毛，球状、柱状或瓶状，多室，有中轴胎座，胚珠多数，倒生，花柱与心皮向数，通常外弯压成放射状；在雄花中存在退化子房。果为浆果，秃净，少数被毛，球形、卵形至柱状长圆形，有斑点（皮孔显著）或无斑点（皮孔几乎不可见）；种子多数，细小，扁卵形，褐色，悬浸于果瓤之中；种皮尽成网状洼点；胚乳肉质，丰富；胚长约为种子一半，圆柱状，直，位于胚乳的中央；子叶短；胚根靠近种脐。

二、白山毛桃根基原植物形态与资源分布

（一）基原植物形态

毛花猕猴桃是猕猴桃属一种珍奇的野生落叶藤本植物。幼枝及叶柄密生灰白色或灰褐色绒毛，老枝无毛。叶互生，厚纸质，矩圆形至圆形，基部圆截形至圆楔形，极少近心形，老时上面仅沿叶脉有疏毛，下面密生灰白色或灰褐色星状绒毛。花淡红色，2～3朵成聚伞花序；萼片常为 2 片，连同花柄密生灰白色绒毛；花瓣 5～6 瓣，雄蕊多数；花柱丝状，多数。果实表面密生灰白色长绒毛，果肉细嫩多汁，酸甜适宜，维生素 C 含量高。

（二）资源分布

该植物主产于浙江、福建、安徽、湖北、湖南、广东、广西、贵州等省区，生于海拔 250～1000 m 山地上的高草灌木丛或灌木丛林中。

三、白山毛桃根的鉴别

（一）常规鉴别

1. 白山毛桃根的粉末显微特征

本品粉末黄褐色。草酸钙针晶较多，长 20～200 μm。石细胞较多，单个或数个存在，壁厚层纹明显，多呈类方形，少数呈不规则形。木栓细胞较多，多呈类长方形或多角形。导管较大，多破碎，为具缘纹孔导管。淀粉粒较多，单粒多呈圆球形，脐点点状直径 2～25 μm；复粒由 2～8 个分粒组成。

2. 白山毛桃根的理化鉴别

白山毛桃根粉末的理化鉴别，参考藤梨根《上海市中药材标准》（1994 年版），取粉末 0.2 g 于试管中，加 2%氢氧化钠溶液 5 mL，振摇，取滤液（或离心，取上清液），溶液显棕红色至深红色，在此溶液中滴加 5%盐酸溶液，使溶液成酸性，溶液颜色变为黄色至橙色。

（二）DNA 条形码鉴定

取基原植物样本根约 30 mg，均按照根及根茎类药材 DNA 提取方法操作。

毛花猕猴桃共 23 条序列：序列长度为 226 bp；无变异位点；GC 含量为 57.5%。

四、毛花猕猴桃的繁殖与栽培

毛花猕猴桃长势较强，抗逆性、抗病虫害性较强，适应性广，适合在年平均温度 12～13 ℃、有效积温 4500～5200 ℃、无霜期 210～290 天的地区发展。毛花猕猴桃幼苗定植后留 4～5 个饱满芽定干，萌发后选 1～2 个让其向上生长，并搭架牵引，逐步形成"1主干 2 主蔓"基本树形。该树种栽后第二年挂果，第三年投产。

第二节　典籍记载

一、2015 年版《浙江省中药炮制规范》记载

【别名】白藤梨根。

【来源】本品是畲族习用药材，为猕猴桃科植物毛花猕猴桃（*Actinidia eriantha* Benth.）的干燥根。秋季采挖，除去杂质，洗净，干燥。

【炮制】取原药，润软，切厚片，干燥。

【性状】为圆形厚片，直径 0.5～7 cm。表面红棕色至紫褐色，凹凸不平，有纵向沟纹。切面浅棕色，导管孔明显，皮部与木部交界处可见白色结晶状物。质轻而韧，不易折断，断面柴性。气微，味微涩。

【鉴别】（1）粉末黄褐色。淀粉粒单粒多呈圆球形，脐点点状，直径 2～25 μm；复粒由 2～8 个分粒组成。草酸钙针晶较多，长可至 200 μm。石细胞较多，单个或数个成团，壁厚，层纹明显，多呈类方形、长方形，少数呈不规则形。木栓细胞类长方形或多角形。导管较大，多破碎，为具缘纹孔导管。

（2）取本品粉末 0.2 g，加 2%氢氧化钠溶液 5 mL，振摇，滤过，溶液显棕红色至深红色，滴加 5%盐酸溶液，使溶液成酸性，溶液颜色变为黄色至橙色。

【检查】水分　不得过 12.0%（《中国药典》水分测定法烘干法）。

总灰分　不得过 7.0%（《中国药典》灰分测定法）。

【性味与归经】淡、微辛，寒。归肝、大肠、胃经。

【功能与主治】清热解毒，利湿消肿。用于热毒痈肿，乳痈，臌胀，风湿痹痛，跌打损伤。

【用法与用量】30～60 g；外用适量捣敷。

【处方应付】写白山毛桃根、白藤梨根均付白山毛桃根。

【储藏】置干燥处，防霉，防蛀。

二、其他医药典籍记载

《浙江民间常用草药》记载，毛花猕猴桃可"清热解毒，舒筋活血。治全身疮疖，皮炎，无名肿毒，腹股沟淋巴结炎，跌打损伤"，并有附方如下：①治无名肿毒：鲜毛冬瓜根捣烂或加烧酒捣烂敷患处。②治腹股沟淋巴结炎：毛冬瓜根捣烂，拌酒糟煨热外敷患处，每日 1 次。③治疝气：毛冬瓜根 1 两，荔枝 2 两，鸡蛋 2 只，加烧酒 1 杯，水煎。食蛋和药汁。④治全身疖肿、皮炎：毛冬瓜根 4～5 两，加猪肉适量同煮食。⑤治跌打损伤：毛冬瓜根皮捣烂外敷，另取根 4～8 两水煎服。

《福建中草药》记载，毛花猕猴桃可"治肺热失音，大头瘟，湿热带下，石淋，白浊，乳痈，胃癌，鼻癌，乳癌"，并有附方如下：①治肺热失音：毛花杨桃鲜根 1 两。水煎，调冰糖服。②治湿热带下、石淋、白浊：毛花杨桃鲜根、野苎麻鲜根各 1～2 两。水煎服。③治大头瘟（颜面丹毒）：毛花杨桃鲜根，用第二次米泔水磨浓汁涂患处。④治乳痈：毛花杨桃鲜叶，加酒糟、红糖各少许，捣烂热敷患处。⑤治胃癌、鼻咽癌、乳癌：毛花杨

桃鲜根 2 两 5 钱，水煎服，15～20 天为一疗程，休息几天后再服，连服 4 个疗程。

《全国中草药汇编》记载，毛花猕猴桃"果：调中理气，生津润燥，解热除烦，用于消化不良，食欲不振，呕吐，烧烫伤；根、根皮：清热解毒，活血消肿，祛风利湿，用于风湿性关节炎，跌打损伤，丝虫病，肝炎，痢疾，淋巴结结核，痈疖肿毒，癌症"。

此外，《湖南药物志》《闽东本草》《食疗本草》《开宝本草》《食经》等论著也对毛花猕猴桃有所记载，并有附方如下：①治食欲不振，消化不良：猕猴桃干果 2 两。水煎服（《湖南药物志》）。②治偏坠：猕猴桃 1 两，金柑根 3 钱。水煎去渣，冲入烧酒 2 两，分 2 次内服（《闽东本草》）。

第三节　化学成分研究

毛花猕猴桃化学成分的研究最早见于 1988 年，从毛花猕猴桃根中分离提取出 6 种化学成分，分别为 β-谷甾醇、胡萝卜苷、熊果酸、2α, 3α, 24-三羟基-12-烯-28-熊果酸、毛花猕猴桃酸 A（24-乙酰氧基-2α, 3α-二羟基-12-烯-28-熊果酸）、毛花猕猴桃酸 B（2β, 3β, 23-三羟基-12-烯-28-熊果酸），其中后两种化合物为两种新的三萜类化合物。此后，又从毛花猕猴桃根中分离出二十四碳酸、葡萄糖，以及一个新三萜类化合物 2α, 3β, 24-三羟基-12-烯-28-熊果酸。1997 年，从毛花猕猴桃根中分离得到 3 个三萜类化合物，分别为 2β, 3β-二羟基-23-氧代-12-烯-28-熊果酸（一种新的三萜类化合物）、2α, 3β, 23-三羟基-12-烯-28-熊果酸、2β, 3β-二羟基-12-烯-26-熊果酸；同时，首次从毛花猕猴桃地上部分分离得到毛花猕猴桃酸 B（2β, 3β, 23-三羟基-12-烯-28-熊果酸）、2α, 3β, 24-三羟基-12-烯-28-熊果酸、熊果酸、β-谷甾醇、β-胡萝卜苷。此外，在糖类化合物的研究中，从毛花猕猴桃的叶、根中分离出半乳糖、葡萄糖和甘露聚糖，且其比例为 1∶2∶2，以及 AEPA、AEPB、AEPC、AEPD 这 4 种多糖成分。

第四节　药理活性研究

白山毛桃根具有悠久的药用历史，并具有三萜类、糖类，以及类胡萝卜素、β-谷甾醇等多种化合物，其药理活性也被广泛研究。研究表明，白山毛桃根具有抗肿瘤、增强免疫、抗氧化等活性。

一、抗肿瘤作用

以人结肠癌细胞（RKO）、肝癌细胞（HepG2）和胃癌细胞（MGC-803、SGC-7901）四种人肿瘤细胞为实验模型，采用 MTT 法研究了其乙醇总提物及其四个不同极性部位的抗肿瘤活性，结果表明，其抗肿瘤活性部位为乙酸乙酯部位（EE-AER），且其对胃癌细胞 SGC-7901 抑制活性最强。采用毛花猕猴桃根、茎、叶不同部位提取液对胃癌细胞 SGC-7901、乳腺癌细胞 MCF-7、鼻咽癌细胞 CNE2 开展研究，结果表明，毛花猕猴桃地上各部分提取物对三种肿瘤细胞无明显的抑制作用，但其根部提取液对胃癌细胞 SGC-7901 和鼻咽癌细胞 CNE2 具有明显的抑制作用，且其乙酸乙酯部位抗肿瘤活性最强。

二、增强免疫作用

对毛花猕猴桃水溶性总糖（AEP）及纯化后的四种多糖（AEPA、AEPB、AEPC、AEPD）开展抗肿瘤和免疫调剂作用研究，结果表明，上述多糖不仅能显著抑制小鼠移植性肿瘤的生长，还能明显促进肿瘤小鼠脾细胞增殖，提高脾细胞中 IL-2 和 IFN-γ 的水平，增强自然杀伤细胞（NK）和细胞毒素 T 淋巴细胞（CTL）的活性。此外，从毛花猕猴桃根中提取的水溶性多糖具有很强的提高细胞免疫和体液免疫反应的能力，引起 Th1/Th2 应激反应的平衡。

第五节　炮制和质量标准

一、白山毛桃根的炮制

取原药，润软，切厚片，干燥。

二、白山毛桃根的质量标准

经研究表明，可通过鉴别（粉末显微特征、化学反应）、检查（水分、灰分）、浸出物对白山毛桃根的质量进行全面的控制。

（一）白山毛桃根的检查

1. 白山毛桃根的水分

水分按《中国药典》水分测定法中的烘干法检查。根据测定结果，将水分限度定为不得过 12.0%。

2. 白山毛桃根的总灰分

总灰分按《中国药典》灰分测定法中的总灰分测定法检查。根据测定结果，将总灰分限度定为不得过 7.0%。

（二）白山毛桃根的浸出物

浸出物按《中国药典》醇溶性浸出物测定法项下的热浸法检查。根据测定结果，用 70%乙醇作溶剂，将浸出物的限度定为应不得少于 10.0%。

新形态教学拓展资源

畲药相随·白山毛桃根

第十一章　山　里　黄　根

Shanlihuanggen

GARDENIAE RADIX ET RHIZOMA

第一节　植　物　资　源

山里黄根，即茜草科（Rubiaceae）栀子属植物栀子（*Gardenia jasminoides* Ellis）的干燥根及根茎，以畲族习用药材名义收载于 2015 年版《浙江省中药炮制规范》。山里黄根又名栀子根、黄枝根、山枝根和三枝根等。

一、栀子属植物概述

茜草科广泛分布于全世界的热带和亚热带，少数分布至北温带。我国有 18 族、98 属、约 676 种，其中有 5 属是自国外引种的经济植物或观赏植物。主要分布在东南部、南部和西南部，少数分布于西北部和东北部。栀子属（*Gardenia*）约有 250 种，分布于东半球的热带和亚热带地区。少数物种具有药用价值，可以当作庭院观赏植物。中国有 5 种，1 变种，产于长江以南各省区。栀子属物种为无刺型灌木植物（少数是乔木）。少有 3 片轮生或与总花梗对生的 1 片不发育；托叶生于叶柄内，三角形，基部常合生。花大，腋生或顶生，单生、簇生或很少组成伞房状的聚伞花序；萼管常为卵形或倒圆锥形，萼檐管状或佛焰苞状，顶部常 5～8 裂，裂片宿存，稀脱落；花冠高脚碟状、漏斗状或钟状，裂片 5～12，扩展或外弯，旋转排列；雄蕊与花冠裂片同数，着生于花冠喉部，花丝极短或缺，花药背着，内藏或伸出；花盘通常环状或圆锥形；子房下位，1 室，或因胎座沿轴粘连而为假 2 室，花柱粗厚，有或无槽，柱头棒形或纺锤形，全缘或 2 裂，胚珠多数，2 列，着生于 2～6 个侧膜胎座上。浆果常大，平滑或具纵棱，革质或肉质；种子多数，常与肉质的胎座胶结而成一球状体，扁平或肿胀，种皮革质或膜质，胚乳常角质；胚小或中等大，子叶阔，叶状。

二、山里黄根基原植物形态与资源分布

（一）基原植物形态

栀子为灌木，高 0.3～3 m；嫩枝常被短毛，枝圆柱形，灰色。叶对生，革质，稀为纸质，少为 3 枚轮生，叶形多样，通常为长圆状披针形、倒卵状长圆形、倒卵形或椭圆形，长 3～25 cm，宽 1.5～8 cm，顶端渐尖、骤然长渐尖或短尖而钝，基部楔形或短尖，两面常无毛，上面亮绿，下面色较暗；侧脉 8～15 对，在下面凸起，在上面平；叶柄长

0.2～1 cm；托叶膜质。花芳香，通常单朵生于枝顶，花梗长 3～5 mm；萼管倒圆锥形或卵形，长 8～25 mm，有纵棱，萼檐管形，膨大，顶部 5～8 裂，通常 6 裂，裂片披针形或线状披针形，长 10～30 mm，宽 1～4 mm，结果时增长，宿存；花冠白色或乳黄色，高脚碟状，喉部有疏柔毛，冠管狭圆筒形，长 3～5 cm，宽 4～6 mm，顶部 5～8 裂，通常 6 裂，裂片广展，倒卵形或倒卵状长圆形，长 1.5～4 cm，宽 0.6～2.8 cm；花丝极短，花药线形，长 1.5～2.2 cm，伸出；花柱粗厚，长约 4.5 cm，柱头纺锤形，伸出，长 1～1.5 cm，宽 3～7 mm，子房直径约 3 mm，黄色，平滑。果卵形、近球形、椭圆形或长圆形，黄色或橙红色，长 1.5～7 cm，直径 1.2～2 cm，有翅状纵棱 5～9 条，顶部的宿存萼片长达 4 cm，宽达 6 mm；种子多数，扁，近圆形而稍有棱角，长约 3.5 mm，宽约 3 mm。花期 3～7 月，果期 5 月至翌年 2 月。

（二）资源分布

产于山东、江苏、安徽、浙江、江西、福建、台湾等地，河北、陕西和甘肃有栽培；生于海拔 10～1500 m 处的旷野、丘陵、山坡的灌丛或林中。国外分布于日本、朝鲜、越南和美洲北部等。

三、山里黄根的鉴别

（一）常规鉴别

1. 山里黄根的粉末显微特征

石细胞众多，类圆形、类方形、类椭圆形、类长方形或不规则形，常数个聚集，有些胞腔内含红棕色物，直径 30～50 μm。木纤维众多，常成束存在，周围的薄壁细胞内含草酸钙方晶，形成晶纤维。草酸钙簇晶常散在，直径 20～60 μm。木栓细胞链珠状。网纹导管直径 20～50 μm。

2. 山里黄根的薄层色谱

参考《湖南省中药材标准》（2009 年版），选取以齐墩果酸为对照品，参考《中国药典》威灵仙项下薄层色谱（以齐墩果酸为对照品）的方法，对多种提取方法及展开系统进行实验，以酸性乙醇加热回流 1.5 h，滤液蒸干加水溶解后用乙酸乙酯萃取所得的供试品斑点明显；以甲苯-乙酸乙酯-冰醋酸（14：5.0：0.3）为展开剂，10%硫酸乙醇液为显色剂，得到的斑点最为清晰，分离度好。

（二）DNA 条形码鉴定

取基原植物样本根或根茎约 40 mg，均按照根或根茎类药材 DNA 提取方法操作。
栀子共 17 条序列：序列长度为 201 bp；有 3 个变异位点，分别为 40 位点 G-A 变异、49 位点 C-T 变异和 135 位点 G-T 变异；GC 含量为 73.6%～74.1%。

四、栀子的繁殖与栽培

栀子适宜生长于低山温暖湿润处，不耐寒，较耐阴，对土壤要求不严，在排水良好、疏松、肥沃的酸性土壤中生长较好，栽培宜选中性至微酸性沙质土壤。栀子的繁殖可用种子繁殖、扦插繁殖和分株繁殖等方法。

1. 种子繁殖

秋冬季种子成熟时采下果实，取出种子，去除果肉后晾干备用。栀子可春播或秋播。播种前用 40～45 ℃温水浸种 1 天，去掉浮种和杂质，稍晾干后即可播种。苗床起 1.3 m 宽的高畦，按 0.2 m 行距开 1.5 cm 深的播种沟。先将种子与草木灰或细土混合后，均匀撒在沟里，覆土厚 2～3 cm，最后盖草，浇水。每 667 m^2（1 亩）播种量 2.5～3 kg，播后 50～60 天出苗。幼苗期间注意浇水和除草，并施氮肥 2～3 次。幼苗过密时进行间苗，保持株距 10 cm×10 cm，次年春季苗高 0.33 m 以上即可定植。

2. 扦插繁殖

分为扦插育苗和大田直插两种。扦插期为 2～3 月或 10～11 月，选用 2 年生枝条作插穗。扦插育苗的插穗长 15 cm，在整好的苗床上按株行距 10 cm×10 cm 斜插，入土深度为插穗的 2/3。插后压紧土壤，浇水，半年后即可定植。采用大田直插时，方法同上，插穗长 25～30 cm，每穴插 2～3 条。

3. 分株繁殖

每年立春后，在栀子母株周围从根蘖上生长出嫩芽，当苗长 15～20 cm 时，把土刨开，切断幼苗与母株相连的根，使其成为独立的苗木，进行移栽。植穴的深浅，以苗根的大小而定，一般穴深 6～10 cm。

第二节　典　籍　记　载

一、2015 年版《浙江省中药炮制规范》记载

【别名】栀子根。

【来源】本品为茜草科植物栀子（*Gardenia jasminoides* Ellis）的干燥根及根茎。秋、冬季果实成熟时采挖，除去泥沙，干燥。

【炮制】取原药，除去杂质，洗净，润透，切厚片（细小者切小段），干燥。

【性状】为圆形或椭圆形厚片，或为圆柱形小段，直径 0.3～3 cm。表面灰黄色至灰棕色，有横长皮孔和纵直的裂纹，外层栓皮易呈片状剥落。质坚硬，切面皮部易与木部分离，皮部薄，灰黄色；木部占大部分，灰白色或黄白色，有放射状纹理，有的中部可见细小棕色的髓部。气微，味淡。

【鉴别】（1）粉末棕黄色。石细胞众多，类圆形或类方形或不规则形，常数个聚集，有的胞腔内含红棕色物，直径 30～150 μm。木纤维众多，常成束存在，与射线垂直相交；有的周围的薄壁细胞内含草酸钙方晶，形成晶纤维。草酸钙簇晶常散在，直径 20～60 μm。木栓细胞长方形或多角形。网纹导管直径 20～50 μm。

（2）取本品粉末 1 g，加乙醇 25 mL、盐酸 2 mL，加热回流 1.5 h，滤过，滤液蒸干，残渣加水 25 mL 使溶解，用乙酸乙酯振摇提取 2 次，每次 25 mL，合并乙酸乙酯，溶液蒸干，残渣加乙酸乙酯 2 mL 使溶解，作为供试品溶液。另取齐墩果酸对照品，加甲醇

制成每 1 mL 含 1 mg 的溶液，作为对照品溶液。照《中国药典》薄层色谱法试验，吸取上述两种溶液各 5 μL，分别点于同一硅胶 G 薄层板上，以甲苯-乙酸乙酯-冰醋酸（14：5：0.3）为展开剂，展开，取出，晾干，喷以 10%硫酸乙醇溶液，在 110 ℃ 加热至斑点显色清晰。供试品色谱中，在与对照品色谱相应的位置上，显相同颜色的斑点。

【检查】水分　不得过 12.0%（《中国药典》水分测定法烘干法）。

总灰分　不得过 4.0%（《中国药典》灰分测定法）。

【浸出物】照《中国药典》醇溶性浸出物测定法项下的热浸法测定，用 50%乙醇作溶剂，不少于 8.0%。

【性味与归经】甘、苦，寒。归肝、胆、胃经。

【功能与主治】清热利湿、凉血止血。用于湿热黄疸，水肿臌胀，疮痈肿毒，风火牙痛，跌打损伤。

【用法与用量】15～30 g。外用适量捣敷。

【处方应付】写栀子根、山里黄根均付栀子根。

【储藏】置干燥处。

二、其他医药典籍记载

栀子始载于《神农本草经》列为中等，其果是常见的中药材，而根、花和叶则作为民间草药不同程度使用。栀子根在我国华东和华南地区，尤其是广西、广东和福建民间应用十分普遍。栀子根被认为具有清肝、利湿热而不伤脾胃的特点，在畲族分布区，临床上作为肝病用药，使用量大。在治疗急性黄疸型肝炎、慢性乙型肝炎等病症上多有报道，疗效确切。

药材正名栀子根来源于《福建民间草药》的记载，民间别名黄枝根、山枝根和三枝根等。《分类草药性》记载栀子根"味苦"；《常用中草药手册》记载其"味苦、寒，入肺、肝、胆、肾、大肠和膀胱经"。《四川中药志》记载栀子根能"开心窍，解心热，通小便，治黄疸，吐血，五淋，跌打"。《岭南草药志》记载："治黄疸，山栀根一至二两，煮瘦肉食。"《闽东本草》记载："治米汤样尿，用黄栀子根一两，棉毛旋覆花根一两，加水同瘦猪肉炖服。"《草医草药简便验方汇集》记载："治疗急性传染性肝炎，用黄栀子根煎服，每天 1 次。"

民间常用选方：①山栀子 30～60 g，煮瘦肉食，治黄疸；②山栀子根 60 g，山麻仔根 30 g，鸭脚树二层皮 60 g，红花痴头婆根 30 g，煎服或加酒少许服，治感冒高热；③用黄栀子根煎服，每日 1 剂，10 天为 1 疗程，治急性传染性肝炎。综上所述，栀子根在民间已有广泛使用。

第三节　化学成分研究

一、栀子果实的化学成分研究

栀子的化学成分研究以果实为主。果实中已发现的化学成分可分为以下几类：①栀子黄色素：藏花素（crocin）和藏花酸（crocetin），为水溶性类胡萝卜素类物质；②栀子当中含有大量的环烯醚萜苷类化合物，包括京尼平苷（geniposide）、羟异栀子苷（gardenoside）、京尼平龙胆二糖苷（genipingenitiobioside）、山栀子苷（shanzhiside）和栀子酮苷（gardoside）等；③二萜类：藏花酸、藏花素以及 α-藏花苷等，其中藏花素是栀子中所含的一种色素成分；④三萜类：栀子花乙酸（gardenic acid B）、栀子花甲酸（gardenic acid A）；⑤黄酮类：槲皮素-3-O-β-D-吡喃葡萄糖苷（quercetin-3-O-β-D-glucopyranoside）、croymbosin、芦丁、异槲皮苷、槲皮素、nicotiflorin 和 umuhengerin；⑥香豆素类：欧前胡素（imperatorin）、异欧前胡素（isoimperatorin）；⑦挥发油成分：乙酸苄酯、橙花叔醇、苯甲酸甲酯、棕榈酸、反-2, 4-癸二烯醛、反, 顺-2, 4-癸二烯醛、丹皮酚、亚油酸甲酯、3, 5, 5-三甲基-2-环乙烯-1-酮、β-芹子烯、2-十一烯醛、2-戊基呋喃、油酸和顺-癸烯醛等；⑧有机酸：绿原酸、3, 4-二咖啡酰奎宁酸、3-咖啡酰-4-芥子酰奎宁酸、3-咖啡酰-4-芥子酰奎宁酸甲酯、3-咖啡酰-5-芥子酰奎宁酸甲酯、3, 4-二咖啡酰-5-（3-羟-3-甲基）戊二酰奎宁酸、3, 5-二咖啡酰-4-（3-羟-3-甲基）戊二酰奎宁酸、原儿茶酸等；⑨其他成分：多糖 Gps3 和 Gps4、D-甘露醇、二十九烷（nonacosane）、β-谷甾醇、胆碱以及多种微量元素，如 Cr、Fe、Mn、Ni、Cu、Zn、Sb、Ca、Pb、Bi、Sn、Be 和 Ba 等。

二、栀子根（山里黄根）的化学成分研究

栀子根（山里黄根）的乙醇提取物中主要的化学成分为环烯醚萜类化合物，迄今为止从栀子根中分离鉴定出的化合物有：桦木酸、齐墩果酸、齐墩果酸-3-O-β-D-吡喃葡萄糖醛酸苷-6′-O-甲酯、常春藤皂苷元-3-O-β-D-吡喃葡萄糖醛酸苷-6′-O-甲酯、竹节参苷、豆甾醇、β-谷甾醇、胡萝卜苷、香草酸、丁香酸、D-甘露醇、齐墩果酸乙酸酯、10-O-咖啡酰基-6α-羟基京尼平苷、淫羊藿苷 E_5、6α-羟基京尼平苷、京尼平苷等。此外，采用 LC-MS 技术分析通过超临界 CO_2 萃取法和水蒸气蒸馏法提取的栀子根挥发油，结果从总挥发油中分离得到 65 种物质，其中 59 种物质被鉴定，占总挥发油的 86.546% 和 73.626%。

第四节　药理活性研究

近年来，有关栀子及其有效成分的研究不断深入和发展，阐明了其广泛的药理作用，拓宽了传统的用药范畴，同时也佐证了有关栀子的一些中医理论及临床用药经验。栀子具有对肝脏、脑组织、胰腺细胞的保护作用，可以促进胆汁分泌、调节胃机能、增加内脏血流量、修复骨科软组织损伤，以及降压、解热、镇静、抗菌、抗炎、抗过敏等作用，具有广泛的药用价值。然而，已有的药理活性研究局限于栀子果实，针对栀子根的活性研究少之又少。仅有的部分研究报道指出：栀子根醇提物对 CCl_4 致小鼠急性肝损伤的保护作用；此外，栀子果实和根部位对 ANIT 诱导的黄疸模型小鼠均具有一定的保护作用，推断栀子果实保肝机制可能主要与抗氧化作用和抑制炎症反应有关，而栀子根保肝作用可能主要与胆汁酸代谢有关。

第五节　炮制和质量标准

一、山里黄根的炮制

取原药，除去杂质，洗净，润透，切厚片（细小者切小段），干燥。

二、山里黄根的质量标准

经研究表明，可通过鉴别（粉末显微特征、薄层色谱）、检查（水分、灰分）、浸出物、含量测定（高效液相色谱）对山里黄根的质量进行全面的控制。

（一）山里黄根的检查

1. 山里黄根的水分

水分按《中国药典》水分测定法中的烘干法检查。根据测定结果，将水分限度定为不得过 12.0%。

2. 山里黄根的总灰分

总灰分按《中国药典》灰分测定法中的总灰分测定法检查。根据测定结果，将总灰分限度定为不得过 4.0%。

（二）山里黄根的浸出物

浸出物按《中国药典》醇溶性浸出物测定法项下的热浸法检查。根据测定结果，用 50%乙醇作溶剂，将浸出物的限度定为应不得少于 8.0%。

（三）山里黄根的含量测定

《湖南省中药材标准》（2009 年版）中选取齐墩果酸作为栀子根含量测定项的指标性成分，该方法需要将齐墩果酸酯水解成齐墩果酸，继而测定其含量。但现有研究表明，竹节参皂苷IVa 是山里黄根主要化学成分之一，皂苷在镇痛、镇静、抗炎、增强免疫力、抗肿瘤等诸多方面表现出生理活性，与畲药的理论与应用相吻合。考虑到齐墩果酸在多数药材中大量存在，特征性不强，故选取原型存在且更加能反映山里黄根药物性质与质量情况的竹节参皂苷IVa 为指标性成分测定其含量。

1. 仪器与试药

仪器：Agilent 1260 高效液相色谱仪；DAD 检测器；Agilent Zorbax SB-C$_{18}$（4.6 mm×250 mm, 5 μm）；电子天平；智能超声波清洗器。

甲醇、乙腈、磷酸为色谱纯，水为娃哈哈纯净水。

竹节参皂苷IVa 对照品，购自中国食品药品检定研究院。

2. 对照品溶液的制备

精密称取竹节参皂苷IVa 对照品适量，加 60%乙醇制成 252.2 μg/mL 的溶液，作为储备液。精密吸取储备液制成 50.44 μg/mL 的溶液，作为对照品溶液。

3. 供试品溶液的制备

取山里黄根过二号筛粉末约 2 g，精密称定，置具塞锥形瓶中，精密加入 60%乙醇 25 mL，密塞，称定质量，超声处理 40 min，放冷至室温，再称定质量，用 60%乙醇补足减失的质量，摇匀，用 0.45 μm 的微孔滤膜过滤，滤液即为供试品溶液。

4. 系统适用性试验

色谱柱：Agilent Zorbax SB-C_{18} 色谱柱（4.6 mm×250 mm, 5 μm），柱温：30 ℃；流动相：乙腈-0.1%磷酸水溶液（33∶67）；流速：1.0 mL/min；检测波长：203 nm；进样量：10 μL。分别精密吸取对照品溶液和供试品溶液进样，记录色谱图，见图 11-1。在该色谱条件下，竹节参皂苷Ⅳa 与其他成分可达到基线分离，分离度大于 1.5，理论塔板数均在 10 000 以上，具有良好的分离效果。

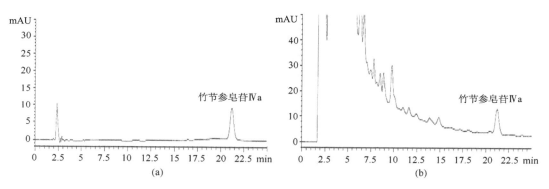

图 11-1　高效液相色谱图：（a）对照品；（b）供试品

新形态教学拓展资源

畲药相随·山里黄根

第十二章　盐　芋　根

Yanyugen

RHI CHINENSIS RADIX

第一节　植　物　资　源

盐芋根，即漆树科（Anacardiaceae）盐肤木属植物盐肤木（*Rhus chinensis* Mill.）的干燥根，以畲族习用药材名义收载于 2015 年版《浙江省中药炮制规范》。盐芋根又名盐芙根、盐肤柴、盐葡萄、盐麸子根等。

一、盐肤木属植物概述

漆树科约 60 属，600 余种，分布于全球热带、亚热带，少数延伸到北温带地区。我国有 16 属，59 种。本科植物多为乔木或灌木，稀为木质藤本或亚灌木状草本，韧皮部具裂生性树脂道。本科以产漆著称，生漆为工业或国防上的重要涂料，产量以我国最多。

《中国植物志》记载盐肤木属（*Rhus*）约有 250 种，分布于亚热带和暖温带，我国有 6 种、3 个变种，分别为盐肤木及其变种滨盐肤木（*R. chinensis* var. *roxburghii* DC.）、川麸杨（*R. wilsonii* H.）、滇麸杨（*R. teniana* H.）、白背麸杨（*R. hypoleuca* C.）、青麸杨（*R. potaninii* M.）、旁遮普麸杨（*R. punjabensis*）的 2 个变种红麸杨（*R. punjabensis* var. *sinica* R.）和毛叶麸杨（*R. punjabensis* var. *pilosa*）。此外，还有泰山盐肤木（*R. taisanensis* S.B. Liang）。本属植物除东北、内蒙古、青海和新疆外均有分布。国产本属植物多具有药用或经济价值，如盐肤木不仅本身可作药用，还可作为五倍子蚜虫的寄主植物，其虫瘿富含五倍子酸。因此，盐肤木也称五倍子树。

二、盐芋根基原植物形态与资源分布

（一）基原植物形态

盐肤木为落叶灌木或小乔木，高 2～10 m。小枝棕褐色，被锈色柔毛，具圆形小皮孔。奇数羽状复叶互生，长 25～45 cm，叶轴及叶柄常有翅；小叶 5～13 枚；小叶片纸质，多形，长卵形至卵状长圆形，长 3～12 cm，宽 2～7 cm，先端急尖，基部宽楔形或圆形，稍偏斜，边缘具粗锯齿，上面暗绿色，沿中脉被锈色短柔毛或近无毛，下面粉绿色，被白粉，密被锈色柔毛；无柄或近无柄。圆锥花序宽大，顶生，多分枝，雄花序长 20～40 cm，雌花序较短，密被锈色柔毛；雄花花萼 5 裂，萼片广卵形，长约 1 mm，花瓣白色，5 枚，倒卵状长圆形，长约 2 mm，开放时外卷，雄蕊伸出，花丝线形，花药卵

形；雌蕊、花萼、花瓣均比雄蕊小，子房卵形，密被白色柔毛，花柱 3，柱头头状。核果球形，略压扁，成熟时橙红色，径 4～5 mm，被具节柔毛或腺毛，果柄 3～4 mm。花期 8～9 月，果期 10 月。该植物为雌雄异株，具有有性和无性两种繁殖方式，但以有性繁殖为主，无性繁殖属随机行为，对种群分布影响不大。

（二）资源分布

盐肤木在我国除东北、新疆、青海和内蒙古外，其余各省均有分布。主要生于海拔 170～2700 m 的向阳山坡、林缘、沟谷和灌丛中。还分布于印度、中南半岛、马来西亚、印度尼西亚、日本和朝鲜。

三、盐芋根的鉴别

（一）常规鉴别

盐芋根的粉末显微特征：本品粉末浅褐色。石细胞类圆形、类方形及不规则形，直径 20～90 μm，壁厚，孔沟明显，具层纹，常聚集成石细胞团，有的胞腔内含深棕色物；纤维多成束，淡黄色，壁厚。具缘纹孔导管直径 20～90 μm，多已破碎，纹孔排列紧密。草酸钙簇晶直径 10～35 μm，单个散在或数个排列成行；木栓细胞长方形或多角形，壁不均匀增厚。

（二）DNA 条形码鉴定

取基原植物样本根约 40 mg，均按照根及根茎类药材 DNA 提取方法操作。

盐肤木共 18 条序列：序列长度为 224 bp；有 2 个变异位点，分别为 164 位点和 180 位点 T-C 变异；GC 含量为 61.2%～62.1%。

四、盐肤木的繁殖与栽培

盐肤木栽培的重点是育苗环节，通常采用播种繁殖和压根繁殖两种方式进行。

（一）播种繁殖

1. 选地整地

宜选向阳温暖、土层深厚、疏松肥沃、排水良好的沙壤土种植。每 1000 m^2 施农家肥 6000 kg，配施 60 kg 过磷酸钙，深翻 50 cm，耙细整平，作成 1.3 m 宽的畦。

2. 种子处理

用 40～50 ℃温水加入草木灰调成糊状，搓洗盐肤木种子。用清水掺入 10%浓度的石灰水搅拌均匀，将种子放入浸泡 3～5 天后摊放在簸箕上，盖上草帘，每天淋水一次，待种子"露白"后，方可播种。播种时间在春季 3 月中旬至 4 月上旬。播种量为每亩 12 kg 左右。

3. 播种方法

将种子均匀撒在苗床上，然后用细沙覆盖种子，其厚度以不见种子为宜。再用稻草或松针、谷壳盖上，然后喷洒清粪水，至湿透苗床为止。幼苗出土前要经常浇水，使苗床保持湿润，在幼苗大量出土后，应在阴天或少雨天揭去覆盖物炼苗。苗期要加强田间管理，以保苗木健壮。

4. 间苗、定苗

苗高 7 cm 时间苗，苗高 17～20 cm 时按株距 15 cm 定苗。

（二）压根繁殖

将老盐肤木的根挖出来，切成 30 cm 左右长一段，再选土打塘，将切好的树根栽下，根留出地面 3～4 寸，此法成活率高、生长快。树根大的一年就可以结果，2～3 年可以成林。

第二节 典 籍 记 载

一、2015 年版《浙江省中药炮制规范》记载

【别名】盐肤木根。

【来源】本品为畲族习用药材，为漆树科植物盐肤木（*Rhus chinensis* Mill.）的根。全年可采，洗净，晒干。

【炮制】取原药，除去杂质，洗净，润软，切段或厚片，干燥。

【性状】为不规则的段或块片。表面棕褐色至黑褐色，有的表面具红棕色或黄棕色突起的圆形皮孔，有的外皮易脱落。质坚，断面皮部红棕色至棕褐色，木部浅棕色或黄白色，具放射状纹理，可见导管孔。气微，木部味淡，皮部味涩。

【鉴别】粉末浅褐色。石细胞类圆形、类方形及不规则形，直径至 20～90 μm，壁厚，孔沟明显，具层纹，常聚集成石细胞团，有的胞腔内含深棕色物。纤维多成束，淡黄色，壁厚，与射线细胞垂直相交。具缘纹孔导管直径 20～90 μm，多已破碎，纹孔排列紧密。草酸钙簇晶直径 10～35 μm，单个散在或数个排列成行。木栓细胞长方形或多角形，壁不均匀增厚。

【检查】**水分** 不得过 12.0%（《中国药典》水分测定法烘干法）。

总灰分 不得过 4.0%（《中国药典》灰分测定法）。

【浸出物】照《中国药典》醇溶性浸出物测定法项下的热浸法测定，用 50%乙醇作溶剂，不得少于 14.5%。

【性味与归经】酸、咸、微苦，平。归肝、肺经。

【功能与主治】祛风胜湿，利水消肿，活血散毒。用于黄疸胁痛，风湿痹痛，风疹，毒蛇咬伤。

【用法用量】9～30 g；外用适量。

【处方应付】写盐芋根、盐肤木根均付盐芋根。

【储藏】置干燥处。

二、其他医药典籍记载

《本草拾遗》记载，盐肤木周身均可入药，有祛风化湿、消肿软坚、收敛解毒、生津润肺、降火化痰等功效。《全国中草药汇编》记载盐肤木根、叶、花、果及五倍子均供药用，夏秋采收。果、根性味酸、咸、微寒，无毒。能化积滞，消骨硬，解毒，退目翳。五倍子性味平，酸。收敛止血，敛肺降火，敛汗涩肠。治肺虚咳嗽，多汗，水肿，泻痢，下血，脱肛，痔疾等。外用于烫伤及局部出血。用量：根 3 钱～1 两，五倍子 5 分～2钱，花、叶外用不拘。《明代彝医书》记载，用盐肤木根加酒煎服可治疗关节生疮。

盐肤木在民间常用于治疗慢性气管炎、黄疸型肝炎、结核性胸膜炎、痔疮、牙周炎、风湿性关节炎等。盐肤木根（盐芋根）验方如下。①慢性气管炎：盐肤木根配枇杷叶、白毛鹿茸草等，水煎服。②黄疸型肝炎：盐肤木根皮研粉 10～15 g，煮鸡蛋服，用鲜根皮晒干捣细过筛，或本品配黄桅根煎服。③结核性胸膜炎：盐肤木根 30 g，猕猴桃根 60 g，穿心莲、紫背天葵各 15 g，每天一剂，水煎服。④治痔疮出血：盐肤木根 60 g，凤尾草 30 g，猪赤肉 100 g，水炖，吃肉饮汤。⑤治久咳：盐肤木根 30 g，枇杷叶、胡颓子各 10 g，水煎服。⑥治麻疹不透：盐肤木根 10～15 g，切片，水煎服。

第三节　化学成分研究

盐肤木化学成分主要包括三萜、黄酮、鞣质、酚酸等化合物。三萜类包括半翅盐肤木酸（semialactic acid）、半翅盐肤木内酯（semialactone）、异刺树酮过氧化物（isofouqierone peroxide）、刺树酮（fouquierone）、白桦酮酸、桦木醇以及盐肤木内酯 A（rhuscholide A）和 5-羟基-7-(3, 7, 11, 15-四甲基-2, 6, 10, 11-十六碳四烯)-2(3H)-苯并呋喃酮，黄酮类包括盐肤木查耳酮 A、盐肤木双黄酮 A 等。针对盐肤木根部的化学成分研究尚不够充分。

第四节　药理活性研究

盐肤木作为传统中药具有祛风化湿、消肿软坚、收敛解毒、生津润肺、降火化痰等功效。盐肤木现代药理研究发现其提取物及其中含有的化合物主要包括抗组胺释放、抗肿瘤、抑制人肾小球膜细胞增生、抗菌、抗腹泻、抗凝血、抗单纯疱疹病毒、抗 HIV 病毒等作用。但是针对盐肤木根中化学成分的药理活性研究不足。

第五节　炮制和质量标准

一、盐芋根的炮制

取原药，除去杂质，洗净，润软，切段或厚片，干燥。

二、盐芋根的质量标准

经研究表明，可通过鉴别（粉末显微特征）、检查（水分、灰分）、浸出物、含量测定对盐芋根的质量进行全面的控制。

（一）盐芋根的检查

1. 盐芋根的水分

水分按《中国药典》水分测定法中的烘干法检查。根据测定结果，将水分限度定为不得过 12.0%。

2. 盐芋根的总灰分

总灰分按《中国药典》灰分测定法中的总灰分测定法检查。根据测定结果，将总灰分限度定为不得过 4.0%。

（二）盐芋根的浸出物

浸出物按《中国药典》醇溶性浸出物测定法项下的热浸法检查。根据测定结果，用 50%乙醇作溶剂，将浸出物的限度定为应不得少于 14.5%。

（三）盐芋根的含量测定

含量测定可参考《中国药典》（2015 年版）五倍子项下没食子酸的测定方法。

1. 仪器与试药

Agilent 1260 高效液相色谱仪；G4212B 二极管阵列检测器；电子天平；水浴锅。

甲醇为色谱纯，盐酸、磷酸为分析纯，水为娃哈哈纯净水。没食子酸对照品购自中国食品药品检定研究院。

2. 对照品溶液的制备

精密称取没食子酸对照品适量，加 50%甲醇制成 280.50 μg/mL 的溶液，作为储备液。精密吸取储备液制成 28.05 μg/mL 的溶液，作为对照品溶液。

3. 供试品溶液的制备

药材粉碎，过二号筛，取约 0.2 g，精密称定，置具塞锥形瓶中，精密加入 10%盐酸溶液 50 mL，密塞，称定质量，水浴中加热水解 3.5 h，放冷至室温，再称定质量，用 10%盐酸溶液补足减失的质量，摇匀，过滤，精密量取续滤液 2 mL 置 10 mL 量瓶中，加 50%甲醇稀释至刻度，摇匀，用 0.45 μm 微孔滤膜过滤，取续滤液，即可。

4. 系统适用性试验

色谱柱：Agilent Zorbax SB-C_{18} 色谱柱（4.6 mm×250 mm, 5 μm）；流动相：甲醇-0.4%磷酸溶液（3∶97），流速 1.0 mL/min；柱温：30 ℃；检测波长：272 nm；自动进样，进样量：10 μL。按色谱条件进样，记录色谱图如图 12-1。在该色谱条件下，没食子酸与其他成分可达到基线分离，分离度大于 1.5，理论塔板数在 8000 以上，分离效果较好。

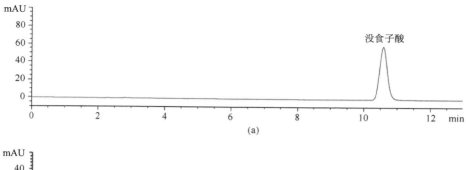

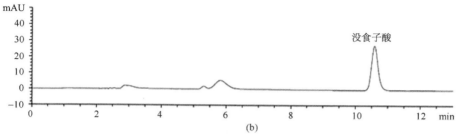

图 12-1　高效液相色谱图：（a）对照品；（b）供试品

新形态教学拓展资源

畲药相随·盐芋根

第十三章　铜丝藤根

Tongsitenggen

LYGODII RHIZOMA ET RADIX

第一节　植物资源

铜丝藤根，即海金沙科（Lygodiaceae）海金沙属植物海金沙[*Lygodium japonicum* (Thunb.) Sw.]的干燥根茎或根，以畲族习用药材名义收载于 2015 年版《浙江省中药炮制规范》。海金沙又名铜丝藤、过路青、上树狼衣等。

一、海金沙属植物概述

海金沙科仅海金沙属单独一属。海金沙属植物约有 45 种，分布于全世界热带和亚热带；中国有海金沙、网脉海金沙（*L. subareolatum* Christ）、海南海金沙（*L. conforme* C. Chr.）、掌叶海金沙（*L. digitatum* Presl）、云南海金沙（*L. yunnanense* Ching）、小叶海金沙[*L. scandens* (L.) Sw.]、羽裂海金沙（*L. polystachyum* Wall.）、柳叶海金沙（*L. salicifolium* Presl）、曲轴海金沙[*L. flexuosum* (L.) Sw.]和狭叶海金沙（*L. microstachyum* Desv.）共 10 种，主要分布于华南及西南地区，其中 5 种供药用。

海金沙属和其他蕨类植物不同的地方在于它们的叶轴很细、柔韧且很长，是蕨类植物中唯一能以叶轴攀援的植物，具有较高的观赏价值。海金沙属的蕨叶以无限延长的方式展开，且叶轴会偶合在支撑物上，因此每个蕨叶都会形成分开的藤蔓。

二、铜丝藤根基原植物形态与资源分布

（一）基原植物形态

海金沙高攀达 1～4 m。叶轴上面有两条狭边，羽片多数，相距 9～11 cm，对生于叶轴上的短距两侧，平展，距长达 3 mm。端有一丛黄色柔毛复盖腋芽。不育羽片尖三角形，长宽几相等，10～12 cm 或较狭，柄长 1.5～1.8 cm，同羽轴一样多少被短灰毛，两侧并有狭边，二回羽状；一回羽片 2～4 对，互生，柄长 4～8 mm，和小羽轴都有狭翅及短毛，基部一对卵圆形，长 4～8 cm，宽 3～6 cm，一回羽状；二回小羽片 2～3 对，卵状三角形，具短柄或无柄，互生，掌状三裂；末回裂片短阔，中央一条长 2～3 cm，宽 6～8 mm，基部楔形或心脏形，先端钝，顶端的二回羽片长 2.5～3.5 cm，宽 8～10 mm，波状浅裂；向上的一回小羽片近掌状分裂或不分裂，较短，叶缘有不规则的浅圆锯齿。主脉明显，侧脉纤细，从主脉斜上，1～2 回二叉分歧，直达锯齿。叶纸质，干后绿褐色。

两面沿中肋及脉上略有短毛。能育羽片卵状三角形，长宽几相等，12~20 cm，或长稍过于宽，二回羽状；一回小羽片 4~5 对，互生，相距 2~3 cm，长圆披针形，长 5~10 cm，基部宽 4~6 cm，一回羽状；二回小羽片 3~4 对，卵状三角形，羽状深裂。孢子囊穗长 2~4 mm，往往长远超过小羽片的中央不育部分，排列稀疏，暗褐色，无毛。

（二）资源分布

产于江苏、浙江、安徽南部、福建、台湾、广东、香港、广西、湖南、贵州、四川、云南、陕西南部。

三、铜丝藤根的鉴别

（一）常规鉴别

铜丝藤根的粉末显微特征：本品粉末灰褐色。梯纹管胞较多，多破碎，直径 12~65 μm。厚壁细胞呈类多角形。非腺毛平直、弯曲或稍拐折，顶端细胞较长，偶有胞腔内含黄棕色物。淀粉粒单粒圆形、椭圆形或广卵形，直径 3~13 μm，脐点点状或短缝状，层纹不明显；复粒由 2~3 个分粒组成。

（二）DNA 条形码鉴定

取基原植物样本根茎约 40 mg，均按照根及根茎类药材 DNA 提取方法操作。
海金沙共 17 条序列：序列长度为 265 bp，无变异位点；GC 含量为 64.2%。

四、海金沙的繁殖与栽培

海金沙为多年生攀援蕨类植物，多为野生。海金沙的繁殖可分为分株繁殖和孢子繁殖。另外，海金沙还可以借助成熟孢子为外植体进行组织培养。

立秋前后孢子成熟时，选晴天清晨露水未干时，摘下孢子叶，放于衬有纸或布的管内，于避风处晒干，然后轻轻搓揉抖动使孢子弹出，再用细筛筛出叶片即得孢子（海金沙）。

第二节 典籍记载

2015 年版《浙江省中药炮制规范》记载如下。

【别名】海金沙根。

【来源】本品为畲族习用药材，为海金沙科植物海金沙[*Lygodium japonicum*（Thunb.）Sw.]的干燥根茎及根。本省有产，秋季采挖，除去杂质，洗净，干燥。

【炮制】取原药材，除去杂质，洗净，切段，干燥。

【性状】为灰褐色至黑褐色的段。根茎圆柱形，呈分支状，有的分枝残留有棕黄色茎干，切面皮部灰褐色，木部淡黄棕色。须根众多，细长，直径约 1 mm，弯曲不直，着生多数黑色的须毛。质硬而韧，略具弹性，气微，味淡。

【鉴别】粉末灰褐色。梯纹管胞较多，多破碎，直径 12～65 μm。厚壁细胞呈类多角形。非腺毛平直、弯曲或稍拐折，顶端细胞较长，有的下部细胞较大，上部细胞骤细，偶有胞腔内含黄棕色物。淀粉粒单粒圆形、椭圆形或广卵形，直径 3～13 μm，脐点点状或短缝状，层纹不明显；复粒由 2～3 个分粒组成。

【性味与归经】甘、淡，寒。归肝、膀胱经。

【功能与主治】清热解毒，利湿消肿。用于小便不利，水湿肿满。

【用法与用量】20～50 g。

【处方应付】写铜丝藤根、海金沙根均付铜丝藤根。

【储藏】置干燥处，防霉，防蛀。

第三节　化学成分研究

海金沙具有重要药用价值，通常以孢子、根茎以及全草作为药用部位，药用部位不同，所含成分有显著差异。根据目前的报道，海金沙全草主要含黄酮类、萜类、甾体类、酚酸类、脂肪酸及酯类化合物等。表 13-1 列出了已报道的海金沙化学成分。

表 13-1　海金沙化学成分及植物来源

类别	化合物名称	植物来源
黄酮类	金合欢素（acacetin）	地上部分
	金合欢素-7-O-β-D-吡喃葡萄糖苷（acacetin-7-O-β-D-glucopyranoside）	地上部分
	金合欢素-7-O-α-L-吡喃鼠李糖基-(1→6)-β-D-吡喃葡萄糖苷 [acacetin-7-O-α-L-rhamnopyranosyl-(1→6)-β-D-glucopyranoside]	地上部分
	金合欢素-7-O-(6′-O-α-L-吡喃鼠李糖基)-β-槐糖苷 [acacetin-7-O-(6′-O-α-L-rhamnopyranosyl)-β-sophoroside]	地上部分
	芹菜素（apigenin）	根
	芹菜素-7-O-β-D-吡喃葡萄糖苷（apigenin-7-O-β-D-glucopyranoside）	根
	6,8-二-C-葡萄糖基芹菜素（6,8-di-C-glucosylapigenin）	全草
	香叶木苷（diosmin）	地上部分
	香叶木素-7-O-芸香糖苷（diosmetin-7-O-rutinoside）	地上部分
	山柰酚（kaempferol）	全草
	山柰酚-3-O-芸香糖苷（kaempferol-3-O-rutinoside）	地上部分
	山柰酚-7-O-α-L-吡喃鼠李糖苷（kaempferol-7-O-α-L-rhamnopyranoside）	全草
	山柰酚-3-O-β-D-吡喃葡萄糖苷（kaempferol-3-O-β-D-glucopyranoside）	地上部分
	山柰酚-3-O-α-L-吡喃鼠李糖基-7-O-α-L-吡喃鼠李糖苷（kaempferol-3-O-α-L-rhamnopyranosyl-7-O-α-L-rhamnopyranoside）	根
	蒙花苷（linarin）	地上部分
	田蓟苷（tilianin）	全草
	小麦黄素-7-O-β-D-吡喃葡萄糖苷（tricin-7-O-β-D-glucopyranoside）	全草

续表

类别	化合物名称	植物来源
甾体类	capitasterone-3-*O*-β-D-glucopyranoside（lygodiumsteroside A）	根
	胡萝卜苷（daucosterol）	全草，根
	罗汉松甾酮 C（makisterone C）	根
	2β, 3β, 14α, 20*R*, 22*R*-pentahydroxy-24*R*-methyl-5β-cholest-7-en-6-one-3-*O*-β-D-glucopyranoside（lygodiumsteroside B）	根
	ponasteroside A	根
	β-谷甾醇（β-sitosterol）	全草，根
	(24*R*)-stigmastan-3β, 5α, 6β-triol-3-*O*-β-D-glucopyranoside	地上部分
三萜类	木栓酮（friedelin）	根
	22-羟基何柏烷（22-hydroxyhopane）	根
	2α-羟基熊果酸（2α-hydroxy ursolic acid）	根
二萜类	赤霉素 A$_9$ 甲酯（gibberellin A$_9$ methyl ester）	原叶体
	12α-羟基赤霉素 A$_9$ 甲酯（12α-hydroxy gibberellin A$_9$ methyl ester）	原叶体
	赤霉素 A$_{12}$ 甲酯（gibberellin A$_{12}$ methyl ester）	原叶体
	赤霉素 A$_{20}$ 甲酯（gibberellin A$_{20}$ methyl ester）	原叶体
	赤霉素 A$_{73}$ 甲酯（gibberellin A$_{73}$ methyl ester）	原叶体
挥发油	α-油酸单甘油酯	全草
	油酸二羟基乙酯	全草
	3-甲基-1-戊醇	全草
	2-(甲基乙酰基)-3-蒈烯	全草
	环辛酮	全草
	(*E*)-己烯酸	全草
	十一炔	全草
酚酸/酚苷/有机酸类	苯甲酸（benzoic acid）	根
	3, 4-二羟基苯甲酸-4-*O*-(4′-*O*-甲基)-β-D-吡喃葡萄糖苷[3, 4-dihydroxybenzoic acid-4-*O*-(4′-*O*-methyl)-β-D-glucopyranoside]	根
	咖啡酸（caffeic acid）	地上部分
	6-*O*-咖啡酰-D-吡喃葡萄糖（6-*O*-caffeoyl-D-glucopyranose）	地上部分
	1-*O*-(*E*)-咖啡酰-β-D-龙胆二糖[1-*O*-(*E*)-caffeoyl-β-D-gentiobiose]	地上部分
	对香豆酸（*p*-coumaric acid）	地上部分
	6-*O*-*p*-coumaroyl-D-glucopyranose	地上部分
	苹果酸-4-甲酯（malic acid 4-methyl ester）	根
	油酸（oleic acid）	孢子
	亚油酸（linoleic acid）	孢子
	棕榈酸（palmitic acid）	孢子
	原儿茶酸（protocatechuic acid）	全草
	丁二酸（succinic acid）	根
	正二十五烷酸（pentacosanoic acid）	地上部分
	正二十六烷酸（hexacosanoic acid）	地上部分
	3-甲氧基-4-羟基苯甲酸（vanillic acid）	地上部分
	邻苯二甲酸二异辛酯[di (2-ethylhexyl) phthalate]	根

类别	化合物名称	植物来源
其他类	(6*S*, 9*R*)-6-羟基-3-酮-α-紫罗兰醇-9-*O*-β-D-葡萄糖苷（roseoside）	地上部分
	1-正十六烷酸甘油酯	全草
	正三十一烷醇（1-hentriacontanol）	全草
	2-苯胺基-1, 4-萘醌（2-anilino-1, 4-naphthoquinon）	全草
	2-异丙基-7-甲基-6-羟基-α-(1, 4)-萘醌	根
	（2-isopropyl-7-methyl-6-hydroxy-α-(1, 4)-naphthoquinone）	
	β-蜕皮甾酮（β-ecdysone）	根
	6-羟基-2-异丙基-7-甲基-1, 4-萘醌	根
	（6-hydroxy-2-isopropyl-7-methyl-1, 4-naphthoquinone）	
	右旋-(−)-泮内酯-β-D-葡萄糖苷[*R*-(−)-pantoyllactone-β-D-glucopranoside]	根
	1, 2-二酰基乙烯基-*O*-4′-(*N*, *N*, *N*-三甲基)-高丝氨酸	叶
	(1, 2-diacylglyceryl-*O*-4′-(*N*, *N*, *N*-trimethyl)-homoserine)（DGTS）	

第四节　药理活性研究

海金沙孢子在利尿排石方面有显著功效，除此之外海金沙孢子也具有抗菌、抗病毒、抗氧化、抗雄性激素和促生发活性等多方面药理活性。对于海金沙根的药理活性研究很少。有报道指出，海金沙根和根状茎的水提液、醇提液具有一定的降血糖作用，但是有关其降血糖的机理及其降血糖的物质基础有待深入研究。

第五节　临 床 使 用

海金沙在临床上用于治疗尿路感染、尿路结石、肾炎、水肿，具有清热解毒、利尿除湿的功效。民间歌诀"诸淋药王海金沙，甘寒咸肠膀肤家。通利水道淋浊沙，咽喉肿痛风火牙"将海金沙称为治疗诸淋证之王，足见海金沙在泌尿系统方面的重要功效。除孢子外，海金沙其他药用部分（如全草、根）的临床使用案例较少。

一、单味海金沙全草用于治疗婴幼儿腹泻

鲜海金沙全草 5 g，洗净切碎，米泔水 100 mL 浸溃捣烂，加温过滤取汁，加适量蜂蜜即可服用。用法：1 周岁以上幼儿每次 50 mL，每天 2 次，温服；1 周岁以下酌减。一般服药 1 天，最多不超过 2 天。脱水严重者配合补液治疗。其机理一是海金沙具有良好的清热解毒功能，能清除肠道病菌，鲜用作用更强；二是海金沙具有利水通淋的功效，能迅速恢复肠道分清别浊的功能。配合米泔水、蜂蜜，既健脾和胃、缓急止泻，又能防止海金沙全草过于清利而伤及小儿脾胃，故收效迅速。本法经济简便，无毒副反应，口感好，患儿易于接受。

二、海金沙全草单方用于治疗急性乳腺炎

海金沙可用于治疗急性乳腺炎。以鲜品海金沙全草 250 g（洗净）放入锅中，加黄酒 250 mL，然后加清水，水量以浸过药面为度，武火急煎 15 min，稍凉后滤出药渣，其药汁 1 次服完，1 日 2 剂，一般 2 剂可愈。

三、其他应用实例

民间利用其根和根状茎泡茶，预防和治疗高血糖病，对改善人的血糖水平有一定作用。海金沙根还用于治疗肺炎、乳痈、急性病毒性肝炎、急性黄疸性肝炎等症：以海金沙根、马兰根、忍冬藤、抱石莲各 159 g，均用新鲜品，以水煎服。

第六节　炮制和质量标准

一、铜丝藤根的炮制

取原药，除去杂质，洗净，切段，干燥。

二、铜丝藤根的质量标准

经研究表明，可通过鉴别（粉末显微特征）、检查（水分、灰分）、浸出物对铜丝藤根的质量进行全面的控制。

（一）铜丝藤根的检查

1. 铜丝藤根的水分

水分按《中国药典》水分测定法中的烘干法检查。根据测定结果，将水分限度定为不得过 12.0%。

2. 铜丝藤根的总灰分

总灰分按《中国药典》灰分测定法中的总灰分测定法检查。根据测定结果，将总灰分限度定为不得过 7.0%。

（二）铜丝藤根的浸出物

浸出物按《中国药典》醇溶性浸出物测定法项下的热浸法检查。根据测定结果，用 50%乙醇作溶剂，将浸出物的限度定为应不得少于 7.0%。

新形态教学拓展资源

畲药相随·铜丝藤根

第十四章 坚 七 扭

Jianqiniu

LOROPETALI CHINENSE RADIX

第一节 植 物 资 源

坚七扭,即金缕梅科(Hamamelidaceae)檵木属植物檵木[*Loropetalum chinense*(R. Br.) Oliv.]的干燥根,以畲族习用药材名义收载于 2015 年版《浙江省中药炮制规范》。坚七扭又名七七扭、坚漆等。除根外,畲族民间也常取檵木的茎入药。

一、檵木属植物概述

檵木属(*Loropetalum*)为常绿或半落叶灌木至小乔木,芽体无麟苞。叶互生,革质,卵形,全缘,稍偏斜,有短柄,托叶膜质。花 4～8 朵排成头状或短穗状花序,两性;萼筒倒锥形,与子房合生,外侧被星毛,萼齿卵形,脱落性;花瓣带状,白色,在花芽时向内卷曲;雄蕊周围着生,花丝极短,花药有 4 个花粉囊,瓣裂,药隔突出;退化雄蕊鳞片状,与雄蕊互生;子房半下位,2 室,被星毛,花柱 2 个,胚珠每室 1 个,垂生。蒴果木质,卵圆形,被星毛,上半部 2 片裂开,每片 2 浅裂,下半部被宿存萼筒所包裹,并完全合生,果梗极短或不存在。种子 1 个,长卵形,黑色,有光泽,种脐白色;种皮角质,胚乳肉质。檵木属有 4 种和 1 个变种,分布于亚洲东部的亚热带地区,其中我国有 3 种和 1 个变种。

二、坚七扭基原植物形态与资源分布

(一)基原植物形态

檵木为灌木,有时为小乔木,多分枝,小枝有星毛。叶革质,卵形,长 2～5 cm,宽 1.5～2.5 cm,先端尖锐,基部钝,不等侧,上面略有粗毛或秃净,干后暗绿色,无光泽,下面被星毛,稍带灰白色,侧脉约 5 对,在上面明显,在下面突起,全缘;叶柄长 2～5 mm,有星毛;托叶膜质,三角状披针形,长 3～4 mm,宽 1.5～2 mm,早落。花 3～8 朵簇生,有短花梗,白色,比新叶先开放,或与嫩叶同时开放;花序柄长约 1 cm,被毛;苞片线形,长 3 mm;萼筒杯状,被星毛,萼齿卵形,长约 2 mm,花后脱落;花瓣 4 片,带状,长 1～2 cm,先端圆或钝;雄蕊 4 个,花丝极短,药隔突出成角状;退化雄蕊 4 个,鳞片状,与雄蕊互生;子房完全下位,被星毛;花柱极短,长约 1 mm;胚珠 1 个,垂生于心皮内上角。蒴果卵圆形,长 7～8 mm,宽 6～7 mm,先端圆,被褐色星状

绒毛；萼筒长为蒴果的 2/3。种子圆卵形，长 4～5 mm，黑色，发亮。花期 3～4 月。

（二）资源分布

檵木主要分布于我国中部、南部和西南各省，也见于日本和印度。喜生于向阳的丘陵和山地，也常出现在马尾松林及杉木下，是常见灌木，唯北回归线以南未见其踪迹。

三、坚七扭的鉴别

（一）常规鉴别

坚七扭的粉末显微特征：本品粉末浅褐色。木纤维极多，成束，淡黄色，壁厚，直径 20～50 μm，大多数纤维束中间具有分隔。有的纤维束周围的细胞中，含有草酸钙方晶，形成晶纤维。草酸钙方晶呈长方形，类方形，直径 10～30 μm。石细胞淡黄色，类长方形，直径 10～40 μm。木栓细胞表面观呈多角形，壁薄。

（二）DNA 条形码鉴定

取基原植物样本根约 40 mg，均按照根类药材 DNA 提取方法操作。

檵木共 22 条序列：序列长度为 243 bp；有 2 个变异位点，分别为 135 位点 G-A 变异和 198 位点 T-C 变异；GC 含量为 67.5%～68.3%。

四、檵木的繁殖

檵木一年内多次抽梢、开花，地栽能耐−12 ℃低温，耐 43 ℃高温。适宜在肥沃、湿润的微酸性土壤中生长。繁殖方式有种子繁殖、扦插繁殖、嫁接繁殖、高压繁殖等。

第二节 典 籍 记 载

一、2015 年版《浙江省中药炮制规范》记载

【别名】檵木根。

【来源】本品为畲族习用药材，为金缕梅科植物檵木[*Loropetalum chinensis*（R. Br.）Oliv.]的根。本省有产。全年均可采挖，除去泥沙，干燥。

【炮制】取原药，除去杂质，洗净，润软，切段或块片，干燥。

【性状】为不规则的段或块片。外皮灰褐色或黑褐色，具浅纵纹，有的可见须状侧根，栓皮易呈片状剥落而露出棕红色的皮部。切面皮部薄，棕红色；木部灰黄色或棕红色，强纤维性。体重，质坚硬，不易折断。气微，味淡、微苦涩。

【鉴别】粉末浅褐色。木纤维极多，成束，淡黄色，壁厚，直径 20～50 μm，大多数纤维束中间具有分隔。有的纤维束周围的细胞中，含有草酸钙方晶，形成晶纤维。草酸钙方晶呈长方形，类方形，直径 10～30 μm。石细胞淡黄色，类长方形，直径 10～40 μm。木栓细胞表面观呈多角形，壁薄。

【检查】水分　不得过 12.0%（《中国药典》水分测定法烘干法）。

总灰分 不得过 6.0%（《中国药典》灰分测定法）。

【浸出物】照《中国药典》醇溶性浸出物测定法项下的热浸法测定，用 50%乙醇溶液为溶剂，不得少于 8.5%。

【性味与归经】苦、涩，微温。归肝、肾、大肠经。

【功能与主治】止血。用于痔疮，崩漏。

【用法与用量】20～50 g。

【处方应付】写坚七扭付坚七扭。

【储藏】置干燥处。

二、其他医药典籍记载

传统医药文献中有部分关于檵木药用价值的记载，《闽东本草》记载其"性平，味微甘涩，入肺、脾、胃、大肠四经"，《植物名实图考》描述其"捣烂敷刀刺伤，能止血"。《湖南药物志》、《浙江天目山药植志》、《江西民间草药》等记录檵木的功能主治包括清暑、解热、止咳、止血以及治疗遗精、烦渴、鼻衄、血痢、泄泻、妇女血崩等症。依据传统中医及现代医学研究，檵木根、叶、花、果均能入药，可发挥通经活络、收敛止血、清热解毒、止泻等功效。

第三节　化学成分研究

根据已有文献，檵木的化学成分研究对象主要为叶，根部则未见报道。目前已从檵木叶中分离鉴定出 50 余个化合物，结构类型包括鞣质、黄酮、木脂素类和萜类等。表14-1 归纳了檵木叶中所获得的化学成分信息。

表 14-1　檵木叶中的化学成分

化合物类别	化合物名称	化合物类别	化合物名称
挥发油	油酸	黄酮类	杨梅素-3-O-β-D-半乳糖苷
	亚油酸		槲皮素-3-O-β-D-半乳糖苷
	棕榈酸		山奈酚-3-O-β-D-葡萄糖苷
	硬脂酸		槲皮素
	山嵛酸		杨梅素-3-O-α-L-鼠李糖苷
黄酮类	山奈酚		山奈酚-3-O-β-D-半乳糖苷
	杨梅苷		杨梅素
	杨梅素-3-O-β-D-葡萄糖苷		异槲皮苷
	木犀草素	萜类	3β-hydroxy-glutin-5-ene
	没食子酰黄酮苷 D		3α-hydroxy-glutin-5-ene
	黄芪苷-2'-O-没食子酸酯		植物醇
	黄芪苷-6'-O-没食子酸酯		落叶松树脂酸
	椴树苷（tiliroside）	甾体类	β-谷甾醇
	山奈酚		胡萝卜苷

续表

化合物类别	化合物名称	化合物类别	化合物名称
有机酸	没食子酸	鞣质	gemin D
鞣质	prostratin B		rugosin A
	loropetalin A～C		rugosin E
	camelliin B		rugosin D
	3-O-顺-对香豆酰奎尼酸		rugosin G
	3-O-反-对香豆酰奎尼酸	木脂素	(−)-(7R, 8S, 8′S-lyoniresiol)
	绿原酸		(+)-丁香树脂酚
	1, 2, 6-三-O-没食子酰-β-D-葡萄糖苷		methyl-(7R, 8R)-4-hydroxy -8′, 9′-dinor-4′, 7′-epoxy-8, 3′-neolignan-7′-ate
	1, 3, 4, 6-四-O-没食子酰-β-D-葡萄糖苷		4-(4-羟基-3-甲氧苯基)-1-(4-羟苯基)-2, 3-二甲基丁基-1-酮
	1, 2, 3, 6-四-O-没食子酰-β-D-葡萄糖苷	其他	14-甲基十五烷酸甘油酯
	1, 2, 3, 4, 6-五-O-没食子酰-β-D-葡萄糖苷		反式对香豆酸乙酯
	2-O-二没食子酰-1, 3, 4, 6-四-O-没食子酰-β-D-葡萄糖苷		4-甲氧基苯酚
	tellimagrandin I		α-生育酚
	tellimagrandin II		姜酮

第四节　药理活性研究

现代药理实验表明，畲药坚七扭的基原植物檵木主要具有抑菌、抗炎、促愈合和抗氧化等生物活性。

一、抑菌活性

檵木总多酚对金黄色葡萄球菌和酿脓链球菌的最低抑菌浓度（minimum inhibitory concentration，MIC）值均为 3 g/L；从檵木叶中分离得到的新木脂素 4-(4-羟基-3-甲氧苯基)-1-(4-羟苯基)-2, 3-二甲基丁基-1-酮对金黄色葡萄球菌、酿脓链球菌、大肠杆菌的 MIC 值分别为 5.0 mg/L、10.0 mg/L 和 30.0 mg/L，表明具有一定的抑菌能力。

二、抗炎活性

檵木总多酚在 50～100 mg/kg 的剂量范围对小鼠耳肿胀具有很好的抑制活性，且具有一定的量效关系，檵木总多酚以 50.0 mg/kg 和 100.0 mg/kg 剂量连续 5 天灌胃给药的肿胀抑制率分别为 44.0% 和 50.7%。

三、其他作用

檵木叶总黄酮提取物，对于链脲佐菌素诱导的糖尿病大鼠，以 200 mg/kg 的剂量给予该提取物，可明显改善大鼠的糖尿病性视网膜病变症状；体外评价结果表明，该提取物能够扩张大鼠冠状动脉，增加冠脉血流量，减慢心率，其作用呈量效关系；该提取物在 100～400 mg/kg 的剂量范围内给药，能延长实验性脑缺血大鼠的生存时间，对脑缺血有明显保护作用。

第五节　炮制和质量标准

一、坚七扭的炮制

取原药，除去杂质，洗净，润软，切段或块片，干燥。

二、坚七扭的质量标准

经研究表明，可通过鉴别（粉末显微特征）、检查（水分、灰分）、浸出物、含量测定对坚七扭的质量进行全面的控制。

（一）坚七扭的检查

1. 坚七扭的水分

水分按《中国药典》水分测定法中的烘干法检查。根据测定结果，将水分限度定为不得过 12.0%。

2. 坚七扭的总灰分

总灰分按《中国药典》灰分测定法中的总灰分测定法检查。根据测定结果，将总灰分限度定为不得过 6.0%。

（二）坚七扭的浸出物

浸出物按《中国药典》醇溶性浸出物测定法项下的热浸法检查。用 50%乙醇作溶剂，根据测定结果将浸出物的限度定为应不得少于 8.5%。

（三）坚七扭的含量测定

1. 仪器与试药

Agilent 1260 高效液相色谱仪；G4212B 二极管阵列检测器；电子天平；水浴锅。

甲醇为色谱纯，盐酸、磷酸为分析纯，水为娃哈哈纯净水。没食子酸对照品购自中国食品药品检定研究院。

2. 对照品溶液的制备

精密称取没食子酸对照品适量,用 50%甲醇稀释成每 1 mL 含没食子酸 30 μg 的对照品溶液。

3. 供试品溶液的制备

药材粉碎，过二号筛，取约 0.5 g，精密称定，置具塞锥形瓶中，精密加入 5%盐酸溶液 50 mL，密塞，称定质量，水浴中加热水解 4 h，放冷至室温，再称定质量，用 5%盐酸溶液补足减失的质量，摇匀，过滤，精密量取续滤液 5 mL 置 10 mL 量瓶中，加甲醇稀释至刻度，摇匀，用 0.45 μm 微孔滤膜过滤，取续滤液，即可。

4. 系统适用性试验

色谱柱：Agilent SB-C$_{18}$ 色谱柱（4.6 mm×250 mm，5 μm）；流动相：甲醇-0.3%磷酸溶液（2∶98），流速 1.0 mL/min；柱温：30 ℃；检测波长：216 nm；自动进样，进样量：5 μL。按色谱条件进样，记录色谱图，见图 14-1。在该色谱条件下，没食子酸与其他成分可达到基线分离，分离度大于 1.5，理论塔板数在 8000 以上，分离效果较好。

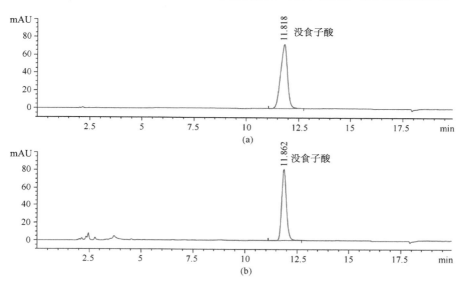

图 14-1　液相色谱图：（a）对照品；（b）供试品

新形态教学拓展资源

畜药相随·坚七扭

第十五章　百 鸟 不 歇

Bainiaobuxie

ARALIAE CAULIS

第一节　植 物 资 源

百鸟不歇，即五加科（Araliaceae）楤木属植物楤木（*Aralia chinensis* L.）或棘茎楤木（*Aralia echinocaulis* Hand.-Mazz.）的干燥茎，以畲族习用药材名义收载于 2015 年版《浙江省中药炮制规范》。楤木又名鸟不宿、白百鸟不宿等。棘茎楤木又名红楤木。在畲族民间，楤木和棘茎楤木的根和根茎也作为药用部位，且多为根皮入药。

一、楤木属植物概述

楤木属（*Aralia*）为小乔木、灌木或多年生草本，通常有刺，稀无刺。叶较大，一至数回羽状复叶；托叶和叶柄基部合生，先端离生，稀不明显或无托叶。花杂性，聚生为伞形花序，稀为头状花序，再组成圆锥花序；苞片和小苞片宿存或早落；花梗有关节；萼筒边缘有 5 小齿；花瓣 5，在花芽中覆瓦状排列；雄蕊 5，花丝细长；子房 5 室，稀 2～4 室；花柱 5，稀 2～4，离生或基部合生；花盘小，边缘略隆起。果实球形，有 5 棱。种子白色，偏扁，胚乳均一。本属有 30 多种，大多数分布于亚洲，少数分布于北美洲，我国约有 30 种。

二、百鸟不歇基原植物形态与资源分布

（一）基原植物形态

楤木为乔木，高 2～5 m，稀达 8 m，胸径达 10～15 cm；树皮灰色，疏生粗壮直刺；小枝通常淡灰棕色，有黄棕色绒毛，疏生细刺。叶为二回或三回羽状复叶，长 60～110 cm；叶柄粗壮，长可达 50 cm；托叶与叶柄基部合生，纸质，耳郭形，长 1.5 cm 或更长，叶轴无刺或有细刺；羽片有小叶 5～11 cm，稀 13 cm，基部有小叶 1 对；小叶片纸质至薄革质，卵形、阔卵形或长卵形，长 5～12 cm，稀长达 19 cm，宽 3～8 cm，先端渐尖或短渐尖，基部圆形，上面粗糙，疏生糙毛，下面有淡黄色或灰色短柔毛，脉上更密，边缘有锯齿，稀为细锯齿或不整齐粗重锯齿，侧脉 7～10 对，两面均明显，网脉在上面不甚明显，下面明显；小叶无柄或有长 3 mm 的柄，顶生小叶柄长 2～3 cm。圆锥花序大，长 30～60 cm；分枝长 20～35 cm，密生淡黄棕色或灰色短柔毛；伞形花序直径 1～1.5 cm，有花多数；总花梗长 1～4 cm，密生短柔毛；苞片锥形，膜质，长 3～4 mm，外面有毛；

花梗长 4~6 mm，密生短柔毛，稀为疏毛；花白色，芳香；萼无毛，长约 1.5 mm，边缘有 5 个三角形小齿；花瓣 5，卵状三角形，长 1.5~2 mm；雄蕊 5，花丝长约 3 mm；子房 5 室；花柱 5，离生或基部合生。果实球形，黑色，直径约 3 mm，有 5 棱；宿存花柱长 1.5 mm，离生或合生至中部；花期 7~9 月，果期 9~12 月。

（二）资源分布

楤木的分布广，北自甘肃东南部（天水），陕西南部（秦岭南坡），山西南部（垣曲、阳城），河北中部（小五台山、阜平）起，南至云南西北部（宾川）、中部（昆明、嵩明），广西西南部（凌云）、东北部（兴安），广东北部（新丰）和福建西南部（龙岩）、东部（福州），西起云南西北部（贡山），东至海滨的广大区域，均有分布。生于森林、灌丛或林缘路边，垂直分布从海滨至海拔 2700 m。

三、百鸟不歇的鉴别

（一）常规鉴别

1. 百鸟不歇的横切面显微鉴别

楤木粉末浅土灰色。树脂道多已破碎，分泌细胞内含滴状分泌物。草酸钙簇晶多见，角钝，散在或数个排列成行。石细胞淡黄色，长椭圆形、类圆形或类方形，单个或成群，壁木化增厚。木栓细胞成块，细胞为长方形、多角形，壁厚，排列整齐。网纹导管、具缘纹孔导管多数，直径 30~150 μm，淀粉粒甚多，单粒类球形、不规则多角形，直径 2~10 μm，脐点点状、一字形、八字形；复粒由 2~5 粒组成。

2. 百鸟不歇的薄层色谱

由于楤木含皂苷类成分，皂苷类成分易溶于正丁醇中，故参照《中国药典》三七项下薄层色谱法，以楤木为对照药材，但易产生边缘效应。比较珠子参项下薄层色谱的展开系统进行实验，得到的斑点最为清晰，分离度好，供试品色谱图中，在与对照药材色谱相应的位置上，显相同的荧光斑点。

（二）DNA 条形码鉴定

取基原植物样本茎约 40 mg，均按照茎类药材 DNA 提取方法操作。

楤木共 13 条序列：序列长度为 230 bp；有 3 个变异位点，分别为 43 位点 C-T 变异、165 位点 G-T 变异和 201 位点 T-C 变异；GC 含量为 63.9%~64.8%。

棘茎楤木共 10 条序列：序列长度为 230 bp；有 2 个变异位点，分别为 166 位点 C-G 变异和 220 位点 T-C 变异；GC 含量为 64.3%~64.8%。

四、楤木的繁殖与栽培

楤木耐寒，但在阳光充足、温暖湿润的环境下生长更好，空气湿度在 30%~60% 之间，喜肥沃而略偏酸性的土壤。繁殖方法有根系繁殖和枝条扦插繁殖。

第二节　典籍记载

一、2015 年版《浙江省中药炮制规范》记载

【别名】鸟不宿、红榴木、白百鸟不歇。

【来源】本品为五加科植物楤木（*Aralia chinensis* L.）或棘茎楤木（*Aralia echinocaulis* Hand.- Mazz.）的干燥茎。前者习称"鸟不宿"，畲族习用药材，称"白百鸟不歇"；后者习称"红榳木"。本省有产，全年可采，干燥。

【炮制】取原药，除去叶柄、刺尖等杂质及直径在 2.5 cm 以上者，水浸，洗净，润软，切厚片，干燥。

【性状】**鸟不宿**　为类圆形的厚片。表面灰白色，疏生皮孔及粗短皮刺的残基。切面皮部极狭；木部棕黄色，有年轮；髓白色，海绵质，嫩茎的较大，老茎的较小。质轻。气微，味微苦、微辛。

红榳木　表面红棕色或棕褐色，密生细长皮刺的残基。

【性味与归经】微苦，温。归肝、心、肾经。

【功能与主治】祛风湿，活血止痛。用于关节炎，胃痛，坐骨神经痛，跌扑损伤。

【用法与用量】9～15g。

【处方应付】写楤木、红榳木、鸟不宿、白百鸟不歇均付楤木。

【储藏】置干燥处。

二、其他医药典籍记载

早在唐初我国就以楤木的根、根白皮及叶入药。《本草纲目拾遗》记载："楤木白皮气味辛平。有小毒，主治水痛。"《本草推陈》记载："楤木树皮及根皮均有健胃、收敛、利尿及降糖作用。主治糖尿病、肾脏病、胃溃疡。"《闽东本草》记载："楤木壮腰骨、舒筋活血、散瘀止痛。"

第三节　化学成分研究

关于楤木属植物化学成分研究的报道较多，但是对楤木中化学成分的研究相对较少，研究表明楤木中含有三萜皂苷、黄酮等化合物（表 15-1）。

表 15-1　楤木中的化学成分

化合物类别	化合物名称
三萜皂苷	narcissiflorine（银莲花苷）
	araloside A（楤木皂苷 A）
	araloside D（楤木皂苷 D）
	elatoside K methyl ester
	araloside A methyl ester（楤木皂苷 A 甲酯）

续表

化合物类别	化合物名称
三萜皂苷	pseudoginsenoside RT1 butyl ester
	太白楤木皂苷 I
	竹节人参皂苷 I b
	齐墩果酸-3-O-β-D-葡萄糖醛酸甲酯苷
	常春藤皂苷元-3-O-β-D-葡萄糖醛酸甲酯苷
	常春藤皂苷元-3-O-β-D-吡喃葡萄糖基（6→1）-O-β-D-吡喃葡萄糖苷
黄酮类	山奈酚
	山奈酚-7-α-L-鼠李糖苷
	山奈酚-3, 7-O-α-L-二鼠李糖苷
其他	尿嘧啶苷
	齐墩果酸
	尿嘧啶
	β-谷甾醇
	β-胡萝卜苷
	刺囊酸

第四节　药理活性研究

一、镇静、镇痛作用

给小鼠腹腔注射楤木总皂苷 1850 mg/kg，能协同戊巴比妥钠、氯丙嗪的中枢抑制效应；能对抗苯丙胺的中枢兴奋作用，但不能对抗戊四唑所致的惊厥和咖啡因的毒性，能明显增加热刺激（热板法）的痛阈，减少乙酸引起的小鼠扭体反应，具有一定的镇痛作用。

二、抗实验性胃溃疡作用

楤木煎剂 4 g/kg 给大鼠灌胃或腹腔注射后可以保护大鼠幽门结扎性、化学性（吲哚美辛诱发）、应激性和利血平性胃溃疡，对乙酸诱发的慢性胃溃疡亦有一定效果。200% 楤木煎剂 0.2～0.4 mL，可使离体大鼠胃条收缩，说明它有促进胃运动的作用。

三、对心脑血管作用

楤木总皂苷可对抗环磷酰胺引起的血细胞总数减少，可使心率减慢，对垂体后叶素造成的大鼠急性心肌缺血模型可使转阴率明显增高。

四、抑菌活性

采用最低抑菌浓度（MIC）法对从楤木树芽中分得的化合物进行抑菌活性筛选，盐酸小檗碱（4 mg/mL）作为阳性对照药物，以完全没有菌生长的最低药物浓度作为该药物对实验菌的 MIC，结果表明分离得到的黄酮类和三萜皂苷类化合物的抑菌效果均优于阳性对照。

五、其他作用

楤木总皂苷 1850 mg/kg 灌胃，能显著提高小鼠的耐缺氧能力。

第五节　炮制和质量标准

一、百鸟不歇的炮制

取原药，除去叶柄、刺尖等杂质及直径在 2.5 cm 以上者，水浸，洗净，润软，切厚片，干燥。

二、百鸟不歇的质量标准

经研究表明，可通过鉴别（横切面显微特征、薄层色谱）、检查（水分、灰分）、浸出物、含量测定对百鸟不歇的质量进行全面的控制。

（一）百鸟不歇的检查

1. 百鸟不歇的水分

水分按《中国药典》水分测定法中的烘干法检查。根据测定结果，将水分限度定为不得过 12.0%。

2. 百鸟不歇的总灰分

总灰分按《中国药典》灰分测定法中的总灰分测定法检查。根据测定结果，将总灰分限度定为不得过 8.0%。

（二）百鸟不歇的浸出物

浸出物按《中国药典》醇溶性浸出物测定法项下的热浸法检查。根据测定结果，将浸出物的限度定为应不得少于 7.0%。

（三）百鸟不歇的含量测定

1. 仪器与试药

Agilent 1260 高效液相色谱仪；G4212B 二极管阵列检测器；电子天平；水浴锅。

甲醇为色谱纯，乙醇、盐酸、乙酸铵为分析纯，水为娃哈哈纯净水。齐墩果酸对照品，购自中国食品药品检定研究院。

2. 对照品溶液的制备

精密称取齐墩果酸对照品适量，加甲醇制成 500 μg/mL 的溶液，作为储备液。精密吸取储备液制成 250 μg/mL 的溶液，作为对照品溶液。

3. 供试品溶液的制备

药材粉碎，过二号筛，取约 0.2 g，精密称定，置具塞锥形瓶中，精密加入乙醇-盐酸（10∶1）溶液 50 mL，密塞，称定质量，加热回流提取 3 h，放冷至室温，再称定质量，用乙醇-盐酸（10∶1）溶液补足减失的质量，摇匀，过滤，精密量取 25 mL 置蒸发皿中，蒸干，加甲醇溶解，转移至 10 mL 量瓶中，加甲醇至刻度，摇匀，用 0.45 μm 微孔滤膜过滤，取续滤液，即可。

4. 系统适用性实验

色谱柱：Waters XBridge-C$_{18}$（4.6 mm×250 mm, 5 μm）；流动相：乙腈-0.3%磷酸（67∶33），流速 1.0 mL/min；柱温：30 ℃；检测波长：208 nm；自动进样，进样量：10 μL。按此色谱条件进样，记录色谱图，见图 15-1。在该色谱条件下，齐墩果酸与其他成分可达到基线分离，分离度大于 1.5，理论塔板数在 10 000 以上，分离效能较好。

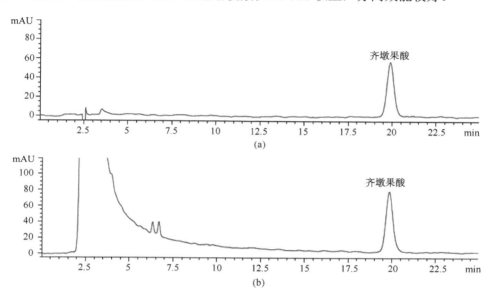

图 15-1　高效液相色谱图：（a）对照品；（b）供试品

新形态教学拓展资源

畲药相随·百鸟不歇

第十六章 嘎 狗 粘

Gagounian

DESMODII CAUDATI HERBA

第一节 植 物 资 源

嘎狗粘，即豆科（Fabaceae）山蚂蝗属植物小槐花[*Desmodium caudatum*（Thunb.）DC.]的干燥全草，以畲族习用药材名义收载于 2015 年版《浙江省中药炮制规范》。嘎狗粘又名狗屎粘。

一、山蚂蝗属植物概述

山蚂蝗属（*Desmodium*）植物为草本、亚灌木或灌木，约 350 种，多分布于亚热带和热带地区。我国有 27 种 5 变种，大多分布于西南经中南部至东南部，仅 1 种产于陕西、甘肃西南部。本属有些种类可为饲料、绿肥，有多品种可入药，如小槐花、小叶三点金[*D. microphyllum*（Thunb.）DC.]、广金钱草（*D. styracifolium*）、毛排钱草（*D. blandum*）、山蚂蝗（*D. oxyphyllum*）和大叶山蚂蝗（*D. gangeticum*）等。本属植物具有抗氧化、清除自由基、抗肿瘤、抗癌、抗菌、抗病毒、抗炎免疫、抗衰老等药理学作用。

二、嘎狗粘基原植物形态与资源分布

（一）基原植物形态

小槐花为直立灌木或亚灌木，高 1～2 m。树皮灰褐色，分枝多，上部分枝略被柔毛。叶为羽状三出复叶，小叶 3；托叶披针状线形，长 5～10 mm，基部宽约 1 mm，具条纹，宿存，叶柄长 1.5～4 cm，扁平，较厚，上面具深沟，多少被柔毛，两侧具极窄的翅；小叶近革质或纸质，顶生小叶披针形或长圆形，长 5～9 cm，宽 1.5～2.5 cm，侧生小叶较小，先端渐尖、急尖或短渐尖，基部楔形，全缘，上面绿色，有光泽，疏被极短柔毛、老时渐变无毛，下面疏被贴伏短柔毛，中脉上毛较密，侧脉每边 10～12 条，不达叶缘；小托叶丝状，长 2～5 mm；小叶柄长达 14 mm，总状花序顶生或腋生，长 5～30 cm，花序轴密被柔毛并混生小钩状毛，每节生 2 花；苞片钻形，长约 3 mm；花梗长 3～4 mm，密被贴伏柔毛；花萼窄钟形，长 3.5～4 mm，被贴伏柔毛和钩状毛，裂片披针形，上部裂片先端微 2 裂；花冠绿白或黄白色，长约 5 mm，具明显脉纹，旗瓣椭圆形，瓣柄极短，翼瓣狭长圆形，具瓣柄，龙骨瓣长圆形，具瓣柄；雄蕊二体；雌蕊长约 7 mm，子房在缝线上密被贴伏柔毛。荚果线形，扁平，长 5～7 cm，稍弯曲，被伸展的钩状毛，

腹背缝线浅缢缩，有荚节4～8，荚节长椭圆形，长9～12 mm，宽约3 mm。花期7～9月，果期9～11月。

（二）资源分布

小槐花产于长江以南各省，西至喜马拉雅山，东至台湾。生于山坡、路旁草地、沟边、林缘或林下，海拔150～1000 m。小槐花夏、秋采集，洗净晒干，鲜用四季均可采用。

三、嘎狗粘的鉴别

（一）常规鉴别

1. 嘎狗粘的粉末显微特征

本品粉末黄色至黄绿色。叶表皮细胞表面观垂周壁波状弯曲。非腺毛长圆锥形，1～3细胞，长150～300 μm。纤维黄色，草酸钙方晶散在或排列成行存在于纤维束中。木栓细胞黄色至红棕色，表面观类方形或多角形。石细胞少见，类圆形或类方形，孔沟明显，导管为具缘纹孔导管，排列较紧密，也有螺纹导管、梯纹导管。

2. 嘎狗粘的薄层色谱

参考《中国药典》银杏叶的薄层色谱方法，以槲皮素为对照品进行鉴别。用80%甲醇加热回流提取60 min所得供试品斑点明显。

（二）DNA条形码鉴定

取基原植物样本叶片约20 mg，均按照叶类药材DNA提取方法操作。

小槐花共16条序列：序列长度为311 bp；无变异位点；GC含量为29.3%。

第二节 典 籍 记 载

一、2015年版《浙江省中药炮制规范》记载

【来源】本品为畲族习用药材，为豆科植物小槐花[*Desmodium caudatum*（Thunb.）DC.]干燥全草。本省有产，采收全株，洗净泥沙，干燥。

【炮制】取原药材，除去杂质，洗净，根及茎切厚片，其他切段，干燥。

【性状】呈段状和厚片。主根与粗茎直径1.5～3.0 cm，表面灰褐色或棕褐色。断面皮部窄，易脱落，木部发达，黄白色，质坚韧，不易折断。细茎圆柱形，直径0.1～1.0 cm，棕绿色或灰褐色，具细纵皱纹。叶片完整者展平后呈阔披针形，长1～10 cm，宽1～3 cm，先端渐尖或锐尖，基部楔形，全缘，上表面深绿色，下表面淡灰绿色。叶柄长1.0～2.8 cm，一面平整，一面有突起的细棱，小叶柄长约0.1 cm。荚果少见，呈条形，长4～8 cm，被钩状短毛，可黏附人及动物。气微，味淡。

【鉴别】粉末黄色至黄绿色。叶表皮细胞表面观垂周壁波状弯曲。非腺毛长圆锥形，1～3细胞，长150～300 μm。纤维黄色，草酸钙方晶散在或成行排列于纤维束周围薄壁细胞中。木栓细胞黄色至红棕色，表面观类方形或多角形。石细胞少见，类圆形或类方

形，孔沟明显。导管为具缘纹孔导管，排列较紧密，也有螺纹导管、梯纹导管。

【性味与归经】辛、微苦，平。归脾、肾经。

【功能与主治】清热利湿，消积散瘀。用于痰湿瘀阻，腰扭伤，风湿痛，带下病。

【用法与用量】9～30 g。

【处方应付】写嘎狗粘付嘎狗粘。

【储藏】置干燥阴凉处，防潮。

二、其他医药典籍记载

《全国中草药汇编》记载小槐花可用于治疗感冒发热，肠胃炎，痢疾；外用可治疗毒蛇咬伤，痈疖疔疮。《万县中草药》将小槐花称为清酒缸，并记载其性味温、微苦，有祛风除湿，消食杀虫作用，主治食欲不振、小儿疳积、月经不调、风湿疼痛、痢疾、肝炎、疮毒、毒蛇咬伤等症。《草木便方》中小槐花同样被记为青酒缸，"青酒缸根叶性温，酒色劳伤补肾经，伤寒发热清胃火，乳痈疖肿服涂清"。

小槐花在民间还用于治疗一些常见病，具体药方如下：

（1）慢性咽炎：小槐花 15 g，薄荷、金银花各 20 g 代茶饮。洗净放入锅中加 500 mL 水，煮沸 20 min，取出药汁与粳米 100 g 熬成粥即可服用。三味药都有清热解毒、抗炎的作用。

（2）治疗口臭：小槐花 15 g，藿香 10 g，连翘 15 g，薄荷 12 g，水煎含服。日多次，忌吃辣味食品。

（3）治疗感冒、咽喉疼痛：小槐花 15 g，薄荷、金银花、百部各 15 g，甘草 6 g，水煎服。

第三节　化学成分研究

小槐花的化学成分同本属其他植物类似，包括黄酮类、萜类、生物碱类、甾体类等类型化合物（表 16-1）。

表 16-1　小槐花非挥发性化学成分

类别	化合物名称	植物来源
黄酮类	kenusanone I	根
	leachianone G	根
	sophoraflavanone B	根
	柚皮素（naringenin）	根
	二氢山柰酚（dihydrokaempferol）	根
	8-C-prenyldihydroisorhamnetin	根
	2″-hydroxymethyl-2″-methylpyran-（5″, 6″ : 7, 8）-5, 4′-（2R, 3R）-dihydroxydihydroflavonol	叶
	8-（γ, γ-dimethylallyl）-5, 7, 2′, 4′-tetrahydroxy-（2R, 3S）-dihydroflavonol	叶
	6-（γ, γ-dimethylallyl）-5, 7, 2′, 4′-tetrahydroxy-（2R, 3R）-dihydroflavonol	根，叶
	8-（γ, γ-dimethylallyl）-5, 7, 2′, 4′-tetrahydroxy-（2R, 3R）-dihydroflavonol	根，叶

续表

类别	化合物名称	植物来源
黄酮类	8-(γ, γ-dimethylallyl)-5, 7, 4'-trihydroxy-3'-methoxy-(2R, 3R)-dihydroflavonol	根，叶
	8-(γ, γ-dimethylallyl)-5, 7, 4'-trihydroxy-(2R, 3R)-dihydroflavonol	根，叶
	8, 3'-di(γ, γ-dimethylallyl)-5, 7, 4'-trihydroxy-(2R, 3R)-dihydroflavonol	叶
	5, 7, 4'-trihydroxy-(2R, 3R)-dihydroflavonol	根，叶
	2″, 2″-dimethylpyran-（5″, 6″：7, 8）-5, 2'-dihydroxy-4'-methoxy-（2R, 3R）-dihydroflavonol	根，叶
	2″, 2″-dimethylpyran-（5″, 6″：7, 8）-5, 3'-dihydroxy-4'-methoxy-（2R, 3R）-dihydroflavonol	叶
	10-(γ, γ-dimethylallyl)-3, 9, 13-trihydroxy-6, 12-metano-6H, 12H-dibenzo[b, f][1, 5]dioxocin	根，叶
	2″, 2″-dimethylpyran-（5″, 6″：7, 8）-5, 4'-dihydroxy-（2R, 3R）-dihydroflavonol	根，叶
	7, 4'-dihydroxy-（2R, 3R）-dihydroflavonol	叶
	6-(γ, γ-dimethylallyl)-5, 7, 2', 4'-tetrahydroxyflavonol	叶
	5, 7, 4'-trihydroxyflavonol	叶
	2″, 2″-dimethylpyran-（5″, 6″：7, 8）-5, 4'-dihydroxyflavonol	叶
	8-(γ, γ-dimethylallyl)-5, 7, 2', 4'-tetrahydroxy-（2R）-flavanone	根，叶
	2″, 2″-dimethylpyran-（5″, 6″：7, 8）-5, 2', 4'-trihydroxy-（2R, 3R）-dihydroflavonol	根，叶
	2″, 2″-dimethylpyran-（5″, 6″：6, 7）-5, 2', 4'-trihydroxy-（2R, 3R）-dihydroflavonol	根，叶
	2″, 2″-dimethylpyran-（5″, 6″：6, 7）-5, 2'-dihydroxy-4'-methyl-（2R, 3R）-dihydroflavonol	根
	8-(γ, γ-dimethylallyl)-5, 7, 2'-trihydroxy-4'-methoxy-（2R）-flavanone	根
	8-(γ, γ-dimethylallyl)-5, 7, 4'-trihydroxy-（2R）-flavanone	根
	5, 7, 4'-trihydroxy-（2R）-flavanone	根
	2″, 2″-dimethylpyran-（5″, 6″：7, 8）-5, 3', 4'-trihydroxy-6-methyl-（2R）-flavanone	根
	6-(γ, γ-dimethylallyl)-5, 7, 4'-trihydroxyflavonol	根
	2″, 2″-dimethylpyran-（5″, 6″：7, 8）-5, 2', 4'-trihydroxyflavonol	根
	2″, 2″-dimethylpyran-（5″, 6″：6, 7）-5, 4'-dihydroxy-4'-methoxy-flavonol	根
	2″, 2″-dimethylpyran-（5″, 6″：7, 8）-5, 2', 4'-trihydroxy-6-methyl-flavone	根
	2″, 2″-dimethylpyran-（5″, 6″：7, 8）-5, 3', 4'-trihydroxy-6-methyl-flavone	根
	2'-hydroxyl neophellamuretin	全株
	2'-hydroxyl yokovanol	全株
	yokovanol	全株
	aromadendrin	全株
	1, 3, 5, 6-tetrahydroxyxanthone	全株
	desmodol	全株
	山柰酚（kaempferol）	全株
	清酒缸酚	全株
	neophellamuretin	全株
	异柠檬酚	全株
	柠檬酚	全株
	4H-1-benzopyran-4-one, 2-(3, 4-dihydroxyphenyl)-2, 3-dihydro-3, 5, 7-trihydroxy-8-(3-methyl-2-butenyl)-(2R-trans)-(9CI)	全株

类别	化合物名称	植物来源
黄酮类	当药黄素（swertisin）	全株
	2″-α-rhamnopyranosyl-7-O-methylvitexin	全株
	nothofagin	全株
	牡荆素（vitexin）	全株
	异牡荆素（isovitexin）	全株
	7-O-α-L-吡喃鼠李糖基-山柰酚-3-O-β-D-吡喃葡萄糖苷	全株
	（kaempferol 3-O-β-D-glucopyranoside-7-O-α-L-rhamnopyranoside）	
	isosinensin	全株
	8-dimethylallyltaxifolin	全株
	5, 7, 4′-trihydroxy-dihydroflavonol	全株
	2″-O-鼠李糖基当药黄素（2″-O-rhamnosylswertisin）	全株
	香草醛（vanillin）	全株
	黑麦草内酯（loliolide）	全株
	8-prenylquercetin	全株
萜类	黄槿酮 A	全株
	黄槿酮 D	全株
	古柯三醇	全株
生物碱类	N, N-dimethyltryptamine	全株
	bufotenine	全株
	bufotenine N-oxide	全株
	6′-O-β-D-apiofuranosyl-indole-3-ethyl-β-D-glucopyranoside	全株
甾体类	β-谷甾醇（β-sitosterol）	全株
	豆甾醇（stigmasterol）	全株
有机酸	水杨酸（salicylic acid）	全株
及其他类	吲哚-3-甲醛（indole-3-carboxaldehyde）	全株
	异落叶松脂醇（isolariciresinol）	全株
	开环异落叶松脂醇（secoisolariciresinol）	全株
	二氢脱氢二松柏醇（dihydrodehydrodiconiferyl alcohol）	全株
	resveratroloside	全株
	顺式白藜芦醇苷（cis-piceid）	全株
	白藜芦醇苷（piceid）	全株
	3-（4-hydroxy-3-methoxyphenyl）propyl l-O-[β-D-apiofuranosyl-（1→6）-β-D-glucopyranoside]	全株
	（7R, 8R）-threo-7, 9, 9′-trihydroxy-3, 3′-dimethoxy-8-O-4′-neolignan-4-O-β-D-glucopyranoside	全株
	（7R, 8S, 7′R, 8′S）-4, 9, 4′, 9′-tetrahydroxy-3, 3′-dimethoxy-7, 7′-epoxylignan 9-O-β-D-glucopyranoside	全株

第四节 药理活性研究

小槐花为民间常用药材，具有清热解毒、祛风透疹、消积止痛等功效，常用于治疗发热性疾病、风湿性关节炎和细菌性痢疾等。现代药理学研究表明，小槐花具有和其所在属其他植物类似的生物活性，包括抗氧化、抗炎镇痛、抗菌、抗肿瘤、退热等。

一、抗氧化活性

黄酮类化合物是小槐花中主要的化学成分，实验表明小槐花水提物能够降低小鼠丙二醛含量的同时提高超氧化物歧化酶活性。小槐花茎叶提取物中分离出来的黄酮类成分能够清除 DPPH 自由基以及细胞内多种活性氧自由基，具有抗氧化能力和抗炎作用。

二、抗炎镇痛退热活性

小槐花具有明显的抗炎镇痛和退热作用，其醇提物可以减缓扭体法镇痛所致的小鼠扭体反应程度，延长热板法镇痛所致小鼠反应时间，抑制化学物质所致的足肿胀和耳水肿症状，并能缓解脂多糖导致的发热现象，且该活性具有一定的浓度依赖性。小槐花的水提物也能减少乙酸所致的小鼠扭体反应次数。小槐花茎叶中的黄酮类化合物可以抑制促炎细胞因子 IL-6 和 IL-12 p40 的产生，这可能是小槐花抗炎机制之一。

三、抗菌活性

小槐花根中分离出来的多个化合物均能抑制耐金黄色葡萄球菌，且能抑制耐甲氧西林金黄色葡萄球菌和甲氧西林敏感金黄色葡萄球菌两种菌株。小槐花还具有抗真菌活性，如小槐花根的黄酮类化合物可以抑制毛癣菌。

四、抗肿瘤活性

小槐花醇提物中的黄酮类化合物 2′-hydroxyl neophellamuretin 和 2″-O-鼠李糖基当药黄素对人宫颈癌 HeLa 细胞有较强的生长抑制作用，且具有浓度依赖性。

五、其他活性

小槐花醇提物能够提高单核巨噬细胞吞噬指数，并能有效延长小鼠的睡眠时间，说明小槐花具有较好的镇静催眠和增强免疫的作用。小槐花提取物具有较好的 α-葡萄糖酶抑制作用，其中乙酸乙酯部位和石油醚部位好于正丁醇部位，可见小槐花具有开发治疗糖尿病降血糖药物的潜在价值。

第五节 炮制和质量标准

一、嘎狗粘的炮制

取原药，除去杂质，洗净，根及粗茎切厚片，其他切段，干燥。

二、嘎狗粘的质量标准

经研究表明，可通过鉴别（粉末显微特征、薄层色谱）、检查（水分、灰分）、浸出物对嘎狗粘的质量进行全面的控制。

（一）嘎狗粘的检查

1. 嘎狗粘的水分

水分按《中国药典》水分测定法中的烘干法检查。根据测定结果，将水分限度定为不得过 11.0%。

2. 嘎狗粘的总灰分

总灰分按《中国药典》灰分测定法中的总灰分测定法检查。根据测定结果，将总灰分限度定为不得过 5.0%。

（二）嘎狗粘的浸出物

浸出物按《中国药典》醇溶性浸出物测定法项下的热浸法检查。根据测定结果，用 80%甲醇溶液为溶剂，不得少于 10.0%。

新形态教学拓展资源

畲药相随·嘎狗粘

第十七章　金线吊葫芦

Jinxiandiaohulu

TETRASTIGMAE HEMSLEYANI HERBA

第一节　植 物 资 源

金线吊葫芦，即葡萄科（Vitaceae）崖爬藤属植物三叶崖爬藤（*Tetrastigma hemsleyanum* Diels et Gilg）的干燥全草，为畲族常用药材。金线吊葫芦又名金丝吊葫芦、蛇附子、石老鼠、石猴子等。三叶崖爬藤在中医药典籍中常记载为三叶青，以块根或全草入药。

一、崖爬藤属植物概述

本属约 100 余种，分布亚洲至大洋洲。我国有 45 种，主要分布在长江流域以南各区，大多集中在广东、广西和云南等省区。

二、金线吊葫芦基原植物形态与资源分布

（一）基原植物形态

三叶崖爬藤为多年生草质攀援藤本，长 3～6 m，有纵棱纹，无毛或被疏柔毛。地下块根粗壮，呈纺锤形或椭圆形，单个或数个相连成串珠状。茎细弱，呈纵棱，下部节上生根。卷须与叶对生，有分枝。掌状复叶互生，叶为 3 小叶，小叶披针形、长椭圆披针形或卵披针形，长 3～10 cm，宽 1.5～3 cm，顶端渐尖，基部楔形或圆形，侧生小叶基部不对称，近圆形，边缘每侧有 4～6 个锯齿，锯齿细或有时较粗，两面均无毛；侧脉 5～6 对，网脉两面不明显，无毛；叶柄长 2.0～7.5 cm，中央小叶柄长 0.5～1.8 cm，侧生小叶柄较短，0.3～0.5 cm，无毛或被疏柔毛。花小、黄绿色萼齿小，卵形花瓣，外面顶部有角状突起。花序腋生，长 1～5 cm，下部有节，节上有苞片，或假顶生而基部无节和苞片，二级分枝通常 4 个，集生成伞形，花二歧状，着生在分枝末端；花序梗长 1.2～2.5 cm，被短柔毛；花梗长 1.0～2.5 mm，通常被灰色短柔毛；花蕾卵圆形，高 1.5～2 mm，顶端圆形；萼碟形，萼齿细小，卵状三角形；花瓣 4 片，卵圆形，高 1.3～1.8 mm，顶端有小角，外展，无毛；雄蕊 4 个，花药黄色；花盘明显，4 浅裂；子房陷在花盘中呈短圆锥状，花柱短，柱头 4 裂星状开展。浆果球形，直径约 0.6 cm，生长期绿色，成熟时红色，有种子 1 颗；种子倒卵椭圆形，顶端微凹，基部圆钝，表面光滑，种脐在种子背面中部向上呈椭圆形，腹面两侧洼穴呈沟状，从下部近 1/4 处向上斜展直达种子顶端。花期为每年 4～6 月，果期 8～11 月。

（二）资源分布

三叶崖爬藤主要分布于中国大陆的亚热带地区，即长江流域以南各省、市，包括浙江、江苏、江西、福建、广东、广西、湖北、湖南、四川、重庆、贵州、云南等地，在南部热带及亚热带岛屿（海南岛、台湾）也有少量分布。适合生长于多年平均降水量为800 mm 以上，主要土壤类型是腐殖质丰富的黄壤或黄棕壤，pH 范围为 4.29～7.65，海拔 300～1300 m 的云贵高原、长江中下游平原以及东南丘陵地区。该地区均为亚热带季风湿润气候、温带大陆性湿润气候、温带季风湿润气候，年平均气温在 15 ℃以上，日照时间长，植被繁茂。常生于山坡灌丛、山谷、溪边林下岩石缝、悬崖峭壁等背阴面。

三、金线吊葫芦的鉴别

（一）常规鉴别

1. 块根横切面显微鉴别

三叶崖爬藤块根横切面木栓层薄，常为4～5层木栓细胞。皮层散有直径206～385 μm 的黏液细胞，细胞内有长 21～104 μm 的针晶束，部分皮层细胞含棕色物。黏液细胞方形或类圆形，直径206～385 μm，内含黏液质，有的可见成束或散在的草酸钙针晶，长38～104 μm，偶见草酸钙簇晶，直径21～65 μm，具缘纹孔导管，直径20～61 μm。

2. 块根粉末显微鉴别

三叶崖爬藤块根粉末呈浅灰棕色或淡粉红色。淀粉粒极多，以单粒为主，椭圆形、类三角形、类圆形或葫芦形，直径 30～46 μm，脐点点状、短缝状、星状或人字状，复粒少见，由 2～4 个分粒组成。纤维无色或淡黄色，细长，单个或成束，壁厚。木栓细胞棕色，类长方形或不规则方形，壁稍增厚。韧皮部细胞较小，排列紧密。形成层成环。木质部导管稀少，常数个相聚，径向排列，周围常有木纤维。散有含针晶束的黏液细胞。薄壁细胞多充满淀粉粒。维管束排列因产地不同有较大区别，广西、云南产的三叶崖爬藤块根皮层较宽，可见维管束呈辐射状排列，而浙江产的维管束排列成 "><" 形。同时，发现广西产的韧皮部较宽厚，束间有数个纤维群；浙江产的韧皮部狭窄，束间有多个或数个纤维群。

3. 黄酮类成分的薄层色谱鉴别

三叶崖爬藤块根主要有效成分为黄酮类成分，以芦丁为黄酮类成分薄层色谱鉴别的指标性成分。取药材粉末乙醇加热回流 1.5 h，蒸干后加水溶解，乙酸乙酯提取 2 次，合并蒸干，残渣加乙醇溶解，作为供试品溶液。以 1 mL 含 2 mg 芦丁的乙醇溶液为对照品溶液。照薄层色谱法试验，样品点于同一硅胶 G 薄层板上，以乙酸乙酯-甲酸-水（8：1：1）为展开剂，展开，取出，晾干。喷以三氯化铝试液，待乙醇挥干后，置紫外光灯365 nm 波长处检视，操作简便，斑点清晰。

三叶崖爬藤地上部分粉末乙醇回流提取挥干，分别用石油醚、氯仿、乙酸乙酯、正丁醇溶剂萃取，回收浓缩。对石油醚层萃取液进行薄层色谱鉴别的展开剂为石油醚-乙酸乙酯（8：2），采用浓硫酸-香草醛喷雾显色。对氯仿层、乙酸乙酯层、正丁醇层萃取液进行薄层色谱鉴别，以氯仿-甲醇-水-乙酸（7：1：0.3：2）为展开剂，采用 3%三氯化铝乙醇喷雾显色，置紫外光灯下 365 nm 波长处检视，分离鉴定的效果较好。

（二）DNA 条形码鉴定

取基原植物样本叶片约 40 mg，均按照叶类药材 DNA 提取方法操作。

三叶崖爬藤共 18 条序列：序列长度为 253 bp；有 3 个变异位点，分别为 36 位点 A-G 变异、169 位点 G-C 变异和 190 位点 A-T 变异；GC 含量为 62.5%～62.8%。

四、三叶崖爬藤的繁殖与栽培

开展人工栽培是解决三叶崖爬藤当前资源短缺及农业产业结构调整的根本措施。人工栽培的关键是大量优质种苗的培育，当前三叶崖爬藤种苗的培育主要有扦插繁殖、地下块根繁殖、种子繁殖、组培快繁等方式，以扦插繁殖和地下块根繁殖为主。

（一）繁殖技术

1. 扦插繁殖

三叶崖爬藤为多年生草质攀援藤本。自然界主要依靠动物吞食种子后再随动物粪便排出传播繁殖，三叶崖爬藤种子极少，经过这一环节损耗，数量更少，所以野生三叶崖爬藤资源极少。经过多年努力，已经筛选出生物性状稳定的家化品种。扦插繁殖是目前较为常用的种苗繁育方法，利用经过优选、驯化的三叶崖爬藤品种母本，采用其茎蔓扦插培育成新植株，既可保留母本的优良性状，又能缩短育苗的周期。

2. 地下块根繁殖技术

由于三叶崖爬藤母本极少，地上部分扦插繁殖在多代无性繁殖后，易出现品质退化现象。三叶崖爬藤地下块根具有稳定的特性，利用野生或人工培育的三叶崖爬藤地下药用块根进行繁殖，培养更多的母本资源，是保证品质的重要繁殖方式。

1）解除休眠

三叶崖爬藤地下块根也具有一定的休眠性，在进行三叶崖爬藤地下块根繁殖前，首先解除地下块根的休眠特性。一般最好是在大泡沫箱底覆盖 1～2 cm 的湿河沙，将采集到的新鲜三叶崖爬藤地下块根放在装有河沙的泡沫盒内，再覆盖 3～5 cm 的河沙，然后再放一层三叶崖爬藤地下药用块茎，再覆盖河沙，一直到距离泡沫箱顶 3～5 cm 时，用河沙将三叶崖爬藤完全覆盖。如果平均温度低于 10 ℃，泡沫箱可以直接放在室内阴凉、避光的黑暗处放置 40～50 天；如果自然平均温度高于 10 ℃，必须将泡沫盒放置于冷库内，冷库的温度设置在 5～10 ℃之间。

2）催芽

经过低温冷藏的三叶崖爬藤，当外界温度达到 15 ℃以上时，将三叶崖爬藤从河沙中取出移栽到装有基质的穴盘中，然后将穴盘放置在温度控制在 20～25 ℃的温室内，保持 10～15 天，穴盘上用湿的纱布覆盖，每天揭开纱布，观察基质表面的湿度，当基质发白，立即用喷雾器喷水，等三叶崖爬藤块根长出的芽长度有 2～3 cm，立即去掉纱布。

3）移栽基质配置

三叶崖爬藤地下块根育苗培养最好配置专业的营养基质，目前一般采用三叶崖爬藤育苗基质按体积比的配方，腐殖土 60%～65%；泥炭 30%～35%；长效缓释肥 2%～3%；草木灰 2%～3%。

4）种苗大田移栽

经过催芽的三叶崖爬藤地下块根，等新芽长出后，即可进行移栽，经过 15～20 天催芽处理，三叶崖爬藤就会长出 2～3 cm 的芽，当有 80%的三叶崖爬藤长出 2～3 cm 的芽时，立即去掉穴盘上的纱布，当催芽的三叶崖爬藤 85%的植株叶片有 3 张叶片生长开后，即可带基质移栽到大田。

（二）栽培管理

人工栽培三叶崖爬藤，目前主要采用大田栽培或者林下套种两种模式。利用经济林天然的遮阴优势进行林下套种三叶崖爬藤，对推动林下经济发展，实现兴林富民、提高经济效益和生态效益，实现农业的可持续发展具有重要的意义。三叶崖爬藤林下仿生套种栽培模式如下。

1. 适宜林地选择

三叶崖爬藤林下套种有多种经济林均可选择，如毛竹、板栗、杜英、猕猴桃、成龄香榧林等，要求郁闭度 60%～80%，土层厚度>30 cm，含腐殖质丰富的酸性土壤，坡度<30°排涝较好的林地。

2. 基质配比及控根容器选择

按照每亩 1000 kg 有机肥、磷 50 kg、草木灰 50 kg 或三元复合肥（N：P：K=12：18：21）50 kg 混合均匀撒在土地上，搅拌。三叶崖爬藤林下种植中通常采用容器限根种植模式，目前选择口径 30～35 cm，高 30 cm 材质为无纺布或塑料底材质的控根容器作为限根栽培容器。

3. 定植

三叶崖爬藤林下套种定植时间比大田稍微延后，一般在 4 月中旬至 6 月上旬，每个容器种植 1 年生种苗 3 棵，呈三角形状排列，定植后洒透水，每亩地放袋 3000 个。

4. 日常管理

林下套种三叶崖爬藤，管理比较粗放，一般不需要设遮阳网，除非林区朝南，且林木较稀疏。需要在每年 7 月至 9 月设遮阳率在 30%的遮阳网。当然如果夏季温度高于 39 ℃或连续干旱，可进行雾状喷水保持空气湿度 50%，低温季节对种植袋要采取抗寒措施，用稻草或稀疏的树枝覆盖保暖。

第二节　典籍记载

一、2015 年版《浙江省中药炮制规范》记载

【药材名】三叶青。

【别名】金丝吊葫芦。

【来源】本品为葡萄科植物三叶崖爬藤（*Tetrastigma hemsleyanum* Diels et Gilg）的新鲜或干燥块根。产于广西、云南，本省有产。全年可采，鲜用者，除去泥土、须根等杂质；干用者，洗净，干燥。

三叶青【炮制】取原药，润软，切厚片，干燥。

【性状】为类圆形或不规则形的厚片，直径 0.5～4 cm。表面棕红色至棕褐色。切面类白色或粉红色。质松脆，粉性。气微，味微甘。

【鉴别】粉末类白色。淀粉粒极多，多单粒，椭圆形、类三角形、类圆形，脐点点状、短缝状、星状或人字状，复粒少见；黏液细胞类圆形或方形，内含黏液质，有的含草酸钙针晶束；草酸钙针晶成束或散在；纤维金黄色，单个，多破碎；导管为具缘纹孔导管。

【浸出物】照《中国药典》醇溶性浸出物测定法项下的热浸法测定，用 70%乙醇作溶剂，不得少于 7.5%。

三叶青粉【炮制】取原药，研成细粉。

【性状】为黄白色或淡红色粉末，细腻均匀。

【鉴别】【浸出物】同三叶青。

鲜三叶青【炮制】临用时洗净，切成厚片或捣烂备用。

【性状】呈纺锤形、葫芦形或椭圆形，长 1～7.5 cm，直径 0.5～4 cm。表面灰褐色至黑褐色，较光滑。切面白色，皮部较窄，形成层环明显。质脆。

【鉴别】横切面：木栓层由多列细胞组成。皮部散有黏液细胞，内含草酸钙针晶束，针晶长 60～110 μm。形成层成环。木质部射线宽广，导管稀疏径向排列。薄壁细胞内多充满淀粉粒。

【浸出物】本品切片置 80℃干燥后，照《中国药典》醇溶性浸出物测定法项下的热浸法测定，用 70%乙醇作溶剂，不得少于 9.0%。

【性味与归经】微苦，平。归肝、肺经。

【功能与主治】清热解毒，消肿止痛，化痰散结。用于小儿高热惊风，百日咳，疮痈痰核，毒蛇咬伤。

【用法与用量】3～6 g；鲜三叶青 9～15 g。

【处方应付】写三叶青、金丝吊葫芦均付三叶青；写三叶青粉付三叶青粉；写鲜三叶青付鲜三叶青。

【储藏】三叶青、三叶青粉置干燥处，防蛀。鲜三叶青置冷处保存。

二、2012 年版《福建省中药饮片炮制规范》记载

【药材名】三叶青。

【来源】本品为葡萄科植物三叶崖爬藤（*Tetrastigma hemsleyanum* Diels & Gilg）的干燥块根。全年可采，洗净，干燥。

【药材性状】本品呈纺锤形、卵形、卵圆形、长圆形、葫芦形或椭圆形，较圆整，长 1.5～6.0 cm，直径 0.7～4.0 cm，表面棕褐色，多数较光滑，或有皱纹和少数具皮孔样小

瘤状突起，有时还有凹陷的须根痕，其内残存棕褐色细根。质硬而脆。断面平坦而粗糙，类白色或淡粉红色至粉红色，粉性，有的可见淡棕色形成环，沾水有明显的黏性。气微，味微甘。

【炮制】取原药材，除去杂质，洗净，润透，切成厚片，干燥，筛去灰屑。

【成品性状】本品为类圆形或不规则形厚片。外表面棕红色至棕褐色。切面类白色或粉红色。质脆，粉性。气微，味微甘。

【鉴别】（1）本品粉末呈灰白色或淡红色，木栓细胞棕红色，类长方形或不规则形，壁稍增厚，淀粉粒极多，以单粒为主，椭圆形、类三角形、类圆形及葫芦形，直径 9～60 μm，脐点点状、短缝状、星状或人字状；复粒少见，2～3 个分粒组成，纤维无色或淡黄色，细长，单个或束，壁厚，黏液细胞方形或类圆形，直径 68～130 μm，有些长径可达 250～310 μm，内含黏液质，有的可见针晶束，草酸钙针晶束成束或散在，长 20～115 μm。草酸钙簇晶少见，直径 35～55 μm。网纹导管，直径 15～70 μm，长 90～400 μm。

（2）取本品粉末 1 g，加 75%乙醇 10 mL，浸泡 30 min，滤过。取滤液 1 mL 加镁粉少许和稀盐酸 3～4 滴，呈红色或橘红色；另取滤液 1 mL，加 1%三氯化铝乙醇溶液 1 mL，显亮黄色，置紫外光灯（365 nm）下观察，显黄绿色荧光。

（3）取本品粉末 1 g，加水 10 mL，浸泡 30 min，滤过。取滤液 1 mL，加 50%萘酚乙醇液 2～3 滴，摇匀，沿试管壁缓缓加入浓硫酸 1 mL，两液接界处呈棕黄色。

【检查】水分　不得过 14%［《中国药典》（2010 年版）一部附录　第一法］。

总灰分　不得过 4.0%［《中国药典》（2010 年版）一部附录］。

【性味与归经】微苦、辛，凉。归心、肝、肺、肾经。

【功能与主治】清热解毒，消肿止痛，化痰。用于小儿高热惊风，百日咳，毒蛇咬伤。现代用于肿瘤、淋巴结核。

【用法与用量】9～15 g，水煎服。外用，捣敷或研末敷患处。

【处方应付】处方写三叶青，付三叶青；其余随方付给。

【注意事项】不宜与乌头类药材同用。

【储藏】置干燥容器中，防潮，防蛀。

三、2010 年版《湖南省中药饮片炮制规范》记载

【药材名】三叶青。

【来源】本品为葡萄科植物三叶崖爬藤（*Tetrastigma hemsleyanum* Diels et Gilg）的干燥全草。

【炮制】取块根、茎叶分别洗净；块根切厚片，茎叶切中段，干燥。

【成品性状】为厚片及中段。根直径 0.7～2.5 cm，表面棕褐色，多数较光滑，或有皱纹，少数具皮孔状的小瘤状突起，有的具残留须根，质硬而脆，切面平坦而粗糙，灰棕色至棕褐色，可见棕色的形成层环。茎细弱，具纵棱，卷须与叶对生，不分枝。叶互生，无毛，叶缘具刺状疏齿。偶见聚伞花序腋生。浆果球形。气微，味甘。

【鉴别】本品块根横切面：水栓层由 4～5 列木栓细胞组成。皮层散有含草酸钙针晶束的黏液细胞，部分薄壁细胞含棕色物。韧皮部细胞较小，排列紧密。形成层成环。木

质部导管稀少，径向排列，导管周围含有木纤维；木射线宽阔，散有含草酸钙针晶束的黏液细胞。本品薄壁细胞含淀粉粒。

茎横切面：表皮细胞一列，外被角质层。皮层由6～8列类圆形的薄壁细胞组成，有草酸钙簇或草酸钙针晶束。中柱鞘纤维束大小不等，壁厚。维管束多为11个，大小不等，韧皮部中有1～2列黄棕色纤维束，排列成断续的环状，韧皮部外缘的两径向面有草酸钙簇晶环列。木质部呈金黄色，导管孔径较大，多单个径向排列，木纤维黄绿色，壁稍厚。髓部薄壁细胞类圆形，内含草酸钙簇晶。

【性味与归经】微苦、辛，凉。归心、肝、肺、肾经。

【功能与主治】清热解毒，活血祛风，消肿止痛，软坚散结，化石通淋，用于高热惊厥，流行性感冒，肝炎，泌尿系统结石，跌打损伤等。

【用法与用量】9～15 g，水煎服。外用，捣敷或研末敷患处。

【处方应付】写三叶青、金线吊葫芦、石猴子付三叶青。

【储藏】置干燥处。

四、其他典籍记载

三叶青的性味特点在《中药大辞典》、《中华本草》、《中华药海》、《浙江药用植物志》和《江西草药》等典籍中均记载为味苦辛，性凉。而《全国中草药汇编》、《广西本草选编》则记载其味微苦，性平。三叶青的功效主治最早见于清《植物名实图考》记载的"俚医以治小儿高热、止腹痛，取浆冲服"，"治跌打损伤，妇人经水不调，敷一切无名肿毒"。《中华本草》记载："消热解毒；祛风活血。主高热惊厥；肺炎；哮喘；肝炎；肾炎；风湿痹痛；跌打损伤；痈疔疮疖；湿疹；蛇伤"。《全国中草药汇编》记载："清热解毒、祛风化痰、活血止痛。用于治疗小儿高热惊厥、痢疾、支气管炎、肺炎、咽喉炎、肝炎及病毒性脑膜炎。外用治毒蛇咬伤，扁桃体炎，蜂窝织炎，跌打损伤"。《浙江民间常用草药》记载："清凉解毒，祛风化痰"。《中国民族药志要》记载三叶青为多民族所使用，在畲族、拉祜族、布朗族、阿昌族、土家族、瑶族等民族中均有用药历史，除了上述功效外，瑶族还将三叶青用于根治泌尿系统结石等疾患。

第三节 化学成分研究

金线吊葫芦的基原植物三叶崖爬藤化学成分复杂。自20世纪80年代首次从三叶崖爬藤中分离出黄酮类、没食子酸和花青素类化学成分后，陆续有大量的研究报道了从根、茎、叶部位分离并鉴定得到多种化合物，包括黄酮类、酚酸类、三萜及甾体类、脂肪酸类、氨基酸及无机元素等成分。

一、黄酮类化合物

目前，较为明确的三叶崖爬藤黄酮类化合物有20多种。三叶崖爬藤块根已分离鉴定的成分有：山奈酚-3-*O*-新橙皮糖苷、山奈酚、槲皮素、香橙素、烟花苷、槲皮苷、异槲皮苷、刺槐素、山奈酚-3-*O*-β-D-葡萄糖苷、大黄素、大黄素-8-*O*-β-D-吡喃葡萄糖苷、鼠李柠檬素、蜈蚣苔素-8-O-β-D-吡喃葡萄糖苷、原花青素 B_1、原花青素 B_2、芦丁、山奈酚-3-O-芸香糖苷、紫云英苷、虎杖苷等。

三叶崖爬藤地上部分的化学成分研究较少，已分离鉴定的成分包括：木犀草素、芹菜素、山奈酚-7-O-鼠李糖-3-O-葡萄糖苷、芹菜素-6, 8-二葡萄糖苷、芹菜素-8-α-L-吡喃鼠李糖（1-4）-α-L-吡喃阿拉伯糖苷、芹菜素-6-α-L-吡喃鼠李糖（1-4）-α-L-吡喃阿拉伯糖苷、荭草素、异荭草素等。

二、酚酸类化合物

从三叶崖爬藤中已发现 30 多种酚酸类成分，包括苯甲酸、水杨酸、原儿茶酸、绿原酸、氧化白藜芦醇、对羟基肉桂酸、对羟基苯甲酸、丁二酸、没食子酸乙酯、白藜芦醇、儿茶酚、反式虎杖苷、白皮杉醇葡萄糖苷等。酚酸类化合物具有较强的抗氧化、抗炎和抗肿瘤活性。

三、三萜及甾体类化合物

从三叶崖爬藤中分离鉴定了 7 种此类化合物，包括胡萝卜苷、6-O-苯甲酰基胡萝卜苷、β-谷甾醇、蒲公英萜酮、蒲公英萜醇、麦角甾醇、α-香树脂醇。

四、脂肪酸类化合物

从三叶崖爬藤中已发现的脂肪酸类化合物，包括亚麻酸、棕榈酸、油酸、亚油酸、硬脂酸、亚麻酸甲酯、十七烷酸、花生酸、肉豆蔻酸、二十碳三烯酸、苯甲酸等化合物。

五、其他化合物

三叶崖爬藤的其他成分还有多糖、微量元素、强心苷类和氨基酸等。研究发现 Mg、Mn、Fe、Zn 和 Ba 等微量元素在三叶崖爬藤中含量较高。

第四节　药理活性研究

一、抗菌活性

三叶青临床上可用于咽喉肿痛、疮痈肿毒、高热等疾病的治疗，疗效显著，这些疾病多与微生物的侵袭相关。三叶青块根的氯仿萃取物除对革兰氏阳性菌金黄色葡萄球菌及枯草芽孢杆菌具有很强的抑制能力之外，对总状毛霉、枯青霉、米根霉、黄曲霉和黑曲霉等霉菌也均有一定程度的抑制作用。

二、抗氧化作用

三叶青抗氧化能力与所含总黄酮和总多酚的量有一定相关性。研究表明，三叶青叶片和块根各萃取物均展现出较强抗氧化活性，尤以乙酸乙酯萃取物的抗氧化活性最强，该部位含有抗氧化活性成分山奈酚、槲皮素、木犀草素、芹菜素及其衍生物（黄酮类成分）和 β-谷甾醇（甾醇类成分）等。近年来，有关三叶青体内抗氧化的研究也取得进展，研究表明三叶青叶片和根部提取物能明显提高动物机体的抗氧化能力，降低机体内丙二醛（MDA）含量，提高总抗氧化能力（T-AOC）和超氧化物歧化酶（SOD）、谷胱甘肽过氧化物酶（GSH-Px）水平，同时升高谷胱甘肽（GSH）含量。

三、解热、镇痛、抗炎

解热方面，三叶青提取物能显著降低干酵母和2,4-二硝基苯酚所致发热大鼠的体温，当给药剂量为 4.8 g/kg 时其解热作用与阿司匹林的作用相似。镇痛方面，三叶青能有效抑制乙酸致痛的小鼠扭体次数，使小鼠扭体潜伏期明显延长；能明显缓解缩宫素诱发的小鼠离体子宫平滑肌收缩，缓解己烯雌酚和缩宫素联用所诱发的小鼠扭体反应，效应与常用的镇痛药元胡止痛片相当。抗炎方面，三叶青提取物可通过对抑制炎症细胞的炎症反应从而减轻慢性阻塞性肺疾病大鼠的气道炎症；三叶青黄酮可明显降低脂多糖诱导的老年急性肺损伤小鼠肺组织的白细胞渗出，具有明显抗炎效果。

四、免疫调节

三叶青提取物能够显著改善烫伤小鼠的免疫功能，可以显著提高 IFN-γ 和 TNF-α 等指标，并且增强其免疫功能。进一步研究表明，三叶青乙酸乙酯提取物能够提高小鼠的碳末清除能力和脾淋巴细胞转化率，并提高单核巨噬细胞吞噬指数和 γ-干扰素的含量。三叶青提取物通过提高机体 T 淋巴细胞数量、CD4$^+$/CD8$^+$比例、NK 细胞数量、TNF-α 和 IL-2 水平来改善荷瘤小鼠的免疫系统。此外，三叶青提取物还能够影响 MFC 胃癌荷瘤小鼠的调节性 T 细胞的表达，并显著降低小鼠血清中 PGE2 和 COX-2 的含量以及小鼠脾脏和外周血中 Treg 的比例，从而延缓肿瘤发展，延长患者的生命。

五、抗肝损伤

有关三叶青的抗肝损伤作用研究较多。研究发现，三叶青的不同提取物（总黄酮、总多糖、总氨基酸）均能不同程度地改善 ConA 所致的小鼠急性免疫性肝损伤，不同提取物均可以不同程度地降低免疫性肝损伤小鼠的肝脾指数，降低肝损伤小鼠血清中的谷丙转氨酶（ALT）和谷草转氨酶（AST）活性，改善肝脏损伤小鼠肝脏病理组织学变化，且可降低肝损伤小鼠血清 IL-17 水平，提示三叶青的抗免疫性肝损伤作用可能与调节促炎性细胞因子 IL-17 的水平有关。

六、抗肿瘤

抗肿瘤作用是三叶青生理活性中最重要的功能。研究证实，三叶青具有很强的抗肿瘤活性，且其抗肿瘤作用广泛，其可能的抗肿瘤机制主要有以下四种：①诱导肿瘤细胞凋亡。三叶青提取物可以通过外源性的死亡受体通路和内源性的线粒体通路，并且可引起细胞周期阻滞来诱导肿瘤细胞凋亡。例如，三叶青提取物能促进 H22 细胞凋亡相关基因细胞色素 C 和 Caspase 3 的 mRNA 表达量增加；通过上调促凋亡因子 Bid 和下调 HepG2 细胞的线粒体膜蛋白 Bcl-XL，并释放细胞色素 C，激活 Caspase 家族成员引起细胞周期阻滞。②提高免疫功能。三叶青提取物能够从细胞免疫、体液免疫等多方面提高动物机体的免疫活性。三叶青能增强单核-巨噬细胞吞噬能力，从而防止肿瘤中的新生血管形成、抑制 TIMP-2 基因表达量。③抑制肿瘤血管生成。三叶青提取物可以影响肿瘤血管生成相关因子 VEGF 的表达。④抗氧化作用。在人体的正常新陈代谢过程中会产生多种自由基，而这些活性物质会引起氧化损伤从而诱发癌症、炎症以及其他急慢性疾病。三叶青提取物富含抗氧化物质，这些成分在被机体吸收后可以在组织器官中清除自由基，从而防止氧化损伤，达到预防和减缓癌症发生的作用。

七、抗病毒

已有研究报道显示，三叶青提取物能够在通过抑制 HIV-1 病毒细胞及 HIV-1 逆转录酶活性来达到抗 HIV 活性的目的。三叶青乙酸乙酯萃取部位能够显著抑制乙肝病毒活性，其主要通过降低病毒的 DNA 复制水平来实现。三叶青提取物对滤泡性口炎病毒、仙台病毒和流感病毒 PRS 株均有不同程度的抑制作用。

第五节　炮制和质量标准

一、金线吊葫芦的炮制

取块根、茎叶分别洗净；块根切厚片，茎叶切中段，干燥。

二、金线吊葫芦的质量标准

经研究表明，可通过鉴别（粉末显微特征、薄层色谱）、浸出物对金线吊葫芦的质量进行全面的控制。

地下块根三叶青和三叶青粉浸出物照《中国药典》醇溶性浸出物测定法项下的热浸法检查。以 70%乙醇作溶剂，不得少于 7.5%。鲜三叶青切片 80 ℃干燥后，照同样方法测定不得少于 9.0%。

新形态教学拓展资源

畲药相随·金线吊葫芦

第十八章 金 线 莲

Jinxianlian

ANOECTOCHILI ROXBURGHII HERBA

第一节 植 物 资 源

金线莲，即兰科（Orchidaceae）开唇兰属植物金线兰[*Anoectochilus roxburghii*（Wall.）Lindl.]的干燥全草。金线兰又名花叶开唇兰。

一、开唇兰属植物概述

本属约有 40 余种，分布于亚洲热带地区至大洋洲。我国有 20 种，2 变种，产于西南部至南部。

二、金线莲基原植物形态与资源分布

（一）基原植物形态

金线兰植株高 8～18 cm。根状茎匍匐，伸长，肉质，具节，节上生根。茎直立，肉质，圆柱形，具（2～）3～4 枚叶。叶片卵圆形或卵形，长 1.3～3.5 cm，宽 0.8～3 cm，上面暗紫色或黑紫色，具金红色带有绢丝光泽的美丽网脉，背面淡紫红色，先端近急尖或稍钝，基部近截形或圆形，骤狭成柄；叶柄长 4～10 mm，基部扩大成抱茎的鞘。总状花序具 2～6 朵花，长 3～5 cm；花序轴淡红色，和花序梗均被柔毛，花序梗具 2～3 枚鞘苞片；花苞片淡红色，卵状披针形或披针形，长 6～9 mm，宽 3～5 mm，先端长渐尖，长约为子房长 2/3；子房长圆柱形，不扭转，被柔毛，连花梗长 1～1.3 cm；花白色或淡红色，不倒置（唇瓣位于上方）；萼片背面被柔毛，中萼片卵形，凹陷呈舟状，长约 6 mm，宽 2.5～3 mm，先端渐尖，与花瓣黏合呈兜状；侧中萼片等长；唇瓣长约 12 mm，呈 Y 字形，基部具圆锥状距，前部扩大并 2 裂，其裂片近长圆形或近楔状长圆形，长约 6 mm，宽 1.5～2 mm，全缘，先端钝，中部收狭成长 4～5 mm 的爪，其两侧各具 6～8 条长 4～6 mm 的流苏状细裂条，距长 6 mm，上举指向唇瓣，末端 2 浅裂，内侧在靠近距口处具 2 枚肉质的胼胝体；蕊柱短，长约 2.5 mm，前面两侧各具 1 枚宽、片状的附属物；花药卵形，长 4 mm；蕊喙直立，叉状 2 裂；柱头 2 个，离生，位于蕊喙基部两侧。花期（8～）9～11（～12）月。

（二）资源分布

金线兰喜阴湿、凉爽、弱光或散射光的环境，常分布于亚热带常绿阔叶林、针阔混交林或竹林下的枯枝落叶层上或阴湿石头间的腐殖质土上。常见产地包括浙江、江西、福建、湖南、广东、海南、广西、四川、云南、西藏东南部（墨脱）。日本、泰国、老挝、越南、印度（阿萨姆至西姆拉）、不丹至尼泊尔、孟加拉国也有分布。

三、金线莲的鉴别

（一）常规鉴别

1. 金线莲根和根茎横切面显微特征

根横切面显微鉴定：类圆形。最外层表皮细胞破裂或向外突出形成根毛；表皮细胞1～2层，细胞呈长方形，排列紧密，细胞壁微木质化；皮层宽广，约占根总直径的2/3，细胞8～11层，含有草酸钙针晶；内皮层细胞呈扁长圆形，具明显凯氏带；中柱维管束为辐射型，木质部7～10个，每个木质部脊中有导管2～8个。

根茎横切面显微鉴定：类圆形。最外层为1～2层表皮细胞，细胞类长椭圆形，排列紧密，外被角质层；外皮层为厚角组织，皮层宽度占总直径的2/3～3/4～6/7，随植物生长占比渐小，细胞体积大，类圆形，可见针晶散在或成束；内皮层凯氏带多较明显；中柱维管束散在，外韧型，15～22个，向内维管束较发达。

叶过中脉横切面显微鉴定：上表皮由一列细胞组成，呈乳头状突起，由平滑角质层所覆盖；栅栏组织分化不明显；维管束一个，外韧型；下表皮细胞一列，类圆形，内侧有1～3列厚角组织。

2. 金线莲的粉末显微特征

粉末显微鉴定：棕褐色；根毛多见，多破碎，平直或扭曲成螺旋状；草酸钙针晶成束或散在；叶上表皮细胞类多角形，外壁呈乳头状突起；叶下表皮细胞类多角形，气孔多不定式；薄壁细胞类圆形，有的可见多糖；导管多为螺纹导管；可见环纹、螺纹管胞。

（二）DNA 条形码鉴定

取基原植物样本叶片约 30 mg，均按照叶类药材 DNA 提取方法操作。

金线兰共 8 条序列：序列长度为 257 bp；无变异位点；GC 含量为 48.6%。

四、金线兰的繁殖与栽培

金线兰是一种集珍贵药材价值、食用文化、景观利用于一体的植物，具有极高的经济价值和开发利用前景。然而，由于金线兰对生态环境要求较为严格，在自然条件下生长极缓慢，加上近年自然环境遭受严重破坏和人为的大量掠夺性采摘，导致野生金线兰生物数量急剧锐减。因此，开展金线兰人工繁殖、栽培尤为重要。

（一）繁殖技术

金线兰利用传统的分根和扦插方式繁殖，需时长且繁殖倍数不高，很难形成规模。金线兰种子极为细小，由未成熟的椭圆形胚及种皮细胞构成，只有在真菌共生情况下，才能促进种子萌发，但发芽率很低。因此，金线兰种苗繁育主要采用种子无菌培养、离体快繁以及生物反应器扩繁等形式。

1. 种子无菌培养

采集金线兰未开裂的成熟蒴果，自来水冲洗干净后用75%乙醇棉擦拭果皮，再置10%次氯酸钠溶液中浸泡10～12 min，无菌水冲洗5～6次后用解剖针将蒴果纵向剖成两半，镊子夹取少量种子，洒入1/4 MS+NAA 0.1～0.5mg/L+蔗糖20 g/L培养基中。一般情况下，种子接种在培养基上1～2周后吸水膨大，种胚突破种皮，出现表皮毛；4～5周时可见白色原球茎，并于部分原球茎顶端出现分生组织；6周后原球茎继续生长，表皮毛数量和长度也相应增加，并开始出现第1片叶的形态，持续至10～12周，形成具有1～2片小叶的幼苗。

2. 离体快繁

以不含顶芽和长根的中间段茎节为外植体，培养条件为光照14 h/d，温度（23±2）℃，诱导培养基为1/2 MS+6-BA 1.5 mg/L，增殖培养基为1/2 MS+6-BA 3.0 mg/L+Kn 1.0 mg/L+NAA 0.5 mg/L，生根培养基为1/2 MS+NAA 0.6 mg/L+IBA 0.3 mg/L+香蕉汁100 g/L。

3. 生物反应器扩繁

利用生物反应器开展金线兰种苗扩繁，可以减少传统固体培养的成本和劳动力强度，同时占用培养室的面积相对较小。具体方法为将丛生芽置于含有花宝（N：P：K=20：20：20）1.0 g/L+花宝（N：P：K=6.5：4.5：19.0）1.0 g/L、蛋白胨2.0 g/L、蔗糖3%和活性炭0.5 g/L的球形生物反应器中，比较凝胶培养基与不同生物反应器（浸没式、接触式和潮汐式）培养的台湾银线莲丛生芽的生长情况，发现当外植体数目在60～90个、通气量为0.06 vvm时，接触式生物反应器中，植株生长良好，实现种苗扩繁。

（二）栽培技术

1. 大棚栽培

1）场地要求

金线兰大棚种植基地的选择根据金线兰生长特性，选择在无工业污染环境，交通便利，通风良好，排灌方便，水源洁净无污染的地方建立生产基地。大棚需加盖遮阳网并安装风机、水帘及微喷灌系统便于人工控制棚内温度、光照、湿度。

2）土地整理

棚内用木板或砖块等固定做畦边，畦宽1.0～1.2 m，排水沟宽0.5 m，畦内铺上栽培专用基质，基质厚约10 cm。

3）种苗种植

种苗移栽时间以每年3～4月为宜，移栽时宜浅忌深，种植密度为5 cm×3 cm，移栽后浇透定植水，大棚内空气相对湿度应控制在85%～90%，遮阴率70%。

4）田间管理

种苗成活后，大棚内空气相对湿度应控制在 75%～85%，栽培基质含水量控制在 35%～45%，温度控制在 15～30 ℃，高温天气通过水帘、风机进行降温，冬季通过覆盖塑料薄膜保温。施肥应掌握薄肥勤施的原则，生长期每隔 15 天喷施 1 次，交叉选用尿素、磷肥、发酵农家液态肥或沼气液（稀释至 0.08%～0.1%），采收前 20 天停止施肥。

常见的病害有猝倒病和软腐病等，发现病株应立即拔除烧毁，猝倒病可选用 50%多菌灵可湿性粉剂 0.167%浓度的溶液或 64%杀毒矾可湿性粉剂 0.2%浓度的溶液喷洒，每 10 天喷 1 次，连喷 2～3 次；软腐病可在浇水后及时喷洒 14%络氨铜水剂 0.33%浓度的溶液或 77%可杀得可湿性粉剂 0.2%浓度的溶液；主要虫害有红蜘蛛和螨类，可用 10%虫螨灵 0.033%浓度的溶液或 20%甲氰菊酯乳油 0.05%浓度的溶液或 20%复方浏阳霉素 0.1%浓度的溶液或阿维苏 0.05%浓度的溶液进行喷雾。

2. 林下仿野生栽培

1）场地要求

金线兰林下仿野生栽培应选择阴湿、凉爽、弱光、水湿条件优越的林地、疏林地或灌木林地，植被类型为常绿阔叶林、针阔混交林或毛竹林。种植地坡度应小于 20°，以东坡、东北坡为佳。

2）土地整理

种植前清除林下地面的石块、树枝、杂草等，在林木之间铺设 1 层遮阳网，使遮阴率为 70%～80%。对选取的场地进行平整，开沟作畦，畦宽 1.2 m 左右，高 0.2 m，长度根据地块而定。开好畦沟围沟，以雨后地块无积水为宜。将栽培基质拌入腐熟的牛粪或者羊粪，铺于畦面上，基质厚度为 10 cm 左右。

3）种苗种植

种苗按照 5 cm×5 cm 的密度进行移栽，栽后浇足底水。10 天后选择阴天进行间苗与补苗，间苗时留优去劣，发现缺苗时及时补栽，补苗宜早不宜晚，补苗后要及时浇水，以利幼苗成活。

4）田间管理

高温干旱季节，通过喷雾进行降温增湿，雨季清理排水沟，保证沟底无积水。金线兰林下地栽种植床易滋生杂草，应及时清除，并定期清理遮阳网上的枯枝落叶。生长期每隔 20 天用氨基酸液体肥料或兰菌王喷施 1 次。

金线兰林下种植主要虫害有地老虎和蝼蛄，其中地老虎可用 90%敌百虫晶体 150 g，加水 1～1.5 L，再拌入碾碎炒香的麦麸 5 kg 制成毒饵，傍晚撒在苗根附近诱杀或用 90%敌百虫晶体 0.1%浓度的溶液进行灌根；蝼蛄可用 5%辛硫磷颗粒剂 1.0～1.5 kg 加细土 20～30 kg 混匀撒于定植沟内防治。

第二节　典　籍　记　载

一、畲医药典籍记载

【采收加工】夏、秋季采收，洗净，鲜用或干燥。

【性味】味甘，性凉。

【功效】清热凉血，除湿解毒。

【主治】肺热咳嗽，肺结核咳血，尿血，小儿惊风，破伤风，肾炎水肿，膀胱炎，风湿痹痛，跌打损伤，毒蛇咬伤。

【用法用量】内服煎汤，9～15 g；外用适量，鲜品捣敷。

二、其他医药典籍记载

（1）《福建野生药用植物》记载："金线兰是民间贵重的药草。它是小儿良药，对退热消炎有特殊功效；又可治膀胱炎、遗精等症，也可制蛇药。"

（2）《中国经济植物志》记载："全草入药，有退热消炎作用，疗效显著。可治膀胱炎、遗精等症；又可治毒蛇（竹叶青）的咬伤。"

（3）《浙南本草新编》记载："全草入药。夏秋采集，鲜用或晒干、贮藏备用。味淡，性微温。祛风湿，舒筋络。临床应用于风湿性及类风湿性关节炎。"

（4）《全国中草药汇编》记载："秋季采收，洗净，鲜用或晒干备用。性甘、平。清热凉血，除湿解毒。主治肺结核咯血，糖尿病，肾炎，膀胱炎，重症肌无力，风湿性及类风湿性关节炎，毒蛇咬伤。用量1～3钱，外用适量，鲜品捣烂敷患处。"

（5）《新华本草纲要》记载："全草，味甘、性平。有凉血平肝、清热解毒的功能。用于肺痨咳血、糖尿病、肾炎、膀胱炎、小儿惊风、毒蛇咬伤。"对金丝线（广西金线莲）记载："全草，有滋补、止痛、镇咳的功效。用于跌打、咳嗽、肾虚。"

（6）《福建药物志》记载："性甘，平。清热凉血，祛风利湿。主治咯血、支气管炎、结核性脑膜炎、肾炎、膀胱炎、糖尿病、乳糜尿、血尿、泌尿道结石、风湿性关节炎、小儿急惊风、小儿破伤风。"

（7）《中药辞海》记载："性甘、平。清热凉血，除湿解毒。主治肺结核咯血，糖尿病，肾炎，膀胱炎，重症肌无力，风湿性及类风湿性关节炎，毒蛇咬伤。"

（8）《中华本草》记载："性甘，凉。入肺、肝、肾、膀胱经。清热凉血、除湿解毒。主治肺热咳血、肺结核咯血、尿血、小儿惊风、破伤风、肾炎水肿、风湿痹痛、跌打损伤。"

（9）《福建省中药材标准》（2006 年版）记载："本品系闽台等省的民间珍稀草药，其性味功能：性平、甘；清热凉血、祛风利湿；用于：肾炎、支气管炎、膀胱炎，糖尿病，风湿性关节炎，小儿急惊风，毒蛇咬伤等症。"

第三节 化学成分研究

对金线莲基原植物金线兰的化学成分研究发现其主要含有黄酮类、多糖类、甾醇类、皂苷、生物碱和挥发油等成分，其中黄酮类和多糖被推测为其主要活性成分。

一、黄酮类

金线兰中黄酮类化合物母核类型主要为槲皮素、山柰酚和异鼠李素型。这三种物质的含量可以作为衡量金线兰品质的指标。黄酮类化合物是金线兰中的重要成分，目前已发现的有：8-对羟基苄基槲皮素、槲皮素-3-O-葡萄糖苷、槲皮素-3′-O-葡萄糖苷、异鼠李素、对羟基苯甲酸、阿魏酸、槲皮素、5, 4′-二羟基-6, 7, 3′-三甲氧基黄酮、槲皮素-7-O-β-D-葡萄糖苷、槲皮素-3-O-β-D-芸香糖苷、异鼠李素-3, 4′-O-β-D-二葡萄糖苷、异鼠李素-3, 7-O-β-D-二葡萄糖苷、异鼠李素-7-O-β-D-二葡萄糖苷、3′, 4′, 7-三甲氧基-3, 5-二羟基黄酮、异鼠李素-3-O-β-D-芸香糖苷、芦丁等。

二、多糖类

金线兰多糖是分子量分布均一的多糖组分，测定得其分子量为 18 197 Da。单糖由甘露糖、鼠李糖、半乳糖、阿拉伯糖和岩藻糖组成，且这 5 种单糖的摩尔比值为 4.43 : 14.04 : 1.00 : 2.28 : 6.58。

超声波辅助水提取醇沉法获得的金线兰多糖（ARPSA），经纯化后得到 ARPSA-1 和 ARPSA-2 两个组分，ARPSA-1 是一种蛋白质多糖，由鼠李糖、阿拉伯糖、木糖、甘露糖、半乳糖和葡萄糖 6 种单糖组成，分子量为 14 208 Da，蛋白质含量为 0.44%；ARPSA-2 中不含蛋白质，由半乳糖和葡萄糖两种单糖组成，分子量为 17 787 Da。

三、萜类和甾体类

目前，从金线兰中已鉴定出 9 个三萜烯，即 α-香树脂、β-香树脂、弗林蛋白、齐墩果酸、熊果酸、高粱醇、高粱醇-3-O-(Z)-p-香豆酸酯、高粱醇-3-O-(E)-对-香豆酸酯和 3-β-methoxyhop-22(29)-ene；并分离出 6 种甾体类化合物，分别为 24-异丙烯基胆甾醇、开唇兰甾醇、β-谷甾醇、豆甾醇、菜油甾醇和羊毛甾醇。

四、其他糖苷

糖苷类化合物是金线兰中的主要活性化合物。已知的糖苷有：金线兰苷、金线兰苷 A、金线兰苷 B、胡萝卜甾醇、3-O-β-D-葡萄糖苷-(S)-3-羟基-γ-丁内酯、4-β-D-吡喃葡萄糖氧基-丁酸甲酯和 4-(β-D-吡喃葡萄糖氧基)苄醇（天麻素）等。金线兰苷是从金线兰中分离得到的重要糖苷化合物，为葡萄糖与五元内酯环的手性碳以氧苷键形式连接形成的苷，具有保护肝脏、降血脂、降血糖等广泛的药理活性。

五、挥发油

金线兰挥发油中目前共鉴定出 70 多个化合物，主要为正十六烷酸、(Z, Z)-9, 12-十八碳二烯酸、(Z, Z, Z)-9, 12, 15-十八碳三烯酸甲酯、(Z, Z)-9, 12-十八碳二烯酸甲酯和 11, 14, 17-二十碳三烯酸甲酯，其他成分大多为饱和烷烃、醛、酮、脂肪酸及脂肪酸酯。

六、生物碱、无机元素等其他成分

在金线兰检测到的生物碱种类较少，已知的有石杉碱甲、异亮石松碱、乌头碱等。金线兰的无机元素中，大量元素包括 Ca、P、Mg、Na 和 K，其中 K 的含量最高，Na 最低；微量元素分别有 Fe、Co、Cu、Mn、Zn、Mo 和 Cr，其中 Fe 含量最高，Co 含量最低。从金线兰中分离出具有抗 HIV 活性的内生真菌（*Epulorhiza* sp.）。将真菌进行发酵培养，发现了 11 种单体化合物，其中 3-羧基吲哚被认为是抗 HIV 活性物质。另外一种化合物吡咯啉（1, 2a）-3, 6-二酮六氢吡嗪显示有抗心律失常作用。

第四节　药理活性研究

一、降血糖

金线兰的降血糖活性一直是其药理活性的研究重点。金线兰具有显著的降血糖作用，并且活性成分主要存在于水提取液中。研究表明，金线兰水提物 300 mg/kg 和 600 mg/kg 灌胃能拮抗肾上腺素所致小鼠高血糖作用，显著降低四氧嘧啶所致糖尿病小鼠的血糖含量，并明显降低链脲佐菌素所致糖尿病小鼠血糖含量，但对血清胰岛素含量无显著影响。另有研究表明金线兰正丁醇部位是降血糖的主要活性部位，能显著降低糖尿病大鼠的血糖，使糖尿病大鼠血清中 SOD 活性升高，其降糖机制可能与提高大鼠抗氧化能力以及减轻胰岛及胰腺细胞的损伤，减少细胞凋亡有关。

二、保肝

采用金线兰水煎、醇提和榨汁 3 种粗提液灌胃给予 CCl_4 肝损伤小鼠进行保肝实验，结果表明金线兰 3 种提取液的保肝作用无显著差异。金线兰富含多糖成分，其可能是通过含量较高的多糖来提高机体免疫能力而发挥药理作用的。进一步研究表明，金线兰对急性和慢性化学性肝损伤具有保护作用，可以降低早期肝纤维化的发生率。黄酮和多糖可能是保肝作用的活性物质，其潜在机制可能与肝细胞中自由基的去除、脂质过氧化的抑制和细胞膜的稳定有关。

三、抗肿瘤

金线兰多糖可以体外抑制人前列腺癌 PC-3 细胞的生长和增殖，激活凋亡蛋白酶 Caspase-3，间接或直接促进 Caspase-3 的表达，促进肿瘤细胞凋亡，揭示其抗肿瘤活性。金线兰中挥发油成分对人肺癌细胞 NCI-H446 也具有一定的抑制作用，并呈浓度依赖性。

四、抗炎活性

金线兰水提取物（15 g/kg）对二甲苯诱导的小鼠具有显著的抗炎作用。此外，中高剂量的金线兰提取物可以显著抑制小鼠中乙酸诱导的毛细血管通透性增加，表明金线兰提取物具有明显抗炎作用。除降血糖活性外，金线兰苷能抑制炎性介质如 NO、瘤坏死因子-α（TNF-α）、白介素-1β（IL-1β）、单核细胞趋化蛋白 1（MCP-1）、巨噬细胞抑制因子（MIF）等的产生，说明金线兰苷通过抑制炎性细胞因子的释放抑制炎症反应的发生。

五、降血压

观察金线兰提取物对肾血管性高血压大鼠（RHR）血压、血浆血管紧张素 II（Ang

Ⅱ）、内皮素（ET-1）和血清一氧化氮（NO）、一氧化氮合酶（NOS）浓度的影响，研究结果表明，金线兰提取物灌胃给药 5 天后，高血压大鼠模型血压和心率较给药前明显降低，15 天后血清 NO、NOS 的含量明显增加，血浆 AngⅡ、ET-1 含量明显降低。

六、其他活性

金线兰具有一定的抗脂质过氧化功能，能有效地减小低密度脂蛋白（LDL）的氧化易感性，降低 LDL 的脂质过氧化程度。采用体外分析的方法观察金线兰多糖的抗氧化能力，研究金线兰多糖对氧自由基的清除作用及抑制脂质过氧化的作用，结果表明，金线兰多糖能以剂量依赖的方式抑制·OH 和 O_2^- 的活性，金线兰多糖在小鼠肝组织匀浆脂质过氧化中也显示出明显的抗氧化作用。

以含有 HBV 基因的细胞株为研究对象，观察金线兰体外抗 HBV 的作用，实验结果表明，当金线兰浓度≥200 mg/mL 时，HBsAg 和 HBeAg 的表达均受抑制，金线兰可抑制细胞分泌 HBsAg 和 HBeAg，其抗 HBV 活性的有效成分和作用机理尚不明确。

第五节　临床使用

一、治疗病毒性肝炎

采用复方金线莲口服液联合恩替卡韦治疗慢性乙型肝炎 30 例，并与单用恩替卡韦治疗作对照，连续用药 12 周，结果表明治疗组在促进 HBV-DNA 转阴方面及 ALT 复常率优于对照组（$P<0.05$），复方金线莲口服液联合恩替卡韦治疗慢性乙型肝炎有明显协同作用，可显著抑制 HBV-DNA 的复制，提高 ALT 复常率，短期疗效优于单用恩替卡韦。

二、治疗高尿酸血症

采用金线莲胶囊治疗高龄老年人高尿酸血症，69 例患者经过 1 周洗脱后随机分为两组，治疗组 36 例采用金线莲胶囊治疗，对照组 33 例给予安慰剂，疗程 30 天。结果表明，治疗组总有效率（91.43%）高于对照组（27.27%），差异显著（$P<0.01$），金线莲胶囊对高龄老年人高尿酸血症具有明显的治疗效果，且安全性和耐受性高。

三、治疗 2 型糖尿病

采用复方金线莲胶囊治疗气阴两虚型 2 型糖尿病 10 例，结果表明复方金线莲胶囊具有明显的养阴益气、降血糖作用，能明显改善 2 型糖尿病各种症状，降低血糖，有效率 80%，显效 60% 以上。

四、其他

金线莲水煎液有一定的安定作用，与临床用于治疗小儿急惊风相吻合；临床还常用于镇痛、抗炎。肖诏玮教授临床活用金线莲治疗儿科疾病，该药具有清热解毒、平肝祛风、启脾开胃、肃肺止咳、增强免疫等作用，未发现毒副作用，为儿科良药。

新形态教学拓展资源

畲药相随·金线莲

第十九章　其他畲药

（1）矮茶：紫金牛科植物紫金牛[*Ardisia japonica*（Thunb.）Bl.]的全草。【别名】短地菇。【功效】化痰止咳，利湿，活血。【主治】新久咳嗽，痰中带血，慢性支气管炎，湿热黄疸，跌扑损伤。

（2）矮脚黑鱼胆：龙胆科植物五岭龙胆（*Gentiana davidii* Franch.）的干燥全草。【别名】矮杆鲤鱼胆、九头青、九头牛。【功效】清热解毒，利湿。【主治】小儿惊风，目赤，咽痛，肝炎，痢疾，淋证，化脓性骨髓炎，痈疮肿毒，毒蛇咬伤。

（3）安石榴：石榴科植物石榴（*Punica granatum* L.）的果实、花、叶及根。【功效】涩肠止泻，止血，驱虫，止渴，凉血。【主治】泄泻，痢疾，肠风下血，崩漏，带下，虫积腹痛，痈疮，烫伤，津伤燥渴，滑泻，泄泻。

（4）八角金盘：小檗科植物六角莲[*Dysosma pleiantha*（Hance）Woodson]的根茎。【别名】独脚莲、山荷叶。【功效】散瘀解毒。【主治】毒蛇咬伤，痈、疮、疔、痨以及跌打损伤。

（5）八山羊角：小檗科植物三枝九叶草[*Epimedium sagittatum*（Sieb. et Zucc.）Maxim.]的干燥全草。【别名】铁棱角。【功效】全草：补肾壮阳，强筋健骨，祛风除湿；根：补肾助阳，祛风除湿。【主治】全草：虚冷不育，尿频失禁，肾虚喘咳，风湿痹痛，半身不遂，四肢麻木；根：肾虚阳痿，小便淋沥，喘咳，风湿痹痛。

（6）白夫桃：芸香科植物竹叶花椒（*Zanthoxylum armatum* DC.）的干燥果实、根及叶。【别名】焦刺。【功效】果实：温中燥湿，散寒止痛，驱虫止痒；根：祛风散寒，温中理气，活血止痛；叶：理气止痛，活血消肿，解毒止痒。【主治】果实：脘腹冷痛，寒湿吐泻，蛔厥腹痛，龋齿牙痛，湿疹，疥癣痒疮；根：风湿痹痛，胃脘冷痛，泄泻，痢疾，感冒头痛，牙痛，跌打损伤，痛经，刀伤出血，顽癣，毒蛇咬伤；叶：脘腹胀痛，跌打损伤，痈疮肿毒，毒蛇咬伤，皮肤瘙痒。

（7）白花山当归：伞形科植物前胡（*Peucedanum praeruptorum* Dunn）的干燥根。【别名】白花前胡。【功效】疏散风热，降气化痰。【主治】风热咳嗽痰多，痰热喘满，咯痰黄稠。

（8）白鸡骨草：苋科植物牛膝（*Achyranthes bidentata* Bl.）的干燥根。【功效】补肝肾，强筋骨，活血通络，引血（火）下行，利尿通淋。【主治】腰膝酸软，下肢痿软，血滞经闭，热淋，血淋，跌打损伤，疮肿恶疮，咽喉肿痛。

（9）白及：兰科植物白及[*Bletilla striata*（Thunb.）H. G. Rchb.]的干燥根茎。【功效】收敛止血，消肿生肌。【主治】咯血，吐血，衄血，便血，外伤出血，痈疮肿毒，烫灼伤，手足皲裂，肛裂。

（10）白脚鸡：凤尾蕨科植物井栏边草（*Pteris multifida* Poir.）的全草。【别名】凤尾草。【功效】清热利湿，消肿解毒，凉血止血。【主治】痢疾，泄泻，淋浊，带下，黄疸，疗疮肿毒，淋巴结核，腮腺炎，乳腺炎，高热抽搐，蛇虫咬伤，吐血，尿血。

（11）白老鸦碗：堇菜科植物如意草（*Viola arcuata* Bl.）的干燥全草。【别名】堇菜。【功效】清热解毒，止咳，止血。【主治】肺热咳嗽，乳蛾，结膜炎，疔疮肿毒，蝮蛇咬伤，刀伤出血。

（12）白染：山矾科植物白檀[*Symplocos paniculata*（Thunb.）Miq.]的干燥叶。【别名】白桑。【功效】清热利湿，解毒，止血生肌。【主治】泻痢，疮疡肿毒，创伤出血，烫火伤，溃疡出血。【说明】本药材基原植物，《中国植物志》中为华山矾[*Symplocos chinensis*（Lour.）Druce]，*Flora of China* 已将华山矾归并入白檀。

（13）白日：菊科植物细叶鼠麴草（*Gnaphalium japonicum* Thunb.）的全草。【别名】叶下白。【功效】疏风清热，利湿，解毒。【主治】感冒，咳嗽，咽喉痛，目赤肿痛，淋浊带下，疮疡疔毒，蛇伤，跌打损伤。

（14）白头翁：菊科植物佩兰（*Eupatorium fortunei* Turcz.）的全草。【别名】马头翁。【功效】解暑化湿，辟秽和中，化湿宣气。【主治】感受暑湿，寒热头痛，湿浊内蕴，恶心呕吐，口中甜腻，消渴，痢疾。

（15）白五味子：木兰科植物华中五味子（*Schisandra sphenanthera* Rehd. et E. H. Wils.）的干燥成熟果实。【功效】收敛固涩，益气生津，宁心安神。【主治】久咳虚喘，梦遗滑精，尿频遗尿，久泻不止，自汗盗汗，津伤口渴，心悸失眠。

（16）白叶山桐子：大戟科植物白背叶[*Mallotus apelta*（Lour.）Müll. Arg.]的根及叶。【别名】白山刚子。【功效】清热，解毒，祛湿，止血，收涩，消瘀。【主治】蜂窝组织炎，化脓性中耳炎，鹅口疮，湿疹，跌打损伤，外伤出血，肝炎，肠炎，淋浊，带下，脱肛，子宫下垂，肝脾肿大。

（17）白一条根：马兜铃科植物马兜铃（*Aristolochia debilis* Sieb. et Zucc.）的根。【别名】疹药。【功效】行气止痛，解毒消肿，平肝降压。【主治】胸胁脘腹疼痛，疝气痛，肠炎，下痢腹痛，咳嗽痰喘，蛇虫咬伤，肿疔疮，湿疹，皮肤瘙痒，高血压病。

（18）百合：百合科植物野百合（*Lilium brownii* F. E. Br. ex Miellez）的鳞茎。【功效】润肺止咳，清热安神。【主治】阴虚久咳，痰中带血，虚烦惊悸，失眠多梦，精神恍惚。

（19）半缸草：罂粟科植物小花黄堇[*Corydalis racemosa*（Thunb.）Pers.]的干燥全草。【功效】清热利湿，解毒杀虫。【主治】湿热泄泻，痢疾，黄疸，目赤肿痛，聤耳流脓，疮毒，疥癣，毒蛇咬伤。

（20）半爿莲：桔梗科植物半边莲（*Lobelia chinensis* Lour.）的干燥全草。【别名】瓜子草。【功效】清热解毒，利水消肿。【主治】痈肿疔疮，扁桃体炎，湿疹，足癣，跌打损伤，湿热黄疸，肠痈，肠炎，肾炎，肝硬化腹水及多种癌症。

（21）包罗香：苦木科植物臭椿[*Ailanthus altissima*（Mill.）Swingle]的干燥根皮及树皮。【别名】苦马霜。【功效】清热燥湿，涩肠，止血，止带，杀虫。【主治】泄泻，痢疾，便血，崩漏，痔疮出血，带下，蛔虫症，疮癣。

（22）变叶榕：桑科植物变叶榕（*Ficus variolosa* Lindl. ex Benth.）的根。【功效】祛风除湿，活血止痛，催乳。【主治】风湿痹痛，胃痛，疖肿，跌打损伤，乳汁不下。

（23）蚕桑：桑科植物桑（*Morus alba* L.）的干燥叶及根皮。【别名】蚕树、桑叶树。

【功效】叶：疏散风热，清肺，明目；根皮：泻肺平喘，利水消肿。【主治】叶：风热感冒，风温初起，发热头痛，汗出恶风，咳嗽胸痛，或肺热干咳无痰，咽干口渴，风热及肝阳上扰，目赤肿痛；根皮：肺热喘咳，水饮停肺，胀满喘急，水肿，脚气，小便不利。

（24）苍柏子树：松科植物马尾松（*Pinus massoniana* Lamb.）的干燥叶、花粉和枝干结节。【功效】叶：祛风燥湿，杀虫止痒，活血安神；花粉：祛风益气，收敛止血；松节：祛风燥湿，舒经通络，活血止痛。【主治】叶：脚气，跌打损伤，神经衰弱，慢性肾炎，高血压症，预防乙脑、流感；花粉：头痛眩晕，泄泻下痢，湿疹湿疮，创伤出血；松节：风寒湿痹，历节风痛，脚疲痿软，跌打伤痛。

（25）苍蝇子：菊科植物苍耳（*Xanthium strumarium* L.）的干燥果实。【功效】散风寒，通鼻窍，祛风湿，止痒。【主治】鼻渊，风寒头痛，风湿痹痛，风疹，湿疹，疥癣。

（26）插田白：三白草科植物三白草[*Saururus chinensis*（Lour.）Bail.]的全草、根茎。【别名】补田白。【功效】清热利水，解毒消肿。【主治】热淋，血淋，水肿，脚气，黄疸，痢疾，带下，痈肿疮毒，湿疹，蛇咬伤，淋浊。

（27）茶水蓬：菊科植物野艾蒿（*Artemisia lavandulaefolia* DC.）的全草。【功效】理气行血，逐寒调经，安胎，祛风除湿，消肿止血等功能。【主治】感冒，头痛，疟疾，皮肤瘙痒，臃肿等症。

（28）茶叶香：伞形科植物藁本（*Ligusticum sinense* Oliv.）的干燥根茎及根。【功效】祛风，散寒，除湿，止痛。【主治】风寒感冒，巅顶疼痛，风湿肢节痹痛。

（29）柴花树：马钱科植物醉鱼草（*Buddleja lindleyana* Fort.）的根。【别名】牛目引、山步仁。【功效】活血化瘀，消肿解毒。【主治】经闭，血崩，小儿疳积，哮喘，肺脓肿。

（30）常青柏：柏科植物侧柏[*Platycladus orientalis*（L.）Franco]的枝叶。【功效】凉血止血，止咳祛痰，除湿，散肿毒。【主治】咯血，吐血，尿血，血痢，肠风下血，崩漏不止，咳嗽痰多，风湿痹痛，丹毒，烫伤。

（31）臭桐柴：马鞭草科植物臭牡丹（*Clerodendrum bungei* Steud.）的茎叶。【别名】赤木丹。【功效】解毒消肿，祛风湿，降血压。【主治】痈疽，疔疮，发背，乳痈，痔疮，湿疹，丹毒，风湿痹痛，高血压。

（32）粗叶榕：桑科植物粗叶榕（*Ficus hirta* Vahl）的根。【功效】祛风湿，益气固表，健脾化湿，祛瘀消肿。【主治】肺结核，气管炎，胃痛，水肿，闭经，产后瘀血，白带，乳汁稀少，乳腺炎，睾丸炎，风湿痛，跌打损伤。

（33）大肚脐：堇菜科植物七星莲（*Viola diffusa* Ging.）的干燥全草。【别名】公鸡草、白花地丁。【功效】清热解毒，散瘀消肿，止咳。【主治】疮疡肿毒，结膜炎，肺热咳嗽，百日咳，黄疸性肝炎，带状疱疹，水火烫伤，跌打损伤，骨折，毒蛇咬伤。【说明】本药材基原植物，《中国植物志》中为七星莲变种短须毛七星莲（*Viola diffusa* var. *brevibarbata* C. J. Wang），*Flora of China* 已将短须毛七星莲归并入七星莲。

（34）大发散：菊科植物白头婆（*Eupatorium japonicum* Thunb.）或多须公（*Eupatorium chinense* L.）的干燥带花序枝的头状花序。【别名】千里橘。【功效】祛风镇痛，温中祛寒，止痛，杀虫。【主治】风湿麻木，关节痛，麻风，胃痛及感冒，流感发烧，肠道寄生虫。

（35）大黄花：木犀科植物金钟花（*Forsythia viridissima* Lindl.）的干燥根。【功效】清热，解毒，散结。【主治】感冒发热，目赤肿痛，痈疮，丹毒，瘰疬。

（36）大料谷皮树：桑科植物藤构（*Broussonetia kaempferi* Sieb. var. *australis* Suzuki）的干燥全草。【别名】黄皮绳、藤葡蟠。【功效】清热利湿，活血消肿。【主治】肺热咳嗽，砂石淋，黄疸，跌打损伤。

（37）大叶黄柏：小檗科植物阔叶十大功劳[*Mahonia bealei*（Fort.）Carr.]的茎。【功效】清热，燥湿，解毒。【主治】肺热咳嗽，黄疸，泄泻，痢疾，目赤肿痛，疮疡，湿疹，烫伤。

（38）带脚郎衣：肾蕨科植物肾蕨[*Nephrolepis cordifolia*（L.）C. Presl]的根茎或全草。【功效】清热利湿，通淋，止咳，消肿解毒。【主治】感冒发炎，肺热咳嗽，黄疸，淋浊，小便涩痛，泄泻，痢疾，带下，疝气，乳痈，烫伤，刀伤，淋巴结炎。

（39）地口姜：莎草科植物香附子（*Cyperus rotundus* L.）的干燥全草。【别名】莎草。【功效】全草：行气开郁，祛风止痒，宽胸利痰；根茎：理气解郁，调经止痛，安胎。【主治】全草：胸闷不舒，风疹瘙痒，痈疮肿毒；根茎：胁肋胀痛，乳房胀痛，疝气疼痛，月经不调，脘腹痞满疼痛，嗳气吞酸，呕恶，经行腹痛，崩漏带下，胎动不安。

（40）地雷根：毛茛科植物单叶铁线莲（*Clematis henryi* Oliv.）的干燥根。【别名】雪里开。【功效】行气止痛，活血消肿。【主治】小儿高热惊风，咳嗽，咽喉肿痛，胃痛，腹痛，跌打损伤，腮腺炎，疖毒疔疮，毒蛇咬伤。

（41）地塌蓬：卷柏科植物翠云草[*Selaginella uncinata*（Desv. ex Poir.）Spring]的全草。【功效】清热利湿，收敛止血。【主治】黄疸，痢疾，泄泻，水肿，淋病，筋骨痹痛，吐血，咳血，便血，外伤出血，痔漏，烫火伤，蛇咬伤。

（42）动动烟：灰包科脱皮马勃（*Lasiosphaera fenzlii* Reichb）的成熟子实体。【别名】牛尿柏。【功效】清热解毒，利咽，止血。【主治】咽喉肿痛，咳嗽失音，吐血衄血，诸疮不敛。

（43）豆腐柴：马鞭草科植物豆腐柴（*Premna microphylla* Turcz.）的茎叶及根。【别名】苦蓼。【功效】清热解毒。【主治】疟疾，痢疾，醉酒头痛，痈肿，疔疮，丹毒，蛇虫咬伤，创伤出血，小儿夏季热，风湿痹痛。

（44）独脚郎衣：阴地蕨科植物阴地蕨[*Botrychium ternatum*（Thunb.）Sw.]的带根全草。【功效】清热解毒，平肝熄风，止咳，止血，明目去翳。【主治】小儿高热抽搐，肺热咳嗽，咳血，百日咳，癫狂，疮疡肿毒，毒蛇咬伤，目赤火眼。

（45）钝叶决明：豆科植物决明[*Senna tora*（L.）Roxb.]的种子及全草。【功效】清肝明目，利水通便，祛风清热，解毒利湿。【主治】目赤肿痛，羞明泪多，青盲，雀盲，头痛头晕，视物昏暗，肝硬化腹水，小便不利，习惯性便秘，肿毒，癣疾。

（46）莪姜：姜科植物温郁金（*Curcuma wenyujin* Y. H. Chen et C. Ling）的干燥根茎。【别名】莪术、温莪术、温郁金、野姜黄。【功效】行气破血，散结祛瘀，消积止痛。【主治】血滞经闭，症瘕痞块，脘腹胀痛，跌打损伤。

（47）耳朵草：虎耳草科植物虎耳草（*Saxifraga stolonifera* Curtis）的全草。【功效】疏风，清热，凉血，解毒。【主治】风热咳嗽，肺痈，吐血，风火牙痛，风疹瘙痒，痈肿丹毒，痔疮肿痛，毒虫咬伤，烫伤，外伤出血。

（48）耳挖草：唇形科植物韩信草（*Scutellaria indica* L.）的干燥全草。【别名】印度黄芩。【功效】清热解毒，活血止痛，止血消肿。【主治】疮肿疔毒，肺痈，肠痈，瘰疬，毒蛇咬伤，肺热咳喘，牙痛，喉痹，咽痛，筋骨疼痛，吐血咯血，便血，跌打损伤，创伤出血，皮肤瘙痒。

（49）榧树：红豆杉科植物榧树（*Torreya grandis* Fort. Ex Lindl.）的种子、根皮、花、枝叶。【别名】野杉、糙榧。【功效】杀虫，消积，润燥，祛风除湿，利水，杀虫。【主治】肠道寄生虫病，小儿疳积，肺燥咳嗽，肠燥便秘，痔疮，风湿痹痛，水气肿满，蛔虫病。

（50）粉草薢：薯蓣科植物粉背薯蓣[*Dioscorea collettii* var. *hypoglauca*（Palib.）C. T. Ting et al.]的干燥根茎。【别名】山萆薢。【功效】利湿浊，祛风湿。【主治】膏淋，白浊，带下，疮疡，湿疹，风湿痹痛。

（51）粪缸柴：省沽油科植物野鸦椿[*Euscaphis japonica*（Thunb.）Kanitz]的干燥全草。【别名】白鸡胗。【功效】果实或种子：祛风散寒，行气止痛，消肿散结；根皮：祛风解表，清热利湿；花：祛风止痛；叶：祛风止痒；茎皮：行气，利湿，祛风，退翳。【主治】果实或种子：胃痛，寒疝疼痛，泄泻，痢疾，脱肛，月经不调，子宫下垂，睾丸肿痛；根皮：外感头痛，风湿腰痛，痢疾，泄泻，跌打损伤；花：头痛，眩晕；叶：妇女阴痒；茎皮：小儿疝气，风湿骨痛，水痘，目生翳障。

（52）风草儿：藤黄科植物地耳草（*Hypericum japonicum* Thunb.）的干燥全草。【别名】九重楼、小草儿、七星塔。【功效】清热利湿，解毒，散瘀消肿，止痛。【主治】湿热黄疸，痢疾，痈疖肿毒，乳蛾，口疮，目赤肿痛，毒蛇咬伤，跌打损伤。

（53）风落树：桑科植物珍珠莲[*Ficus sarmentosa* var. *henryi*（King ex Oliver）Corner]的根茎。【功效】祛风除湿，消肿止痛，解毒杀虫。【主治】风湿关节痛，脱臼，乳痈，癣症。

（54）枫寄生：槲寄生科植物槲寄生[*Viscum coloratum*（Kom.）Nakai]的干燥带叶茎枝。【功效】补肝肾，强筋骨，祛风湿，安胎，降压。【主治】腰膝酸痛，风湿痹痛，胎动不安，崩漏下血。

（55）枫树：金缕梅科植物枫香树（*Liquidambar formosana* Hance）的干燥根皮、树皮、树脂、果序和叶。【功效】根：解毒消肿，祛风止痛；树皮：除湿止泻，祛风止痒；树脂：祛风活血，解毒止痛，止血，生肌；果序：祛风除湿，疏肝活络，利水；叶：行气止痛，解毒，止血。【主治】根：痈疽疔疮，风湿痹痛，牙痛，湿热泄痢，痢疾，小儿消化不良；树皮：痢疾，泄泻，大风癞疾，痒疹；树脂：痈疽，疮疹，瘰疬，齿痛，痹痛，瘫痪，吐血，衄血，咯血，外伤出血，皮肤皲裂；果序：风湿痹痛，肢体麻木，手足拘挛，脘腹疼痛，经闭，乳汁不通，水肿胀满，湿疹；叶：胃脘疼痛，伤暑腹痛，痢疾、泄泻，痈肿疮疡，湿疹，吐血，咳血，创伤出血。

（56）枫树蕈：多孔菌科赤芝[*Ganoderma lucidum*（Lyess. Ex Fr.）Karst]或紫芝（*Ganoderma sinense* Zhao）的干燥子实体。【别名】灵芝、红芝。【功效】补气安神，止咳平喘。【主治】虚劳，心悸，失眠，神疲乏力，久咳气喘，冠心病，矽肺，肿瘤。

（57）凤尾蕨：凤尾蕨科植物欧洲凤尾蕨（*Pteris cretica* L.）的全草。【功效】清热利湿，止血生肌，解毒消肿。【主治】泄泻，痢疾，黄疸，淋证，水肿，咳血，尿血，便血，刀伤出血，跌打肿痛，疮痈，水火烫伤。

（58）芙蓉猎骨皮：锦葵科植物木芙蓉（*Hibiscus mutabilis* L.）的花、叶及根。【功效】清热解毒，凉血止血，消肿排脓。【主治】肺热咳嗽，肠痈，白带，痈疖脓肿，脓耳，无名肿痛，烧烫伤，痈疽肿毒初起，目赤肿痛。

（59）伽蓝菜：景天科植物伽蓝菜（*Kalanchoe ceratophylla* Haworth）的全草。【功效】散瘀止血，清热解毒。【主治】跌打损伤，扭伤，外伤出血，咽喉炎，烫伤，湿疹，痈疮肿毒，毒蛇咬伤。

（60）疳首：鸢尾科植物射干[*Belamcanda chinensis*（L.）Redouté)]的根茎。【别名】山芭扇。【功效】清热解毒，祛痰利咽，消瘀散结。【主治】咽喉肿痛，痰壅咳喘，痈肿疮毒。

（61）高骨矮茶：紫金牛科植物朱砂根（*Ardisia crenata* Sims）的干燥根。【别名】铁凉伞。【功效】清热解毒，活血止痛。【主治】咽喉肿痛，风湿热痹，黄疸，痢疾，跌打损伤，流火，乳腺炎，睾丸炎。

（62）高脚鲤鱼胆：龙胆科植物龙胆（*Gentiana scabra* Bunge）的干燥根及根茎。【功效】清热燥湿，泻肝胆火。【主治】热黄疸，阴肿阴痒，带下，湿疹瘙痒，目赤，耳聋，胁痛，口苦，惊风抽搐。

（63）隔夜柴：豆科植物合欢（*Albizia julibrissin* Durazz.）的树皮及花。【功效】安神解郁，活血消痈，理气开胃，消风明目。【主治】心神不安，忧郁，不眠，内外痈疡，跌打损伤。

（64）公孙树：银杏科植物银杏（*Ginkgo biloba* L.）的种子。【别名】白果树。【功效】敛肺定喘，止带缩尿。【主治】哮喘痰咳，白带，白浊，遗尿尿频。

（65）狗骨草：苋科植物柳叶牛膝[*Achyranthes longifolia*（Makino）Makino]的干燥根。【功效】活血祛瘀，泻火解毒。【主治】闭经，跌打损伤，风湿痹痛，痢疾，白喉，咽喉肿痛，疮痈，淋证，水肿。

（66）谷皮柴：桑科植物构树[*Broussonetia papyrifera*（L.）L'Hért. ex Vent.]的干燥叶。【别名】构皮树。【功效】清热解毒，祛风止痒，敛疮止血。【主治】痢疾，神经性皮炎，疥癣，刀伤出血。

（67）骨地松：紫葳科植物凌霄[*Campsis grandiflora*（Thunb.）Schum.]的干燥根。【别名】肚饥花、倒挂金钟。【功效】凉血祛风，活血通络。【主治】血热生风，身痒，风疹，腰腿不遂，痛风，风湿痹痛，跌打损伤。

（68）瓜子草：远志科植物瓜子金（*Polygala japonica* Houtt.）的带根全草。【别名】金钥匙、土远志。【功效】活血散瘀，化痰止咳。【主治】咽喉肿痛，跌扑损伤，咳嗽胸痛，阴疽肿毒，毒虫咬伤。

（69）官做媒：荨麻科植物糯米团[*Gonostegia hirta*（Blume）Miq.]的带根全草。【别名】冷饭团。【功效】清热解毒，健脾消积，利湿消肿，散瘀止痛。【主治】乳痈，肿毒，痢疾，消化不良，食积腹痛，带下，水肿，小便不利，痛经，跌打损伤，咳血，吐血，外伤出血。

（70）贯众花：乌毛蕨科植物珠芽狗脊（*Woodwardia prolifera* Hook. Et Arn.）的根茎。【别名】胎生狗脊蕨。【功效】祛风湿，补肝肾，强腰膝。【主治】风湿痹痛，肾虚腰痛。【说明】本药材基原植物，《中国植物志》中称胎生狗脊，*Flora of China* 正名为珠芽狗脊。

（71）桂花：木犀科植物木犀（*Osmanthus fragrans* Lour.）的花、果实、枝叶及根。【功效】温肺化饮散寒止痛，发表散寒，祛风止痒，祛风除湿。【主治】痰饮咳喘，脘腹冷痛，肠风血痢，经闭痛经，牙痛，口臭，胃寒疼痛，肝胃气痛，肢体麻木，肾虚牙痛。

（72）哈罗丁：菊科植物东风菜（*Aster scaber* Thunb.）的全草。【别名】哈卢弟。【功效】清热解毒，明目，利咽。【主治】风热感冒，头痛目眩，目赤肿痛，咽喉红肿，急性肾炎，肺病吐血，跌打损伤，臃肿疔疮，蛇咬伤。

（73）蛤蟆衣：车前科植物车前（*Plantago asiatica* L.）的干燥全草。【功效】清热利尿，凉血，解毒。【主治】热淋涩痛，水肿尿少，暑湿泄泻，痰热咳嗽，吐血衄血，痈肿疮毒。

（74）还魂草：卷柏科植物卷柏[*Selaginella tamariscina*（P. Beauv.）Spring]的干燥全草。【别名】九死还魂草。【功效】活血通经。【主治】经闭痛经，血闭绝子，跌打损伤。

（75）海风藤：胡椒科植物风藤[*Piper kadsura*（Choisy）Ohwi]的藤茎。【功效】祛风湿，通经络，止痹痛。【主治】风湿痹痛，通经络，脘腹冷痛，水肿。

（76）寒扭：蔷薇科植物高粱泡（*Rubus lambertianus* Ser.）的根。【别名】冬泡。【功效】祛风清热，凉血止血，活血祛瘀。【主治】风热感冒，风湿痹痛，半身不遂，咯血，便血，崩漏，经闭，痛经，产后腹痛，疮疡。

（77）蔊菜：十字花科植物蔊菜[*Rorippa indica*（L.）Hiern]的全草。【功效】祛痰，止咳，降压利尿，凉血止血。【主治】慢性支气管炎，头晕脑胀，高血压病，小便热涩不利，崩中带下，尿血。

（78）红豆树：豆科植物红豆树（*Ormosia hosiei* Hemsl. et E. H. Wils.）的干燥种子。【别名】鄂西红豆树。【功效】理气活血，清热解毒。【主治】心胃气痛，疝气疼痛，血滞经闭，无名肿毒，疔疮。

（79）红椒刺：芸香科植物花椒簕（*Zanthoxylum scandens* Bl.）的干燥茎叶及根。【功效】活血，散瘀，止痛。【主治】脘腹瘀滞疼痛，跌打损伤。

（80）红老鸦碗：唇形科植物活血丹[*Glechoma longituba*（Nakai）Kupr.]的全草。【别名】方梗老鸭碗、入骨箭。【功效】利湿通淋，清热解毒，散瘀消肿。【主治】热淋，石淋，湿热黄疸，疮痈肿毒，跌扑损伤。

（81）红马蹄香：马兜铃科植物小叶马蹄香（*Asarum ichangense* C. Y. Cheng et C. S. Yang）的干燥全草。【别名】宜昌细辛、马蹄细辛。【功效】祛风散寒，消痰行水，活血止痛，解毒。【主治】风寒感冒，痰饮咳喘，水肿，风寒湿痹，跌打损伤，头痛，齿痛，胃痛，疝气腹痛，瘰疬，肿毒，毒蛇咬伤。

（82）红萍：满江红科满江红[*Azolla pinnata* subsp. *asiatica* R. M. K. Saunders et K. Fowler]的全草。【别名】天女散花、仙女散花。【功效】解表透疹，祛风除湿，解毒，润肺，止咳。【主治】感冒咳嗽，麻疹不透，风湿疼痛，小便不利，水肿，荨麻疹，皮肤瘙痒，疮疡，丹毒，烫火伤，肺痨咳嗽。

（83）红山毛桃：猕猴桃科植物中华猕猴桃（*Actinidia chinensis* Planch.）的干燥果实、根及茎。【别名】藤梨。【功效】解热，止渴，健胃，通淋。【主治】烦热，消渴，肺热干咳，消化不良，湿热黄疸，石淋，痔疮。

（84）红血绳：豆科植物灰毛鸡血藤[*Callerya cinerea*（Benth.）Schot]的干燥藤茎。【别名】红血藤、血藤、红茉莉水绳。【功效】补血止血，活血通络。【主治】血虚体弱，劳伤筋骨，月经不调，闭经，产后腹痛，恶露不尽，各种出血，风湿痹痛，跌打损伤。【说明】本药材基原植物，*Flora of China* 始称灰毛鸡血藤，置于鸡血藤属；此前《中国植物志》称其为香花崖豆藤（*Millettia dielsiana* Harms），置于豆科崖豆藤属。

（85）猢狲姜：槲蕨科植物槲蕨（*Drynaria roosii* Nakaike）的干燥根茎。【别名】猴姜。【功效】补肾强骨，续伤止痛。【主治】肾虚腰痛，足膝痿弱，耳鸣耳聋，牙痛，久泄，遗尿，跌打骨折，斑秃。

（86）虎枪：蓼科植物虎杖（*Reynoutria japonica* Houtt.）的根茎及根。【别名】斑竹。【功效】活血散瘀，祛风通络，清热利湿，解毒。【主治】经闭，经痛，产后恶露不下，跌打损伤，风湿痹痛，淋浊带下，疮疡肿毒，毒蛇咬伤，水火烫伤。

（87）黄狗头：紫萁科植物紫萁（*Osmunda japonica* Thunb.）的根茎及叶柄残基。【功效】清热解毒，祛瘀止血，杀虫。【主治】流感，流脑，乙脑，腮腺炎，痈疮肿毒，麻疹，水痘。

（88）黄瓜碎：景天科植物垂盆草（*Sedum sarmentosum* Bunge）的全草。【别名】狗屎牙。【功效】清热利湿，解毒消肿。【主治】湿热黄疸，淋病，泻痢，肺痈，肠痈，疮疖肿毒，蛇虫咬伤，水火烫伤，咽喉肿痛，口腔溃疡及湿疹，带状疱疹。

（89）黄荆条：马鞭草科植物牡荆[*Vitex negundo* var. *cannabifolia*（Sieb. et Zucc.）Hand.-Mazz.]的根及叶。【别名】大叶黄荆、白埔酱根。【功效】祛风解表，除湿止痛，祛痰平喘。【主治】感冒头痛，牙痛，疟疾，风湿痹痛，咳嗽哮喘，胃痛，腹痛，脚气肿胀，风疹瘙痒，蛇虫咬伤。

（90）黄母鸡：桑科植物构棘[*Maclura cochinchinensis*（Lour.）Corner]的干燥根、棘刺及果实。【别名】担米刺。【功效】根：祛风通络，清热除湿，解毒消肿；棘刺：化瘀消积；果实：理气，消食，利尿。【主治】根：风湿痹痛，跌打损伤，黄疸，腮腺炎，肺结核，胃和十二指肠溃疡，淋浊，蛊胀，闭经，劳伤咳血，疔疮痈肿；棘刺：腹中积聚，痞块；果实：疝气，食积，小便不利。

（91）黄山里：茜草科植物栀子（*Gardenia jasminoides* Ellis）的果实。【别名】山里黄。【功效】泻火除烦，清热利湿，凉血解毒。【主治】热病心烦，黄疸尿赤，血淋涩痛，目赤肿痛，火毒疮疡，跌打扭伤，崩漏。

（92）黄省藤：木通科植物大血藤[*Sargentodoxa cuneata*（Oliv.）Rehd. et E. H. Wils.]的茎藤。【别名】八卦藤、黄柏藤。【功效】解毒消痈，活血止痛，祛风除湿，杀虫。【主治】肠痈，痢疾，乳痈，痛经，经闭，跌打损伤，风湿痹痛，虫积腹痛。

（93）活血丹：唇形科植物丹参（*Salvia miltiorrhiza* Bunge）的干燥根。【别名】丹参。【功效】活血祛瘀，调经止痛，养血安神，瘀血消痈。【主治】月经不调，闭经，痛经，症瘕积聚，胸腹刺痛，热痹疼痛，疮疡肿痛，心烦不眠，肝脾肿大，心绞痛。

（94）鸡公吊：鳞毛蕨科植物贯众（*Cyrtomium fortunei* J. Smith）的根茎。【别名】墙蕨。【功效】清热解毒，凉血祛瘀，驱虫。【主治】感冒，热病斑疹，白喉，乳痈，痢疾，黄疸，吐血，便血，崩漏，痔血，带下，跌打损伤，肠道寄生虫。

（95）鸡骨草：豆科植物广州相思子[*Abrus pulchellus* subsp. *cantoniensis*（Hance）Verdcourt]的干燥全草。【功效】清热利湿，舒肝止痛。【注意】豆荚有毒。【说明】本药材基原植物，《中国植物志》中拉丁名为 *Abrus cantoniensis* Hance，*Flora of China* 已将其置为美丽相思子（*Abrus pulchellus*）的亚种。

（96）鸡冠花：苋科植物鸡冠花（*Celosia cristata* L.）的花序。【功效】凉血止血，止带，止泻。【主治】诸出血证，带下，泄泻，痢疾。

（97）鸡卵花：豆科植物锦鸡儿[*Caragana sinica*（Buc'hoz）Rehd.]的花。【别名】金雀花、卵花草、金鸟仔。【功效】健脾益肾，和血祛风，解毒。【主治】虚劳咳嗽，头晕耳鸣，气虚，高血压病，风湿骨痛。

（98）鸡母绳：毛茛科植物女萎（*Clematis apiifolia* DC.）的干燥全草。【别名】一把抓。【功效】祛风除湿，温中理气，利尿，消食。【主治】风湿痹痛，吐泻，痢疾，腹痛肠鸣，小便不利，水肿。

（99）鸡娘草：石竹科植物繁缕[*Stellaria media*（L.）Vill.]的全草。【别名】万里年。【功效】清热解毒，凉血消痈，活血止痛，下乳。【主治】痢疾，肠痈，肺痈，乳痈，疔疮肿毒，痔疮肿痛，出血，跌打伤痛，产后瘀滞腹痛，乳汁不下。

（100）吉花：菊科植物野菊（*Chrysanthemum indicum* L.）的全草及花。【别名】艾花、黄菊花。【功效】清热解毒，疏风平肝。【主治】感冒，气管炎，肝炎，高血压症，痢疾，痈肿，疔疮，目赤肿痛，湿疹，丹毒，咽喉肿痛。

（101）假仙草：唇形科植物风轮菜[*Clinopodium chinense*（Benth.）Kuntze]的干燥全草。【别名】野青草。【功效】疏风清热，解毒消肿，止血。【主治】感冒发热，中暑，咽喉肿痛，白喉，急性胆囊炎，肝炎，肠炎，痢疾，疰腮，乳痈，疔疮肿毒，过敏性皮炎，急性结膜炎，尿血，血崩，牙龈出血，外伤出血。

（102）绞股蓝：葫芦科植物绞股蓝[*Gynostemma pentaphyllum*（Thunb.）Makino]的干燥全草。【功效】清热，补虚，解毒。【主治】体虚乏力，虚劳失精，白细胞减少症，高脂血症，病毒性肝炎，慢性肠胃炎，慢性气管炎。

（103）脚郎头：樟科植物乌药[*Lindera aggregate*（Sims）Kosterm.]的块根、叶及果实。【别名】鸡蛋衣。【功效】行气止痛，温肾散寒，消肿止痛，散寒回阳。【主治】胸胁满闷，脘腹胀痛，头痛，寒疝疼痛，痛经及产后腹痛，尿频，遗尿，小便频数，风湿痹痛，跌打损伤，烫伤，阴毒伤寒。

（104）介狗珠：禾本科植物薏苡（*Coix lacryma-jobi* L.）的干燥种仁、叶及根。【功效】种仁：利湿健脾，舒经除痹，清热排脓；叶：和中，益气血；根：清热通淋，利湿杀虫。【主治】种仁：水肿，脚气，小便淋沥，湿温病，泄泻，带下，风湿痹痛，筋脉拘挛，肺痈，肠痈，扁平疣；叶：胃寒腹痛，初生小儿煎水洗浴可防病；根：热淋，血淋，石淋，黄疸，水肿，白带过多，脚气，风湿痹痛，蛔虫病。

（105）金钗花：菊科植物一枝黄花（*Solidago decurrens* Lour.）的全草。【别名】八

月黄花、土柴胡。【功效】疏风泄热，解毒消肿。【主治】风热感冒，咽喉肿痛，肺热咳嗽，黄疸，泄泻，热淋，痈肿疮疖，毒蛇咬伤。

（106）金刚刺：百合科植物菝葜（*Smilax china* L.）的根茎。【别名】白兰刺、告告刺。【功效】祛风利湿，活血，解毒，消痈。【主治】风湿腰腿痛，中暑（冷痧），肠炎，消渴症。

（107）金钩吊：茜草科植物钩藤[*Uncaria rhynchophylla*（Miq.）Miq. ex Havil.]的干燥带钩茎枝及根。【别名】名双钩、搭钩藤。【功效】带钩茎枝：熄风止痉，清热平肝；根：舒经活络，清热消肿。【主治】带钩茎枝：小儿惊风，夜啼，热盛动风，子痫，肝阳眩晕，肝火头痛；根：关节痛风，半身不遂，癫症，水肿，跌扑损伤。

（108）金鸡脚：水龙骨科植物金鸡脚假瘤蕨[*Selliguea hastata*（Thunb.）Fraser-Jenk.]的全草。【功效】清热解毒，祛风镇惊，利水通淋。【主治】外感热病，肺热咳嗽，咽喉肿痛，小儿惊风，臃肿疮毒，蛇虫咬伤，水火烫伤，痢疾，泄泻，小便淋浊。

（109）金缕梅花：金缕梅科植物金缕梅（*Hamamelis mollis* Oliver）的根、叶、花及果。【功效】解热、止血、通经活络。【主治】目赤肿痛，热毒血痢。

（110）金钱柳：胡桃科植物青钱柳[*Cyclocarya paliurus*（Batal.）Iljinsk.]的叶。【别名】青钱柳、摇钱树。【功效】祛风止痒，清热泻火，润燥化痰。【主治】皮肤癣疾，消渴燥热。

（111）金雀根：豆科植物锦鸡儿[*Caragana sinica*（Buc'hoz）Rehd.]的根。【别名】卵花根、黄雀根。【功效】健脾益肾，活血通脉，消瘀散结。【主治】腰膝酸软，跌打损伤，症瘕痞块。

（112）金盏菊：菊科植物金盏菊（*Calendula officinalis* L.）的全草、花及根。【功效】清热解毒，活血调经，凉血止血，清热泻火，行气止痛。【主治】中耳炎，月经不调，肠风便血，目赤肿痛，疝气，胃寒疼痛。

（113）金烛台：百合科植物华重楼[*Paris polyphylla* var. *chinensis*（Franch.）H. Hara]的根茎。【别名】七层塔、七叶一枝花。【功效】清热解毒，消肿解痛，凉肝定惊。【主治】疔疮痈肿，咽喉肿痛，毒蛇咬伤，跌扑伤痛，惊风抽搐。

（114）九节茶：金粟兰科植物草珊瑚[*Sarcandra glabra*（Thunb.）Nakai]的带根全草。【别名】肿节风、接骨金粟兰。【功效】祛风除湿，活血散瘀，清热解毒。【主治】风湿痹痛，活血散瘀，跌打损伤，骨折，痛经，产后瘀滞腹痛，肺炎，急性阑尾炎，急性胃肠炎，痢疾，胆囊炎，脓肿，口腔炎。

（115）韭菜冬：石竹科植物瞿麦（*Dianthus superbus* L.）的干燥全草。【功效】清热利湿，利小便，活血通络。【主治】小便不通，热淋，血淋，石淋，闭经，目赤肿痛，痈肿疮毒，湿疮瘙痒。

（116）救心草：真藓科植物暖地大叶藓[*Rhodobryum giganteum*（schwaegr.）Par.]的干燥全草。【功效】养心安神，清肝明目。【主治】心悸怔忡，神经衰弱，目赤肿痛，冠心病，高血压。

（117）蕨丝：碗蕨科植物蕨[*Pteridium aquilinum* var. *latiusculum*（Desv.）Underw. ex A. Heller]的根茎、嫩芽。【功效】清热利湿，降气化痰，止血，平肝安神。【主治】跌

打损伤。

（118）坑仙：菖蒲科植物金钱蒲（*Acorus gramineus* Sol. ex Aiton）的干燥全草。【别名】坑香、坑韭、小菖蒲。【功效】化痰开窍，化湿行气，祛风利痹，醒神益智，消肿止痛。【主治】热病神昏，痰厥，健忘耳鸣，耳聋，脘腹胀痛，噤口下痢，风湿痹痛，跌打损伤，痈疽疥癣。【说明】本药材基原植物金钱蒲，《中国植物志》中将其置于天南星科菖蒲属，*Flora of China* 将其置于菖蒲科菖蒲属；《中国植物志》中原记载的石菖蒲（*Acorus tatarinowii* Schott）已归并入金钱蒲。

（119）苦草：唇形科植物金疮小草（*Ajuga decumbens* Thunb.）或紫背金盘（*Ajuga nipponensis* Makino）的干燥全草。【别名】白地蜂蓬、大叶地汤蒲。【功效】金疮小草：清热解毒，化痰止咳，凉血散瘀；紫背金盘：清热解毒，凉血散瘀，消肿止痛。【主治】金疮小草：急、慢性支气管炎，咽炎，目赤肿痛，扁桃体炎，痈肿疔疮，关节疼痛，外伤出血，毒蛇咬伤，跌打损伤；紫背金盘：肺热咳嗽，咳血，咽喉肿痛，乳痈，肠痈，疮疖肿毒，痔疮出血，跌打肿痛，外伤出血，水火烫伤，毒蛇咬伤。

（120）苦丁茶：冬青科植物大叶冬青（*Ilex latifolia* Thunb.）的叶。【功效】疏风清热，明目生津。【主治】风热头痛，齿痛，目赤，热病烦渴，泄泻，痢疾。

（121）苦骨：豆科植物苦参（*Sophora flavescens* Ait.）的根。【别名】苦葛根。【功效】清热燥湿，祛风杀虫。【主治】湿热泻痢，肠风便血，黄疸，小便不利，水肿，带下，阴痒，疥癣，麻风，皮肤瘙痒，湿毒疮疡。

（122）苦连饭：菊科植物三脉紫菀[*Aster trinervius* Roxb. subsp. *ageratoides*（Turcz.）Grierson]的干燥全草。【功效】清热解毒，祛痰镇咳，凉血止血。【主治】感冒发热，扁桃体炎，支气管炎，肝炎，肠炎，痢疾，热淋，血热吐衄，痈肿疔毒，蛇虫咬伤。

（123）苦楝：楝科植物楝（*Melia azedarach* L.）的根皮、树皮、叶、花及果实。【功效】杀虫，疗癣，清热燥湿，行气止痛。【主治】蛔虫病，钩虫病，阴道滴虫病，疥疮，头癣，湿疹瘙痒，蛇虫咬伤，跌打肿痛，脘腹胁肋疼痛，虫积腹痛。

（124）苦野菜：败酱科植物攀倒甑[*Patrinia villosa*（Thunb.）Dufr.]的全草。【别名】白花败酱。【功效】清热解毒，活血排脓。【主治】肠痈，痢疾，肠炎，肝炎，眼结膜炎，产后瘀血腹痛，痈肿，疔疮。

（125）老虎脚迹：毛茛科植物毛茛（*Ranunculus japonicus* Thunb.）的干燥全草。【功效】退黄，定喘，截疟，镇痛，消翳。【主治】黄疸，哮喘，疟疾，偏头痛，牙痛，鹤膝风，风湿关节痛，目生翳膜，瘰疬，痈疮肿毒。

（126）老虎舌：菊科植物陀螺紫菀（*Aster turbinatus* S. Moore）的干燥全草。【别名】毛舌、草鞋芎草。【功效】清热解毒，止痢。【主治】感冒发热，痢疾。

（127）老虎爪：葫芦科植物栝楼（*Trichosanthes kirilowii* Maxim.）的干燥果皮及根。【别名】野西瓜。【功效】果皮：清肺化痰，利气宽胸散结；根：清热生津，润肺化痰，消肿排脓。【主治】果皮：痰热咳嗽，胸闷胁痛；根：热病烦渴，肺热燥咳，内热消渴，疮疡肿毒。

（128）老鼠屎：毛茛科植物天葵[*Semiaquilegia adoxoides*（DC.）Makino]的干燥块根。【别名】蛇不见。【功效】清热解毒，消肿散结，利水通淋。【主治】小儿高热，癫痫，痈肿，疔疮，乳痈，瘰疬，皮肤漆疮，目赤肿痛，咽痛，蛇虫咬伤，热淋，砂淋。

（129）老鸦葱：石蒜科植物石蒜[*Lycoris radiata*（L Her.）Herb.]的鳞茎。【功效】祛痰催吐，解毒散结。【主治】喉风，单双乳蛾，咽喉肿痛，食物中毒，胸腹积水，恶疮肿毒，痔漏，跌打损伤，风湿关节痛，顽癣，烫火伤，蛇咬伤。

（130）雷独草：唇形科植物夏枯草（*Prunella vulgaris* L.）的果穗及全草。【别名】好公草。【功效】清肝明目，散结解毒，消肿，降肝火，止痛。【主治】目赤肿痛，目珠夜痛，头痛眩晕，乳痈肿痛，甲状腺肿大，淋巴结结核，乳腺增生，高血压，中暑。

（131）冷水草：荨麻科植物赤车[*Pellionia radicans*（Sieb. et Zucc.）Wedd.]的干燥全草。【功效】祛风胜湿，活血行瘀，解毒止痛。【主治】风湿骨痛，跌打肿痛，骨折，疮疖，牙痛，骨髓炎，丝虫病引起的淋巴管炎，肝炎，支气管炎，毒蛇咬伤，烧烫伤。

（132）犁头尖：堇菜科植物紫花地丁（*Viola philippica* Cav.）的干燥全草。【功效】清热解毒，凉血消肿。【主治】疔疮肿毒，痈疽发背，丹毒，毒蛇咬伤。

（133）荔枝草：唇形科植物荔枝草（*Salvia plebeia* R. Br.）的干燥全草。【功效】清热解毒，凉血散瘀，利水消肿。【主治】感冒发热，咽喉肿痛，肺热咳嗽，咳血，吐血，尿血，崩漏，痔疮出血，肾炎水肿，白浊，痢疾，痈肿疮毒，湿疹瘙痒，跌打损伤，蛇虫咬伤。

（134）六月雪：茜草科植物白马骨[*Serissa serissoides*（DC.）Druce]的全草。【功效】活血，利湿，健脾。【主治】肝炎，肠炎腹泻，小儿疳积。

（135）龙血竭：百合科植物剑叶龙血树[*Dranaena cochinchinensis*（Lour.）S. C. Chen]分泌的树脂。【功效】活血散瘀，定痛止血，敛疮生肌。【主治】跌打损伤，瘀血作痛，妇女气血凝滞，外伤出血，脓疮久不收口。

（136）龙牙草：蔷薇科植物龙芽草（*Agrimonia pilosa* Ledeb.）的全草。【别名】牙骨草。【功效】收敛止血，止痢，杀虫，解毒消肿。【主治】吐血，尿血，便血，崩漏及外伤出血，腹泻，痢疾，脱力劳伤，疟疾，滴虫性阴道炎。

（137）龙珠：茄科植物龙葵（*Solanum nigrum* L.）的干燥全草。【功效】清热解毒，活血消肿。【主治】疔疮，痈肿，丹毒，跌打扭伤，慢性支气管炎，肾炎水肿。

（138）鹿蹄草：杜鹃花科植物鹿蹄草（*Pyrola calliantha* Andres）的干燥全草。【功效】补肾强骨，祛风除湿，止咳，止血。【主治】风湿痹痛，腰膝无力，月经过多，久咳劳嗽。【说明】《中国植物志》将鹿蹄草置于鹿蹄草科鹿蹄草属，*Flora of China* 将其置于杜鹃花科鹿蹄草属。

（139）落泥泡：蔷薇科植物寒莓（*Rubus buergeri* Miq.）的干燥茎叶及根。【功效】茎叶：凉血止血，解毒敛疮；根：清热解毒，活血止痛。【主治】茎叶：肺痨咯血，外伤出血，疮疡肿毒，湿疹流脓；根：湿热黄疸，产后发热，小儿高热，月经不调，白带过多，胃痛吐酸，痔疮肿痛，肛门漏管。

（140）落雪花：瑞香科植物结香（*Edgeworthia chrysantha* Lindl.）的干燥花蕾及根。【功效】滋养肝肾，明目退翳。【主治】夜盲，翳障，目赤流泪，羞明怕光，小儿疳眼，头痛，失音，夜梦遗精。

（141）绿花白根草：桔梗科植物蓝花参[*Wahlenbergia marginata*（Thunb.）A. DC.]

的干燥全草。【功效】益气健脾，止咳祛痰，止血。【主治】虚损劳伤，盗汗，小儿疳积，白带，咳嗽，衄血，疟疾，瘰疬。

（142）马殿西：豆科植物美丽胡枝子[*Lespedeza thunbergii* subsp. *formosa*（Vogel）H. Ohashi]的全株及根。【别名】乌梢根。【功效】清热利尿，通淋，祛风除湿，活血止痛。【主治】肺痈，乳痈，腹泻，风湿痹痛，跌打损伤，骨折，肺热咳嗽，尿血，便血。

（143）马蹄莲：罂粟科植物血水草（*Eomecon chionantha* Hance）的干燥全草。【功效】清热解毒，活血止痛，止血。【主治】目赤肿痛，咽喉疼痛，口腔溃疡，疔疮肿毒，毒蛇咬伤，癣疮，湿疹，跌打损伤，腰痛，咳血。

（144）马蹄香：马兜铃科植物尾花细辛（*Asarum caudigerum* Hance）的干燥带根全草。【功效】温经散寒，化痰止咳，消肿解毒。【主治】风寒感冒，头痛，咳嗽哮喘，风湿痹痛，跌打损伤，口舌生疮，毒蛇咬伤，疮疡肿毒。

（145）满田星：谷精草科植物谷精草（*Eriocaulon buergerianum* Körnicke）的带花茎的头状花序。【别名】耳朵刷。【功效】疏散风热，明目。【主治】风热目赤，肿痛羞明，风热头痛，鼻渊，喉痹，牙痛。

（146）猫屎藤：防己科植物粉防己（*Stephania tetrandra* S. Moore）的干燥块根。【别名】大号青绳。【功效】利水消肿，祛风止痛。【主治】小便不利，风湿痹痛，脚气肿痛，疥癣疮肿，高血压。

（147）毛道士：茄科植物白英（*Solanum lyratum* Thunb.）的干燥全草。【别名】母根菜、飞扬草、谷筛草、苦朽草。【功效】清热利湿，解毒消肿。【主治】湿热黄疸，胆囊炎，胆石症，肾炎水肿，风湿关节痛，湿热带下，小儿高热惊搐。

（148）毛筋草：禾本科植物大白茅[*Imperata cylindrica* var. *major*（Nees）C. E. Hubb.]的干燥根茎。【别名】白茅根。【功效】凉血止血，清热生津，利尿通淋。【主治】血热吐血、尿血，热病烦渴，黄疸，水肿，热淋涩痛，急性肾炎水肿。【说明】《中国药典》中大白茅称为白茅。

（149）茅膏菜：茅膏菜科植物茅膏菜（*Drosera peltata* Smith ex Willd.）的干燥全草。【功效】祛风除湿，行血止痛。【主治】风湿骨痛，抗菌消炎。

（150）美人蕉根：美人蕉科植物美人蕉（*Canna indica* L.）的干燥根。【功效】清热解毒，调经，利水。【主治】月经不调，带下，黄疸，痢疾，疮疡肿毒。

（151）梦幢香：八角科植物红毒茴（*Illicium lanceolatum* A. C. Smith）的根及根皮。【别名】莽草、披针叶茴香。【功效】痛经活血，散瘀止痛。【主治】风湿痹痛，跌打损伤。【说明】本药材基原植物，《中国植物志》将其置于木兰科八角属，*Flora of China* 将其置于八角科八角属。

（152）墨黑草：菊科植物鳢肠[*Eclipta prostrata*（L.）L.]的全草。【别名】日花草。【功效】补益肝肾，凉血止血。【主治】补肾不足，头晕目眩，须发早发，吐血，咯血，便血，血痢，崩漏，外伤出血。

（153）木米头：菊科植物千里光（*Senecio scandens* Buch.-Han ex D. Don）的全草。【别名】千里橘。【功效】清热解毒，明目退翳，杀虫止痒。【主治】流感，上呼吸道感染，肺炎，急性扁桃体炎，急性肠炎，黄疸型肝炎，胆囊炎，急性尿路感染，目赤肿痛翳障，丹毒，湿疹，滴虫性阴道炎，烧烫伤。

（154）奶草：大戟科植物地锦（*Euphorbia humifusa* Willd.）或斑地锦（*Euphorbia maculata* L.）的干燥全草。【别名】奶奶草、奶疳草、乳珠草。【功效】清热解毒，利湿退黄，活血止血。【主治】痢疾，泄泻，黄疸，咳血，吐血，尿血，便血，崩漏，乳汁不下，跌打肿痛，热毒疮疡。

（155）孬巨：里白科植物芒萁[*Dicranopteris pedata*（Houtt.）Nakai]的根茎、叶、幼苗、茎髓。【别名】蒙干笋、狼衣。【功效】清热利湿，化瘀止血，止咳，解毒消肿。【主治】湿热臌胀，小便涩痛，阴部湿痒，白带，跌打损伤，外伤出血，烫伤。

（156）鸟不踏树：豆科植物云实[*Caesalpinia decapetala*（Roth）Alston]的干燥根。【别名】鸟不息树、山油皂。【功效】祛风除湿，解毒消肿。【主治】感冒发热，咽喉肿痛，牙痛，风湿痹痛，痈疽肿毒，毒蛇咬伤，产后风。

（157）牛尿刺：菊科植物蓟（*Cirsium japonicum* DC.）的全草。【别名】大蓟、大叶牛须刺、牛节刺。【功效】凉血止血，散瘀解毒消肿。【主治】吐血，便血，崩漏，外伤出血，痈肿疮毒。

（158）牛乳柴：桑科植物矮小天仙果（*Ficus erecta* Thunb.）的干燥根及茎叶或台湾榕（*Ficus formosana* Maxim.）的干燥全株。【别名】牛奶藤、牛奶绳、白牛奶树。【功效】益气健脾，活血通络，祛风除湿。【主治】劳倦乏力，食少，脾虚白带，月经不调，头风疼痛，跌打损伤，风湿性关节炎。

（159）牛乳扭：蔷薇科植物蓬藟（*Rubus hirsutus* Thunb.）的干燥根及叶。【功效】根：清热解毒，消肿止痛，止血；叶：清热解毒，收敛止血。【主治】根：流行性感冒，感冒，小儿高热惊厥，咽喉肿痛，牙痛，头痛，风湿筋骨痛，瘰疬，疖肿；叶：牙龈肿痛，暴赤火眼，疮疡疖肿，外伤出血。

（160）攀蓬：桑科植物薜荔（*Ficus pumila* L.）的果实。【别名】墙络藤。【功效】补肾固精，清热利湿，活血通经，催乳，解毒消肿。【主治】肾虚遗精，阳痿，小便淋浊，久痢，痔血，肠风下血，闭经，乳汁不下，咽喉痛。

（161）盆地锦：伞形科植物天胡荽（*Hydrocotyle sibthorpioides* Lam.）的干燥全草。【别名】洋文锦。【功效】清热利湿，解毒消肿。【主治】黄疸，痢疾，水肿，淋证，目翳，喉肿，痈肿疮毒，带状疱疹，跌打损伤。

（162）蓬蓬：罂粟科植物博落回[*Macleaya cordata*（Willd.）R. Br.]的带根全草。【别名】喇叭竹、山火筒。【功效】散瘀，祛风，解毒，止痛，杀虫。【主治】疮疖肿，痔疮，湿疹，蛇虫咬伤，跌打肿痛，风湿关节痛，滴虫性阴道炎。

（163）枇杷：蔷薇科植物枇杷[*Eriobotrya japonica*（Thunb.）Lindl.]的叶。【功效】清肺止咳，和胃降逆，止渴。【主治】肺热咳嗽，阴虚劳咳，咳血，吐血，小儿吐乳，消渴，肺热面疮。

（164）破铜钱：伞形科植物积雪草[*Centella asiatica*（L.）Urban]的全草。【功效】清热利湿，活血止血，解毒消肿。【主治】湿热黄疸，中暑腹泻，血淋，砂淋，痈肿疮毒，跌打损伤。

（165）铺地蜈蚣：茜草科植物金毛耳草[*Hedyotis chrysotricha*（Palib.）Merr.]的全草。

【别名】塌地蜈蚣、陈头蜈蚣、穿地蜈蚣、大地蜈蚣。【功效】清热利湿，消肿解毒。【主治】肠炎，痢疾，暑热泄泻，湿热黄疸，急性肾炎，毒蛇咬伤，疮疖肿毒。

（166）七姐妹：蔷薇科植物野蔷薇（*Rosa multiflora* Thunb.）的根。【功效】清热解毒，祛风除湿，活血调经，固精缩尿。【主治】疮痈肿毒，烫伤，口疮，痔血，关节疼痛，月经不调，痛经，久痢不愈，遗尿，尿频，白带过多，子宫脱落。

（167）旗彭：胡颓子科植物胡颓子（*Elaeagnus pungens* Thunb.）的干燥根。【别名】狗屎满堂。【功效】活血止血，祛风利湿，止咳平喘，解毒敛疮。【主治】咯血，吐血，便血，月经过多，风湿关节痛，黄疸，水肿，泻痢，小儿疳积，咳喘，咽喉肿痛，疥疮，跌扑损伤。

（168）千斤拔：豆科植物千斤拔（*Flemingia prostrata* Roxb. f. ex Roxb.）的根。【功效】祛风除湿，舒筋活络，强筋壮骨，消炎止痛。【主治】风湿骨痛，腰肌劳损，偏瘫，小儿麻痹后遗症。

（169）千年运：百合科植物多花黄精（*Polygonatum cyrtonema* Hua）或长梗黄精（*Polygonatum filipes* Merr. ex C. Jeffrey et McEwan）的干燥根茎。【别名】山姜。【功效】养阴润肺，补脾益气，滋肾填精。【主治】脾胃虚弱，体倦乏力，口干食少，肺虚咳嗽，精血不足，内热消渴。

（170）千人拔：禾本科植物牛筋草[*Eleusine indica*（L.）Gaertn.]的干燥全草。【别名】千斤拔。【功效】清热利湿，凉血解毒。【主治】伤暑发热，小儿惊风，乙脑，流脑，黄疸，淋证，小便不利，痢疾，便血，疮疡肿痛，跌打损伤。

（171）琴叶榕：桑科植物琴叶榕（*Ficus pandurata* Hance）的根及叶。【功效】祛风除湿，解毒消肿，活血通络。【主治】风湿痹痛，黄疸，疟疾，百日咳，乳汁不通，乳痈，痛经，闭经，痈疖肿痛，跌打损伤，毒蛇咬伤。

（172）青麻：荨麻科植物苎麻[*Boehmeria nivea*（L.）Gaud.]的根茎及叶。【功效】凉血止血，清热安胎，利尿，解毒，散瘀消肿。【主治】血热妄行所致的咯血，吐血，血淋，便血，崩漏，胎动不安，胎漏下血，外伤出血。

（173）青绳：防己科植物风龙[*Sinomenium acutum*（Thunb.）Rehd. et E. H. Wilson]的茎藤。【别名】青藤。【功效】祛风通络，除湿止痛。【主治】风湿痹痛，历节风，鹤膝风，脚气肿痛。

（174）染卵草：茜草科植物东南茜草[*Rubia argyi*（H. Lév. et Vaniot）H. Hara ex Lauener et D. K. Ferguson]的茎、根及根茎。【别名】端午草、染黄草、鸡卵草、擦草。【功效】凉血止血，活血祛瘀。【主治】出血，闭经，关节痹痛，跌打肿痛。端午时节，畲族有吃"红鸡蛋"习俗，"红鸡蛋"即以此药材与鸡蛋同煮而得。

（175）热红草：唇形科植物南丹参（*Salvia bowleyana* Dunn.）的干燥根。【别名】月风草、活血丹。【功效】活血化瘀，调经止痛。【主治】胸痹绞痛，心烦，心悸，脘腹疼痛，月经不调，乳汁稀少，产后瘀滞腹痛，崩漏，关节痛，疮肿。

（176）日头花草：蓼科植物萹蓄（*Polygonum aviculare* L.）的全草。【别名】泻肚药。【功效】利水通淋，杀虫止痒。【主治】淋症，小便不利，黄疸，带下，泻痢，蛔虫病，妇女阴蚀皮肤湿疮。

（177）三角枫绳：五加科植物常春藤[*Hedera nepalensis* var. *sinensis*（Tobl.）Rehd.]的茎叶。【功效】祛风，利湿，和血，解毒。【主治】风湿痹痛，瘫痪，月经不调，跌打损伤，咽喉肿痛，肝炎，蛇虫咬伤。

（178）三脚风炉：伞形科植物异叶茴芹（*Pimpinella diversifolia* DC.）的干燥全草。【别名】八月白、苦爹菜、千年隔。【功效】散风宣肺，理气止痛，消积健脾，活血通络，除湿解毒。【主治】感冒，咳嗽，肺痈，头痛，胃气痛，风湿关节痛，消化不良，痛经等。

（179）三叶拿：木通科植物三叶木通[*Akebia trifoliata*（Thunb.）Koidz.]的干燥根、果实及藤茎。【功效】根：祛风除湿，活血行气，利尿，解毒；果实：疏肝和胃，活血止痛，软坚散结，利小便；藤茎：清热利尿，活血通淋。【主治】根：风湿痹痛，跌打损伤，经闭，疝气，睾丸肿痛，脘腹胀满，小便不利，带下，虫蛇咬伤；果实：肝胃气滞，脘腹、胁肋胀痛，饮食不消，疝气疼痛，腰痛，经闭，痛经，恶性肿瘤；藤茎：小便短赤，淋浊，水肿，咽喉疼痛，风湿痹痛，乳汁不通，经闭，痛经。

（180）沙参：桔梗科植物轮叶沙参[*Adenophora tetraphylla*（Thunb.）Fisch.]的干燥根。【别名】山沙参。【功效】养阴清热，润肺化痰，益胃生津。【主治】肺热咳嗽，阴虚劳咳，气阴不足，烦热口渴。

（181）山薄荷：唇形科植物薄荷（*Mentha canadensis* L.）的干燥全草。【别名】野薄荷、细叶薄荷。【功效】散风热，清头目，利咽喉，透疹，解郁。【主治】风热感冒，风温初起，头痛，目赤，喉痹，口疮，风疹，胸胁胀闷。

（182）山苍子：樟科植物山鸡椒[*Litsea cubeba*（Lour.）Pers.]的干燥根、叶和果实。【别名】山苍柴、姜母柴、理气柴。【功效】果实：温中止痛，行气活血，平喘，利尿；根：祛风散寒，除湿，温中，理气止痛；叶：理气散结，解毒消肿，止血。【主治】果实：食积气胀，反胃呕吐，哮喘，牙痛，寒湿痹痛，跌打损伤；根：感冒头痛，心胃冷痛，腹痛吐泻，风湿痹痛，跌打损伤，近用于脑血栓形成；叶：痈疽肿毒痛，乳痈，蛇虫咬伤，外伤出血，脚肿。

（183）山当归：伞形科植物紫花前胡[*Angelica decursiva*（Miq.）Franch. et Sav.]的干燥根。【别名】陌生草、大香头、大猫脚趾。【功效】降气化痰，散风清热。【主治】痰热咳喘，咯痰黄稠，风热咳嗽痰多。【说明】《中国药典》将紫花前胡收录为前胡属（*Peucedanum* L.）植物，拉丁名为 *Peucedanum decursivum*（Miq.）Maxim.。

（184）山裹猫：石松科植物石松（*Lycopodium japonicum* Thunb.）的干燥全草。【别名】山猫绳。【功效】祛风除湿，舒筋活络。【主治】风湿痹痛，关节酸痛，皮肤麻木，四肢软弱，黄疸，咳嗽，跌打损伤，疮疡，疱疹，烫伤。

（185）山海带：水龙骨科植物江南星蕨[*Neolepisorus fortunei*（T. Moore）Li Wang]的全草。【别名】七星剑。【功效】清热利湿，凉血解毒。【主治】热淋，小便不利，赤白带下，痢疾，黄疸，咳血，痔疮出血，痈肿疮毒，毒蛇咬伤，风湿疼痛，跌打骨折。【说明】本药材基原植物，《中国植物志》将其置于水龙骨科星蕨属，*Flora of China* 将其置于同科盾蕨属。

（186）山红枣：蔷薇科植物地榆（*Sanguisorba officinalis* L.）的根。【功效】凉血止血，清热解毒，消肿敛疮。【主治】吐血，咯血，尿血，便血，痔血，血痢，崩漏，赤白带下，疮痈肿痛，湿疹，阴痒，水火烫伤，蛇虫咬伤。

（187）山花麦：蓼科植物金荞[*Fagopyrum dibotrys*（D. Don）H. Hara]的块茎。【别名】金荞麦、假花麦。【功效】清热解毒，活血消肿，祛风除湿。【主治】肺痈，肺热咳嗽，咽喉肿痛，痢疾，风湿痹症，跌打损伤，痈肿疮毒，蛇虫咬伤。

（188）山江子：海桐花科植物海金子（*Pittosporum illicioides* Mak.）的干燥根。【别名】山桐子、崖花海桐。【功效】活络止痛，宁心益肾，解毒。【主治】风湿痹痛，骨折，胃痛，失眠，遗精，毒蛇咬伤。

（189）山介草：蔷薇科植物翻白草（*Potentilla discolor* Bunge）的干燥全草。【功效】清热解毒，凉血止血。【主治】肺热咳嗽，泻痢，疟疾，咳血，吐血，便血，崩漏，痈肿疮毒，瘰疬结核。

（190）山韭菜：百合科植物麦冬[*Ophiopogon japonicus*（L. f.）Ker-Gawl.]的干燥块根。【功效】养阴生津，润肺清心。【主治】肺燥干咳，阴虚痨咳，喉痹咽痛，津伤口渴，心烦失眠，内热消渴，肠燥便秘。

（191）山落麻：大戟科植物铁苋菜（*Acalypha australis* L.）的全草。【功效】清热利湿，收敛止血。【主治】肠炎，痢疾，吐血，便血，尿血，崩漏；外用于痈疖疮疡，皮肤湿疹。

（192）山麦冬：百合科植物禾叶山麦冬[*Liriope graminifolia*（L.）Baker]的干燥块根。【功效】养阴生津。【主治】阴虚燥咳，胃阴不足。

（193）山木通：樟科植物山橿（*Lindera reflexa* Hemsl.）的干燥根及果实。【别名】木橿。【功效】根：理气止痛，祛风解表，杀虫止血；果实：止痛，消肿。【主治】根：胃痛，腹痛，风寒感冒，风疹疥癣，外用治刀伤出血；果实：跌打损伤。

（194）山桑：桑科植物鸡桑（*Morus australis* Poir.）的叶、根或树皮。【功效】清热解表，宣肺止咳，凉血，利湿。【主治】风热感冒，肺热咳嗽，头痛，咽痛，水肿，腹泻。

（195）山桃旦根：蔷薇科植物茅莓（*Rubus parvifolius* L.）的干燥根。【功效】清热解毒，祛风利湿，活血凉血。【主治】感冒发热，咽喉肿痛，风湿痹痛，肝炎，肠炎，痢疾，肾炎水肿，尿路感染，结石，跌打损伤，咯血，吐血，崩漏，疔疮肿毒，腮腺炎。

（196）山油麻：玄参科植物阴行草（*Siphonostegia chinensis* Benth.）的干燥全草。【别名】脱皮黄、脱力黄、山茵陈。【功效】活血祛瘀，通经止痛，凉血止血。【主治】跌打损伤，瘀血闭经，月经不调，产后瘀痛，症瘕积聚，血瘀，血淋，湿热黄疸，外伤出血，水肿腹胀，白带过多。

（197）山枣：蔷薇科植物野山楂（*Crataegus cuneata* Sieb. et Zucc.）的干燥根及果实。【别名】不哩、山楂根。【功效】根：消积和胃，祛风，止血，消肿；果实：健脾消食，活血化瘀。【主治】根：食积，反胃，痢疾，风湿痹痛，咯血，痔漏，水肿；果实：食滞肉积，脘腹胀痛，产后瘀痛，漆疮，冻疮。

（198）山棕：石蒜科植物仙茅（*Curculigo orchioides* Gaertn.）的干燥根茎。【功效】温肾壮阳，祛除寒湿。【主治】阳痿精冷，小便失禁，脘腹冷痛，腰膝酸痛，筋骨软弱，下肢拘挛，更年期综合征。

（199）伤皮树：榆科植物榔榆（*Ulmus parvifolia* Jacq.）的干燥根、树皮及叶。【别名】伤药。【功效】根、树皮：清热利水，解毒消肿，凉血止血；叶：清热解毒，消肿止痛。【主治】根、树皮：热淋，小便不利，疮疡肿毒，乳痈，水火烫伤，痢疾，胃肠出血，尿血，痔血，腰背酸痛，外伤出血；叶：热毒疮疡，牙痛。

（200）蛇舌草：茜草科植物白花蛇舌草（*Hedyotis diffusa* Willd.）的全草。【功效】清热解毒，利湿。【主治】肺热喘咳，咽喉肿痛，肠痈，疖肿疮疡，蛇毒咬伤，热淋涩痛，水肿，痢疾，肠炎，湿热黄疸，癌肿。

（201）生姜：姜科植物姜（*Zingiber officinale* Rosc.）的干燥根茎。【功效】散寒解表，降逆止呕，化痰止咳。【主治】风寒感冒，恶寒发热，头痛鼻塞，呕吐，痰饮喘咳，胀满，泄泻。

（202）石壁果果：石杉科植物蛇足石杉[*Huperzia serrata*（Thunb.）Trev.]的干燥全草。【别名】蛇足石松、千层塔。【功效】散瘀止血，消肿止痛，除湿，清热解毒。【主治】跌打损伤，劳伤吐血，尿血，白带，肿毒，溃疡久不收口，烫火伤。

（203）石差豆：骨碎补科植物阴石蕨[*Humata repens*（L.f.）Small ex Diels]的干燥全草。【功效】活血止痛，清热利湿，续筋接骨。【主治】风湿痹痛，腰肌劳损，跌打损伤，牙痛，吐血，便血，尿路感染，白带，痈疮肿毒。

（204）石刀：水龙骨科植物庐山石韦[*Pyrrosia sheareri*（Bak.）Ching]的全草。【功效】利水通淋，清肺化痰，凉血止血。【主治】淋病，水肿，小便不利，痰热咳喘，咯血，吐血，血崩，外伤出血。

（205）石缸头：水龙骨科植物日本水龙骨[*Polypodiodes nipponica*（Mett.）Ching]的根状茎。【功效】清热利湿，活血通络。【主治】小便淋浊，泄泻，痢疾，风湿痹痛，跌打损伤。

（206）石豇豆：苦苣苔科植物吊石苣苔（*Lysionotus pauciflorus* Maxim.）的干燥全草。【别名】石杨梅、石壁、石吊兰。【功效】软坚散结，祛风除湿，化痰止咳，祛瘀通经。【主治】瘰疬结核，风湿痹痛，咳喘痰多，月经不调，痛经，跌打损伤。

（207）石南藤：胡椒科植物石南藤[*Piper wallichii*（Miq.）Hand.-Mazz.]的茎。【功效】祛风寒，强腰膝，补肾壮阳。【主治】风湿痹痛，腰腿痛。

（208）石蕈：石耳科植物美味石耳[*Umbilicaria esculenta*（Miyoshi）Minks]的干燥叶状体。【功效】养阴润肺，凉血止血，清热解毒。【主治】痔疮出血，健胃消食，利水消肿，驱虫。

（209）石岩竹：夹竹桃科植物络石[*Trachelospermum jasminoides*（Lindl.）Lem.]干燥带叶的藤茎。【别名】石络藤、墙络藤。【功效】通络止痛，凉血清热，解毒消肿。【主治】风湿痹痛，腰膝酸软，筋脉拘挛，咽喉肿痛，疔疮肿毒，跌打损伤，外伤出血。

（210）双色花：忍冬科植物忍冬（*Lonicera japonica* Thunb.）的花及茎。【别名】金银花、变色花。【功效】清热解毒，疏散风热，疏风通络。【主治】痈肿疔毒，喉痹，丹毒，热毒血痢，风热感冒，温病发热，关节红肿热痛。

（211）水菖蒲：菖蒲科植物菖蒲（*Acorus calamus* L.）的根茎。【功效】化痰开窍，除湿健脾，杀虫止痒。【主治】痰厥昏迷，中风，癫痫，惊悸健忘，耳鸣耳聋，食积腹痛，痢疾泄泻，风湿疼痛，湿疹，疥疮。【说明】本药材基原植物，《中国植物志》将其置于天南星科菖蒲属，*Flora of China* 将其置于菖蒲科菖蒲属。

（212）水灯草：灯心草科植物灯心草（*Juncus effusus* L.）的全草及根。【功效】利水通淋，清心降火。【主治】淋病，水肿，小便不利，湿热黄疸，心烦不眠，小儿夜啼，喉痹，口疮，心悸不安。

（213）水火香：胡桃科植物化香树（*Platycarya strobilacea* Sieb. et Zucc.）的叶及果实。【功效】解毒疗疮，杀虫止痒，活血行气，止痛。【主治】疮痈肿毒，骨痛流脓，顽癣，阴囊湿疹，癞头疮，内伤胸腹胀痛，跌打损伤，胫骨疼痛。

（214）水辣蓼：蓼科植物辣蓼（*Polygonum hydropiper* L.）的全草。【别名】水蓼。【功效】行滞化湿，散瘀止血，祛风止痒，解毒，活血调经，健脾利湿。【主治】湿滞内阻，泄泻，痢疾，崩漏，血滞经闭，痛经，跌打损伤，风湿痹痛，便血，外伤出血，皮肤瘙痒，湿疹，风疹，毒蛇咬伤。

（215）水芹菜：伞形科植物水芹[*Oenanthe javanica*（Bl.）DC.]的全草。【功效】清热解毒，利尿，止血。【主治】感冒，暴烦躁渴吐泻，浮肿，小便不利，淋痛，尿血，便血，吐血，崩漏，经多，目赤，咽痛，喉肿，口疮，带状疱疹，痔疮，跌打损伤。

（216）水天竹：萝藦科植物柳叶白前[*Cynanchum stauntonii*（Decaisne）Sechltr. ex H. Lév.]的根茎。【别名】水杨柳。【功效】降气，消痰，止咳。【主治】肺气壅实之咳嗽痰多，气逆喘促，胃脘疼痛，小儿疳积，跌打损伤。

（217）水杨梅：茜草科植物细叶水团花（*Adina rubella* Hance）的干燥全草。【功效】地上部分：清热利湿，解毒消肿；根：清热解表，活血解毒。【主治】地上部分：湿热泄泻，痢疾，湿疹，疮疖肿毒，风火牙痛，跌打损伤，外伤出血；根：感冒发热，咳嗽，疟腮，咽喉肿痛，肝炎，风湿关节痛，创伤出血。

（218）水竹柴：三尖杉科植物三尖杉（*Cephalotaxus fortune* Hook.）的枝叶、根、种子。【功效】抗肿瘤，活血，止痛，驱虫消积，润肺止咳。【主治】恶性淋巴瘤，白血病，肺癌，胃癌，食道癌，直肠癌，跌打损伤，食积腹胀，小儿疳积，虫积，肺燥咳嗽。

（219）四方草：唇形科植物半枝莲（*Scutellaria barbata* D. Don）的干燥全草。【功效】清热解毒，散瘀止血，利尿消肿。【主治】疔疮肿毒，咽喉肿痛，毒蛇咬伤，跌扑伤痛，水肿，黄疸。

（220）松树须：松萝科植物松萝[*Usnea florida*（L.）Weber ex F.H. Wigg.]的干燥丝状体。【功效】化痰止咳，清热明目，活络，止血。【主治】咳喘，头痛，痈肿疮毒，烫火伤，毒蛇咬伤，风湿痹痛，跌打损伤，骨折，外伤出血，月经不调。

（221）酸草：酢浆科植物酢浆草（*Oxalis corniculata* L.）的全草。【别名】老鸦饭。【功效】清热利湿，凉血散瘀，解毒消肿。【主治】湿热泄泻，痢疾，黄疸，淋证，带下，吐血，尿血，月经不调，跌打损伤，咽喉肿痛，痈肿疔疮，丹毒，湿疹，痔疮，麻疹，烫火伤，蛇虫咬伤。

（222）酸苋：马齿苋科植物马齿苋（*Portulaca oleracea* L.）的干燥全草。【别名】酸草、五色草、猪母菜、铜钱草。【功效】清热解毒，凉血止痢，除湿通淋。【主治】热毒泻痢，热淋，尿闭，赤白带下，崩漏，痔血，丹毒，瘰疬。

（223）算盘子：蔷薇科植物硕苞蔷薇（*Rosa bracteata* J. C. Wendl.）的干燥根、叶、

花及果实。【功效】根：益脾补肾，敛肺涩肠，止汗，活血调经，祛风湿，散结解毒；叶：清热解毒，消肿敛疮；花：润肺止咳；果实：补脾益肾，涩肠止泻，祛风湿，活血调经。【主治】根：腰膝酸软，水肿，脚气，遗精，盗汗，阴挺，久泻，脱肛，咳嗽气喘，胃脘痛，疝气，风湿痹痛，月经不调，闭经，带下，癥瘕，肠痈，烫伤；叶：疔疮肿毒，烧烫伤；花：肺痨咳嗽；果实：腹泻，痢疾，风湿痹痛，月经不调。

（224）塌地胡椒：菊科植物石胡荽[Centipeda minima（L.）A. Br. et Asch.]的干燥全草。【别名】地胡椒。【功效】祛风通窍，解毒消肿。【主治】感冒，头痛，鼻渊，鼻息肉，咳嗽，哮喘，喉痹，耳聋，目赤翳膜，疟疾，痢疾，风湿痹痛，跌打损伤，肿毒，疥癣。

（225）踏地蜈蚣：茜草科植物金毛耳草[Hedyotis chrysotricha（Palib.）Merr.]的干燥全草。【别名】陈头蜈蚣、铺地蜈蚣。【功效】清热利湿，消肿解毒。【主治】暑热泄泻，湿热黄疸，急性肾炎，白带，带状疱疹，乳糜尿，跌打肿痛，毒蛇咬伤，疮疖肿毒，血崩，外伤出血。

（226）太子参：石竹科植物孩儿参[Pseudostellaria heterophylla（Miq.）Pax]的干燥块根。【功效】益气生津，补脾润肺。【主治】脾胃虚弱，食欲不振，倦怠无力，气阴两伤，干咳痰少，自汗气短，以及温病后期气虚津伤，内热口渴，或神经衰弱，心悸失眠，头昏健忘，小儿夏季热。

（227）坛头刷：石松科植物垂穗石松（Lycopodium cernuum L.）的干燥全草。【别名】灯笼刷；垂穗石松又名过山龙、灯笼草、铺地蜈蚣等。Flora of China 将垂穗石松置于石松科石松属。【功效】舒筋活络，清热解毒，收敛止血。【主治】风湿痹痛，腰肌劳损，跌打损伤，月经不调，结膜炎，水火烫伤，疮疡肿毒。

（228）坛头松：石杉科植物闽浙马尾杉（Phlegmariurus mingcheensis Ching）的全草。【功效】清热解毒，消肿止痛，灭虱。【主治】发热，头痛，咳嗽，泄泻，肿毒，头虱。

（229）天雷不打石：大戟科植物算盘子[Glochidion puberum（L.）Hutch.]的干燥根、果实和叶。【别名】雷打柿、金瓜柴、馒头柴。【功效】根：清热利湿，行气活血，解毒消肿；果实：清热除湿，解毒利咽，行气活血；叶：清热利湿，解毒消肿。【主治】根：感冒发热，咽喉肿痛，咳嗽，牙痛，湿热泻痢，黄疸，淋浊，带下，风湿麻痹，腰痛，疝气，痛经，闭经，跌打损伤，痈肿，癥瘕，蛇虫咬伤；果实：痢疾，泄泻，黄疸，疟疾，淋浊，带下，咽喉肿痛，牙痛，疝痛，产后腹痛；叶：湿热泻痢，黄疸，淋浊，带下，发热，咽喉肿痛，痈疮疖肿，漆疮，湿疹，蛇虫咬伤。

（230）天门冬：百合科植物天门冬[Asparagus cochinchinensis（Lour.）Merr.]的干燥块根。《中国药典》中天门冬称为天冬。【功效】滋阴润燥，清肺降火。【主治】肺燥干咳，顿咳痰黏，咽干口渴，肠燥便秘，咽喉肿痛。

（231）天油草：报春花科植物过路黄（Lysimachia christiniae Hance）的干燥全草。【别名】对座草、对叶草、老鼠耳朵。【功效】利水通淋，清热解毒，散瘀消肿。【主治】胆及泌尿系统结石，热淋，肾炎水肿，湿热黄疸，疮毒痈肿，毒蛇咬伤，跌打损伤。

（232）田岸青：菊科植物马兰（Aster indicus L.）的全草。【功效】凉血止血，清热利湿，解毒消肿。【主治】吐血，血痢，崩漏，创伤出血，黄疸，水肿，淋浊，感冒，咳嗽，咽痛喉痹，痔疮，痈肿，丹毒，小儿疳积。【说明】本药材基原植物，《中国植物志》

将其置于菊科马兰属，*Flora of China* 将其置于菊科紫菀属。

（233）田鲜臭菜：三白草科植物蕺菜（*Houttuynia cordata* Thunb.）的全草。【别名】鱼腥草、臭节。【功效】清热解毒，消痈排脓，利尿通淋，理气健脾，健胃消食。【主治】肺痈吐脓，痰热喘咳，喉蛾，热痢，痈肿疮毒，热淋，脾虚食滞，胃脘胀满。

（234）甜缸：蔷薇科植物金樱子（*Rosa laevigata* Michx.）的根、果实。【功效】固精，缩尿，涩肠止带，祛风活血，止痛，杀虫。【主治】遗精，滑精，遗尿，尿频，久泻，久痢，白浊，白带，崩漏，脱肛，子宫下垂。

（235）甜石榴：野牡丹科植物金锦香（*Osbeckia chinensis* L.）的全草。【别名】金石榴、山丛。【功效】化痰利湿，祛瘀止血，解毒消肿。【主治】咳嗽，哮喘，小儿疳积，泄泻，痢疾，风湿痹痛，咯血，吐血，便血，崩漏，痛经，经闭，产后瘀滞腹痛，牙痛，脱肛，跌打伤肿，毒蛇咬伤。

（236）铁拳头：唇形科植物香茶菜[*Isodon amethystoides*（Benth.）H. Hara]的干燥全草。【别名】铁菱角、铁丁头、菱角三七。【功效】地上部分：清热利湿，活血散瘀，解毒消肿；根茎：清热解毒，消肿止痛。【主治】地上部分：湿热黄疸，水肿，咽喉肿痛，关节痹痛，跌打损伤，毒蛇咬伤；根茎：胃脘疼痛，疮疡肿毒，经闭，跌打损伤，肿痛。【说明】本药材基原植物归属唇形科香茶菜属，《中国植物志》中该属拉丁名为 *Rabdosia*，*Flora of China* 改称 *Isodon*。

（237）铁马鞭：马鞭草科植物马鞭草（*Verbena officinalis* L.）的干燥全草。【别名】鸭母草、土荆芥、野荆芥。【功效】清热解毒，活血通络，利水消肿，截疟。【主治】感冒发热，咽喉肿痛，牙龈肿痛，黄疸，痢疾，血瘀经闭，痛经，癥瘕，水肿，小便不利，疟疾，痈疮肿毒，跌打损伤。

（238）铜丝藤：海金沙科植物海金沙[*Lygodium japonicum*（Thunb.）Sw.]的全草。【别名】过路青。【功效】清热解毒，利水通淋，活血通络。【主治】热淋，石淋，血淋，小便不利，水肿，白浊，带下，肝炎，泄泻，痢疾，感冒发热，咳嗽，咽喉肿痛，口疮，目赤肿痛，乳痈，丹毒，带状疱疹。

（239）土白芍：山矾科植物山矾（*Symplocos sumuntia* Buch. -Ham. ex D. Don）的干燥叶、花及根。【功效】叶：清热解毒，收敛止血；花：化痰解郁，生津止渴；根：清热利湿，凉血止血，祛风止痛。【主治】叶：久痢，风火赤眼，扁桃体炎，中耳炎，咳血，便血，鹅口疮；花：咳嗽胸闷，小儿消渴；根：黄疸，泄泻，痢疾，血崩，风火牙痛，头痛，风湿痹痛。

（240）土人参：商陆科植物商陆（*Phytolacca acinosa* Roxb.）或垂序商陆（*Phytolacca americana* L.）的干燥根。【功效】逐水消肿，通利二便，解毒散结。【主治】水肿胀满，二便不通，癥瘕，疬癖，瘰疬，疮毒。

（241）土茵陈：唇形科植物牛至（*Origanum vulgare* L.）的全草。【别名】猫艾。【功效】解表，理气，清暑，利湿。【主治】感冒发热，中暑，胸膈胀满，腹痛吐泻，痢疾，黄疸，水肿，带下，小儿疳积，麻疹，皮肤瘙痒，疮疡肿毒，跌打损伤。

（242）苇：禾本科植物芦苇[*Phragmites australis*（Cav.）Trin. ex Steud.]的干燥根及根茎。【别名】芦竹、芦苇。【功效】清热生津，除烦止呕，利尿，透疹。【主治】热病烦渴，肺热咳嗽，肺痈吐脓，胃热呕哕，热淋涩痛。

（243）乌发药：蓼科植物何首乌[*Fallopia multiflora*（Thunb.）Harald.]的干燥块根。【功效】养血滋阴，润肠通便，截疟，祛风，解毒。【主治】血虚头昏目眩，心悸，失眠，肝肾阴虚之腰膝酸软，须发早白，耳鸣，遗精，肠燥便秘，久疟体虚，风疹瘙痒，疮痈，瘰疬，痔疮。【说明】《中国植物志》中的何首乌属在 *Flora of China* 中已改称首乌属。

（244）无花果：桑科植物无花果（*Ficus carica* L.）的果实。【功效】清热生津，健脾开胃，解毒消肿。【主治】咽喉肿痛，燥咳声嘶，乳汁稀少，肠热便秘，食欲不振，消化不良，泄泻，痢疾，痈肿，癣疾。

（245）五加皮：五加科植物细柱五加[*Eleutherococcus nodiflorus*（Dunn）S. Y. Hu]的干燥根皮。【别名】五加。【功效】祛风湿，补肝肾，强经骨，活血脉。【主治】风湿痹痛，腰膝疼痛，筋骨痿软，小儿迟行，体虚羸弱，跌打损伤，骨折，水肿，脚气，阴下湿痒。

（246）五角枫：五加科植物通脱木[*Tetrapanax papyriferus*（Hook.）K. Koch]的干燥根。【别名】叶五茄皮。【功效】清热利水，行气消食，活血下乳。【主治】水肿，淋证，食积饱胀，痞块，风湿痹痛，月经不调，乳汁不下。

（247）五叶蛇扭：蔷薇科植物蛇含委陵菜（*Potentilla sundaica* Wight et Arn.）的干燥全草。【别名】五叶草。【功效】清热定惊，截疟，止咳化痰，解毒活血。【主治】高热惊风，疟疾，肺热咳嗽，百日咳，痢疾，疮疖肿毒，咽喉肿痛，风火牙痛，带状疱疹，目赤肿痛，虫蛇咬伤，风湿麻木，跌打损伤，月经不调，外伤出血。

（248）五爪金龙：桑科植物葎草[*Humulus scandens*（Lour.）Merr.]的干燥全草。*Flora of China* 将葎草置于大麻科葎草属。【功效】清热解毒，利尿通淋。【主治】肺热咳嗽，肺痈，虚热烦渴，热淋，水肿，小便不利，湿热泻痢，热毒疮疡，皮肤瘙痒。

（249）洗桌草：木贼科植物节节草（*Equisetum ramosissimum* Desf.）的全草。【别名】接骨草。【功效】清热，明目，止血，利尿。【主治】风热感冒，咳嗽，目赤肿痛，尿血，肠风下血，黄疸，带下，骨折。

（250）细粒草：茜草科植物原拉拉藤（*Galium aparine* L.）的干燥全草。【别名】猪娘菜、猪殃殃。【功效】清热解毒，利尿通淋，消肿止痛。【主治】痈疽肿毒，乳痈，肠痈，水肿，感冒发热，痢疾，尿路感染，尿血，牙龈出血，刀伤出血。

（251）细叶冬青：冬青科植物毛冬青（*Ilex pubescens* Hook. et Arn）的根及叶。【功效】清热解毒，活血通络。【主治】风热感冒，肺热喘咳，咽痛，牙龈肿痛，胸痹心痛，中风偏瘫，血栓闭塞性脉管炎，丹毒，烧烫伤，痈疽，中心性视网膜炎，外伤出血。

（252）细叶黄柏：小檗科植物天台小檗（*Berberis lempergiana* Ahrendt）的干燥根。【别名】长柱小檗。【功效】清热燥湿。【主治】湿热泻痢，黄疸，胆囊炎，口疮，咽喉肿痛，火眼目赤，湿疹，丹毒，烫火伤。

（253）细叶活血丹：唇形科植物华鼠尾草（*Salvia chinensis* Benth.）的干燥全草。【功效】活血化瘀，清热利湿，散结消肿。【主治】月经不调，痛经，闭经，崩漏，便血，湿热黄疸，热毒血痢，淋痛，带下，风湿骨痛，瘰疬，疮肿，带状疱疹，麻风，跌打伤肿。

（254）藓黄头：蓼科植物羊蹄（*Rumex japonicus* Houtt）的干燥根及叶。【功效】根：

清热通便，凉血止血，杀虫止痒；叶：凉血止血，通便，解毒消肿。【主治】根：大便秘结，吐血，衄血，痔血，崩漏，疥癣，白秃，痈疮肿毒，跌打损伤；叶：肠风便血，便秘，小儿疳积，痈疮肿毒，疥癣。

（255）香菜：十字花科植物荠[*Capsella bursa-pastoris*（L.）Medic.]的干燥全草。【功效】凉肝止血，平肝明目，清热利湿。【主治】吐血，衄血，咯血，尿血，崩漏，目赤肿痛，眼底出血，高血压，赤白痢疾，肾炎水肿，乳糜尿。

（256）香米石：兰科植物独蒜兰[*Pleione bulbocodioides*（Franch.）Rolfe]的干燥假鳞茎。【功效】清热解毒，消肿散结。【主治】痈疽恶疮，瘰疬结核，咽痛喉痹，蛇虫咬伤。

（257）小白蓬：菊科植物拟鼠麴草[*Pseudognaphalium affine*（D. Don）Anderb.]的干燥全草。【别名】白狗尼、佛耳草。【功效】化痰止咳，祛风除湿，解毒。【主治】咳嗽，痰喘，风湿痹痛，泄泻，水肿，蚕豆病，赤白带下，痈肿疔疮，阴囊湿疹，荨麻疹，高血压症。

（258）小叶拿：木通科植物木通[*Akebia quinata*（Houtt.）Decne.]的干燥根、果实及藤茎。【功效】根：祛风除湿，活血行气，利尿，解毒；果实：疏肝和胃，活血止痛，软坚散结，利小便；藤茎：清热利尿，活血通淋。【主治】根：风湿痹痛，跌打损伤，经闭，疝气，脘腹胀满，小便不利，带下，虫蛇咬伤；果实：肝胃气滞，脘腹、胁肋胀痛，饮食不消，下痢便泄，腰痛，经闭，痛经，恶性肿瘤；藤茎：小便短赤，水肿，胸中烦热，咽喉疼痛，口舌生疮，乳汁不通，经闭，痛经。

（259）小叶牛须刺：菊科植物刺儿菜（*Cirsium arvense* var. *integrifolium* Wimm. et Grab.）的干燥全草。【别名】野红花。【功效】凉血止血，清热消肿。【主治】咳血，吐血，衄血，尿血，血淋，便血，血痢，崩中漏下，外伤出血，疮痈肿毒。

（260）蟹龙：防己科植物木防己[*Cocculus orbiculatus*（L.）DC.]的干燥根。【别名】一条鞭。【功效】祛风除湿，通经活络，解毒消肿。【主治】风湿痹痛，水肿，小便淋痛，闭经，跌打损伤，咽喉肿痛，疮疡肿毒，湿疹，毒蛇咬伤。

（261）新米花：锦葵科植物木槿（*Hibiscus syriacus* L.）的根皮及花。【别名】咏梅花。【功效】清热利湿，杀虫止痒，凉血解毒。【主治】湿热泻痢，肠风泻血，脱肛，赤白带下，阴道滴虫，阴囊湿疹，肺热咳嗽，无名肿毒。

（262）悬钩子：蔷薇科植物山莓（*Rubus corchorifolius* L. f.）的果实、根及叶。【别名】三月扭、三月泡。【功效】醒酒止渴，化痰解毒，收敛，凉血止血，活血调经，清热利湿，解毒敛疮。【主治】醉酒，痛风，丹毒，烫火伤，遗精，遗尿，咯血，崩漏，痔疮出血，痢疾，泄泻，经闭，痛经，跌打损伤，咽喉肿痛。

（263）癣黄头：蓼科植物酸模（*Rumex acetosa* L.）的干燥全草。【别名】羊舌头草。【功效】泄热通秘，利尿，凉血止血，解毒。【主治】便秘，小便不利，内痔出血，疮疡，丹毒，湿疹，烫伤。

（264）雪里白：毛茛科植物圆锥铁线莲（*Clematis terniflora* DC.）的全草。【别名】铜脚威灵仙、黄药子、蟹珠眼草。【功效】祛风除湿，解毒消肿，凉血止血。【主治】风湿痹痛，疔疮肿毒，咽喉炎，小便不利，毒蛇咬伤。

（265）鸭掌柴：五加科植物树参[*Dendropanax dentiger*（Harms）Merr.]的干燥根茎。

【别名】枫荷梨、半边枫、半架风。【功效】祛风除湿，活血消肿。【主治】风湿痹痛，偏瘫，头痛，月经不调，跌打损伤，疮肿。

（266）雅雀草：鸭跖草科植物鸭跖草（*Commelina communis* L.）的干燥全草。【别名】竹叶草。【功效】祛风解表，清热解毒，理气健脾，消导止泻。【主治】风热表证，脾虚食滞，泄泻，胃脘痛，嘈杂，吞酸。

（267）岩豆：兰科植物广东石豆兰（*Bulbophyllum kwangtungense* Schltr.）的全草或者齿瓣石豆兰（*Bulbophyllum levinei* Schltr.）。【别名】坛豆、台豆。【功效】清热，滋阴，消肿。【主治】风热咽痛，肺热咳嗽，阴虚内热，热病口渴，风湿痹痛，跌打损伤，乳痈。

（268）岩石藤儿：水龙骨科植物抱石莲[*Lepidogrammitis drymoglossoides*（Bak.）Ching]的全草。【别名】仙人指甲，豆爿草。【功效】清热解毒，利水通淋，消瘀止血。【主治】小儿高热，风火牙痛，臌胀，淋浊，咯血，吐血，便血，尿血，崩漏，外伤出血，疔疮痈肿，跌打损伤，高血压，鼻炎，气管炎。

（269）咬虱药：蓼科植物杠板归（*Polygonum perfoliatum* L.）的全草。【别名】野麦刺。【功效】清热解毒，利湿消肿，散瘀止血。【主治】疔疮痈肿，丹毒，乳腺炎，喉蛾，感冒发热，肺热咳嗽，百日咳，鱼口便毒，泻痢，黄疸，水肿，淋浊，带下，疟疾，风火赤眼，跌打肿痛，吐血，便血。

（270）野割绳：豆科植物葛[*Pueraria montana*（Lour.）Merr.]的干燥根。【别名】葛根、野葛根、野葛藤、葛绳。【功效】解肌退热，发表透疹，生津止渴，升阳止泻。【主治】外感发热，头项强痛，麻疹初起，疹出不畅，温病口渴，消渴病，高血压，冠心病。【说明】《中国药典》中葛称为野葛，拉丁名为 *Pueraria lobata*（Willd.）Ohwi。

（271）野黄柏：冬青科植物枸骨（*Ilex cornuta* Lindl. et Paxt.）的叶及根。【功效】清虚热，益肝肾，祛风湿，补肝，疏风清热。【主治】阴虚劳热，咳嗽咳血，头晕目眩，腰膝酸软，风湿痹痛，白癜风，关节疼痛，头风，赤眼，牙痛。

（272）野芥菜：十字花科植物蔊菜[*Rorippa indica*（L.）Hiern]的干燥全草。【别名】蟛蜞菊、野萝卜。【功效】祛痰止咳，解表散寒，活血解毒，利湿退黄。【主治】咳嗽痰喘，感冒发热，风湿痹痛，咽喉肿痛，经闭，跌打损伤，水肿。

（273）野葵花：菊科植物奇蒿（*Artemisia anomala* S. Moore）的干燥全草。【别名】天葵草。【功效】破瘀通经，止血消肿，消食化积。【主治】经闭，痛经，产后瘀滞腹痛，恶露不尽，症瘕，跌打损伤，金疮出血，风湿痹痛，便血，尿血，痈疮肿毒，烫伤，食积腹痛，泄泻，痢疾。

（274）野麻：荨麻科植物八角麻[*Boehmeria tricuspis*（Hance）Makino]的干燥嫩茎叶及根。【别名】悬铃木叶苎麻。【功效】嫩茎叶：收敛止血，清热解毒；根：活血止血，解毒消肿。【主治】嫩茎叶：咯血，衄血，尿血，便血，崩漏，跌打损伤，无名肿毒，疮疡；根：跌打损伤，胎漏下血，痔疮肿痛，疖肿。

（275）野棉花：锦葵科植物梵天花（*Urena procumbens* L.）的干燥全草。【别名】五龙会。【功效】祛风利湿，清热解毒。【主治】风湿痹痛，泄泻，痢疾，感冒，咽喉肿痛，肺热咳嗽，风毒流注，疮疡肿毒，跌打损伤，毒蛇咬伤。

（276）野荠菜：玄参科植物天目地黄（*Rehmannia chingii* H. L. Li）的干燥根茎。【功

效】清热凉血，养阴生津。【主治】温热病高热烦躁，吐血衄血，口干，咽喉肿痛，中耳炎，烫伤。

（277）野扇花：黄杨科植物野扇花（*Sarcococca ruscifolia* Stapf）和东方野扇花（*Sarcococca orientalis* C. Y. Wu）的根及果实。【别名】清香桂、大风消、万年青。【功效】理气止痛，祛风活络、补血养肝。【主治】急、慢性胃炎，胃溃疡，风湿关节痛，跌打损伤，头晕，心悸，视力减退。

（278）野蛇公卵：天南星科植物天南星（*Arisaema heterophyllum* Bl.）的干燥块茎。【别名】蛇棒头。*Flora of China* 收录的上述天南星在《中国药典》称为异叶天南星。【功效】祛风止痉，化痰消结。【主治】无痰咳嗽，风痰眩晕，中风痰壅，口眼歪斜，半身不遂，癫痫，惊风，破伤风，痈肿，毒蛇咬伤。

（279）野仙草：唇形科植物细风轮菜[*Clinopodium gracile*（Benth.）Matsum.]的干燥全草。【别名】野香草、瘦风轮、风轮菜。【功效】祛风清热，行气活血，解毒消肿。【主治】感冒发热，食积腹胀，呕吐，泄泻，咽喉肿痛，痈肿丹毒，荨麻疹，毒虫咬伤，跌打肿痛，外伤出血。

（280）野直柳：夹竹桃科植物欧洲夹竹桃（*Nerium oleander* L.）的叶及枝皮。【功效】强心利尿，祛痰定喘，镇痛，祛瘀。【主治】心脏病心力衰竭，喘咳，癫痫，跌打肿痛，血瘀经闭。

（281）叶下红：菊科植物杏香兔儿风（*Ainsliaea fragrans* Champ. ex Benth.）的干燥全草。【别名】角交杯。【功效】除热补虚，凉血止血，利湿解毒。【主治】虚劳骨蒸，肺痨咳血，崩漏，湿热黄疸，水肿，痈疽肿毒，瘰疬结核，跌打损伤，毒蛇咬伤。

（282）硬柴碎：杜鹃科植物南烛（*Vaccinium bracteatum* Thunb.）的果实、叶及根。【别名】乌饭树、乌饭奴。【功效】补肝肾，强筋骨，固精气，止泻痢，益肠胃，散瘀，止痛。【主治】筋骨不利，神疲无力，须发早白，脾胃气虚，久泻，少食，肝肾亏虚，腰膝酸软，牙痛，跌打肿痛。

（283）硬秆天竹：萝藦科植物徐长卿[*Cynanchum paniculatum*（Bunge）Kitagawa]的根及根茎。【别名】水汤菊。【功效】祛风除湿，行气活血，去痛止痒，解毒消肿。【主治】风湿痹痛，腰痛，脘腹疼痛，牙痛，跌扑损伤，小便不利，泄泻，痢疾，湿疹，荨麻疹，毒蛇咬伤。

（284）鱼骨草：豆科植物中南鱼藤（*Derris fordii* Oliv.）的干燥茎及叶。【别名】毒鱼柴。【功效】解毒杀虫。【主治】疮毒，皮炎，皮肤湿疹，跌打肿痛，关节疼痛。

（285）月月红：蔷薇科植物月季花（*Rosa chinensis* Jacq.）的干燥根。【功效】活血调经，消肿散结，涩精止带。【主治】月经不调，痛经，闭经，血崩，跌打损伤，瘰疬，遗精，带下。

（286）燥棒：五福花科植物接骨草（*Sambucus javanica* Blume Bijdr.）的干燥全草。【功效】茎叶：祛风利湿，舒筋活血；果实：蚀疣；根：祛风利湿，活血散瘀，止血。【主治】茎叶：风湿痹痛，腰腿痛，水肿，黄疸，跌打损伤，产后恶露不行，风疹瘙痒，丹毒，疮肿；果实：手足生疣；根：风湿疼痛，头风，腰腿疼痛，水肿，淋证，白带，跌打损伤，骨折，症积，咯血，吐血，风疹瘙痒，疮肿。【说明】本药材基原植物，《中国植物志》将其置于忍冬科接骨木属，*Flora of China* 将其置于五福花科接骨木属。

（287）张老花：菊科植物天名精（*Carpesium abrotanoides* L.）的干燥全草。【别名】野烟。【功效】清热，化痰，解毒，杀虫，破瘀，止血。【主治】乳蛾，喉痹，急慢惊风，牙痛，疔疮肿毒，痔瘘，皮肤痒疹，毒蛇咬伤，虫积，血瘕，吐血，衄血，血淋，创伤出血。

（288）樟树：樟科植物猴樟（*Cinnamomum bodinieri* H. Lév.）的木材及根。【别名】水里樟。【功效】祛风散热，温中理气，活血通络。【主治】风寒感冒，胃寒胀痛，寒湿吐泻，风湿痹痛，脚气，跌打伤痛。

（289）鹧鸪花：楝科植物鹧鸪花（*Heynea trijuga* Roxb.）的根。【功效】清热解毒，祛风湿，利咽喉。【主治】风湿腰腿痛，咽喉痛，乳蛾，感冒，胃痛。【说明】本药材基原植物归属楝科鹧鸪花属，《中国植物志》中该属拉丁名为 *Trichilia*，*Flora of China* 改称 *Heynea*。

（290）仲子树：大戟科植物乌桕[*Triadica sebifera*（L.）Small]的根皮。【别名】更子树。【功效】泻下逐水，消肿散瘀，解蛇虫毒。【主治】水肿，症瘕积聚。【说明】本药材基原植物归属大戟科乌桕属，《中国植物志》中该属拉丁名为 *Sapium*，*Flora of China* 改称 *Triadica*。

（291）竹叶草：本品为禾本科植物淡竹叶（*Lophatherum gracile* Brongn.）的干燥全草。【别名】淡竹米、竹米。【功效】全草：清热，除烦，利尿；块根：清热利尿。【主治】全草：烦热口渴，口舌生疮，牙龈肿痛，小儿惊啼，小便短赤，淋浊；块根：发热，口渴，心烦，小便不利。

（292）柱果铁线莲：毛茛科植物柱果铁线莲（*Clematis uncinata* Champ. ex Benth.）的干燥根及叶。【功效】利尿，祛风除湿，舒筋活络，祛瘀止痛。【主治】风湿痹痛，肢体麻木，筋脉拘挛，脚气肿痛，疮疖，目赤肿痛。

（293）紫苏：唇形科植物紫苏[*Perilla frutescens*（L.）Britt.]的叶、茎及果实。【功效】散寒解表，宣肺化痰，行气和中，安胎，解鱼蟹毒，和血，降气，润肠。【主治】风湿感冒，咳嗽呕恶，胎气不和，腹痛吐泻，鱼蟹中毒，脾胃气滞，水肿脚气，肠燥便秘，血虚感冒。

参 考 文 献

蔡少青, 秦路平. 2016. 生药学（第 7 版）[M]. 北京: 人民卫生出版社.

曹百一, 刘润祥, 王晶, 等. 2011. 栀子根化学成分的分离与鉴定[J]. 沈阳药科大学学报, （10）: 784-787.

陈丽娟, 董淑华, 潘春媛, 等. 2010. 海金沙根的化学成分[J]. 沈阳药科大学学报, 27（4）: 279-281.

陈龙清. 2012. 蜡梅科植物研究进展[J]. 风景园林植物, 28（8）: 49-53.

陈士林. 2015. 中国药典中药材 DNA 条形码标准序列[M]. 北京: 科学出版社.

陈士林. 2012. 中药 DNA 条形码分子鉴定[M]. 北京: 人民卫生出版社.

程丹, 李杰, 周斌, 等. 2012. 覆盆子化学成分与药理作用研究进展[J]. 中药材, 35（11）: 1873-1876.

程科军, 李水福. 2017. 整合畲药学研究[M]. 北京: 科学出版社.

程科军, 吕群丹, 黄刚. 2018. 畲药物种 DNA 条形码鉴定[M]. 北京: 科学出版社.

程文亮, 李建良, 何伯伟, 等. 2014. 浙江丽水药物志[M]. 北京: 中国农业科学技术出版社.

顾琼. 2007. 五种药用植物化学与抗 HIV 成分研究[D]. 昆明: 中国科学院昆明植物研究所.

归莜铭, 刘仁杰, 陈玲. 1980. 盐肤木有效成分的研究[J]. 中草药, 11（5）: 196.

郭辉辉. 2013. 毛花猕猴桃氯仿层单体化合物分离及其抗肿瘤活性机制研究[D]. 杭州: 浙江理工大学硕士学位论文.

国家药典委员会. 2015. 中华人民共和国药典（2015 年版四部）[S]. 北京: 中国医药科技出版社.

国家药典委员会. 2015. 中华人民共和国药典（2015 年版一部）[S]. 北京: 中国医药科技出版社.

国家中医药管理局《中华本草》编委会. 1999. 中华本草[M]. 上海: 上海科学技术出版社.

洪良健, 窦芳, 田向荣, 等. 2012. 楤木化学成分的研究[J]. 中南药学, 10（3）: 198-201.

洪琳, 邵清松, 周爱存, 等. 2016. 金线莲产业现状及可持续发展对策[J]. 中国中药杂志, 41（3）: 553-558.

贾敏如, 李星炜. 2005. 中国民族药志要[M]. 北京: 中国医药科技出版社.

江苏省植物研究所等. 1991. 新华本草纲要（II）[M]. 上海: 上海科学技术出版社.

江苏新医学院. 1977. 中药大辞典[M]. 上海: 上海人民出版社.

姜程曦, 毛菊华, 王伟影, 等. 2016. 畲药搁公扭根化学成分研究[J]. 中草药, 47（19）: 3370-3373.

匡海学. 2017. 中药化学（第 10 版）[M]. 北京: 中国中医药出版社.

雷后兴, 李建良. 2014. 中国畲药学[M]. 北京: 人民军医出版社.

雷后兴, 李水福. 2007. 中国畲族医药学[M]. 北京: 中国中医药出版社.

李加林, 吴素珍, 卓占宇. 2009. 盐肤木总黄酮提取工艺研究[J]. 时珍国医国药, 20（5）: 1116-1117.

林少琴, 余萍, 朱苏闽, 等. 1987. 毛花猕猴桃根粗提物抗癌效应及对小鼠免疫功能影响的初步研究[J]. 福建师范大学学报（自然科学版）, 3（2）: 108-110.

刘超, 吴颖, 张前军, 等. 2013. 山蚂蝗属植物化学成分与生物活性研究进展[J]. 中国中药杂志, 38（23）: 4006-4014.

刘茂春. 1992. 蜡梅属研究的进展及其方法论[J]. 北京林业大学学报, 14（4）: 132-134.

刘敏, 李水福, 程科军. 2012. HPLC 法测定畲药地稔药材中没食子酸和槲皮素[J]. 中草药, 43（4）: 721-723.

吕群丹, 方洁, 潘俊杰, 等. 2018. 畲药搁公扭根基原植物及其同属易混种的 ITS2 条形码鉴别[J]. 中草药, 49（13）: 3102-3109.

明军, 明刘斌. 2004. 蜡梅科植物种质资源研究进展[J]. 北京林业大学学报, 26（S）: 128-135.

彭昕, 王志安. 2018. 中国三叶青资源研究与利用[M]. 北京: 中国轻工业出版社.

戚欢阳, 陈文豪, 师彦平. 2010. 榪木化学成分及抑菌活性研究[J]. 中草药, 41（12）: 1948-1950.

全国中草药汇编编写组. 1975. 全国中草药汇编[M]. 北京: 人民卫生出版社.

邵清松. 2018. 珍稀名贵药材金线莲[M]. 北京: 中国农业出版社.

邵清松, 叶申怡, 周爱存, 等. 2016. 金线莲种苗繁育及栽培模式研究现状与展望[J]. 中国中药杂志, 41（2）: 160-166.

施湘君, 于海宁, 古扎君, 等. 2010. 畲药山里黄根的苷类成分研究[J]. 浙江工业大学学报,（2）: 142-144.

孙文基, 张登科, 沙振方, 等. 1991. 榪木根皮中皂甙化学成分的研究[J]. 药学学报, 26: 197.

唐迈, 廖宝珍, 林绥, 等. 2008. 地稔的化学成分研究[J]. 中草药, 39（8）: 1149-1151.

王刚, 刘劲松, 李红艳, 等. 2011. 檵木化学成分研究[J]. 天然产物研究与开发, 23（2）: 267-269.

王凌云, 张志斌, 邹峥嵘, 等. 2012. 蜡梅属植物化学成分和药理活性研究进展[J]. 时珍国医国药, 23（12）: 3103-3106.

王雪芬, 陈家源, 张贵岭. 1986. 栀子茎和根化学成分的研究[J]. 中国中药杂志, 11（10）: 44-45.

吴丽丽, 梁燕, 许光辉. 2014. 金线莲化学成分、药理作用及临床应用研究概述[J]. 海峡药学, 26（10）: 34-37.

吴瑶, 罗强, 孙翠玲, 等. 2012. 小槐花的化学成分研究[J]. 中国中药杂志, 37（12）: 1788-1792.

徐金标, 潘俊杰, 吕群丹, 等. 2018. 蜡梅科植物化学成分及其药理活性研究进展[J]. 中国中药杂志, 43（9）: 102-113.

曾美玲, 沈耐涛, 吴赛伟, 等. 2017. 基于 UPLC-Triple-TOF/MS 方法的三叶青化学成分分析[J]. 中草药, 48（5）: 874-883.

曾苏. 2014. 药物分析学（第 2 版）[M]. 北京: 高等教育出版社.

张红艳, 潘馨. 2009. 金线莲化学成分及药理活性研究进展[J]. 海峡药学, 21（1）: 82-84.

张雷红, 叶文才, 杜敏, 等. 2008. 海金沙科植物的化学成分及生物活性研究进展[J]. 天然产物研究与开发, 19（B11）: 552-557.

章瑶, 华金渭, 王秀艳, 等. 2013. 柳叶蜡梅叶氯仿部位化学成分的研究[J]. 中国中药杂志, 38（16）: 2661-2664.

赵天榜. 1993. 中国蜡梅[M]. 郑州: 河南科学技术出版社: 193-194.

浙江省食品药品监督管理局. 2015.浙江省中药炮制规范[M]. 北京: 中国医药科技出版社.

浙江药用植物志编写组. 1980. 浙江药用植物志[M]. 杭州: 浙江科学技术出版社.

中国药科大学. 1996. 中药辞海[M]. 北京: 中国医药科技出版社.

朱邻遐, 张国刚, 王胜超, 等. 2008. 海金沙根的化学成分研究[J]. 中国药物化学杂志, 18（4）: 291-293.

Chen L, Zhang G, He J, et al. 2010. New naphthoquinone from the root of *Lygodium japonicum*（Thunb.）Sw[J]. J Nat Med, 64（1）: 114-116.

Chung S-C, Hwang B-Y, Oh G-J, et al. 1999. Chemical components from the stem bark of *Rhus javanica* L[J]. Saengyak Hakhoechi, 30（3）: 259.

Du G-R, Li M-J, Ma F-W, et al. 2009. Antioxidant capacity and the relationship with polyphenol and Vitamin C in *Actinidia* fruits[J]. Food Chem, 113（2）: 557-562.

Kochetkov N-K, Khorlin A-J, Vaskovsky V-E. 1962. Structures of araloside A and B[J]. Tetrahedron Lett, 16: 713.

Kuo S-C, Teng C-M, Lee L-G, et al. 1991. 6-Pentadecylsalicylic acid, an antithrombin component isolated from the stem of *Rhus semialata* var. *roxburghii*[J]. Planta Med, 57（3）: 247-249.

Kurokawa M, Basnet P, Obsugi M, et al. 1999. Anti-herpes simplex virus activity of moronic acid purified from *Rhus javanica* in vitro and in vivo [J]. J Pharmcol Exper Therap, 289（1）: 72-78.

Lee I-S, Oh S-R, Ahn K-S, et al. 2001. Semialactone, isofouqierone peroxide and fouquierone, three new dammarane triterpenes from *Rhus javanica*[J]. Chem Pharm Bull, 49（8）: 1024-1026.

Li D, Jiang Y-Y, Jin Z-M, et al. 2016. Isolation and absolute configurations of diastereomers of 8a-hydroxy-T-muurolol and （1a, 6b, 7b）-cadinane-4-en-8a, 10a-diol from *Chimonanthus salicifolius*[J]. Phytochemistry, 122: 294-300.

Li W, Sun Y-N, Yan X-T, et al. 2014. Anti-inflammatory and antioxidant activities of phenolic compounds from *Desmodium caudatum* leaves and stems[J]. Arch Pharm Res, 37（6）: 721-727.

Li X-L, Zhou A-G, Han Y. 2006. Anti-oxidation and anti-microorganism activities of purification polysaccharide from *Lygodium japonicum* in vitro[J]. Carbohydr Polym, 66（1）: 34-42.

Ma G-L, Yang G-X, Xiong J, et al. 2015. Salicifoxazines A and B, new cytotoxic tetrahydro-1, 2-oxazine-containing tryptamine-derived alkaloids from the leaves of *Chimonanthus salicifolius*[J]. Tetrahedron Lett, 56: 4071-4075.

Miyase T, Sutoh N, Zhang D-M, et al. 1996. Aealiassaponins XII-XVII, triterpene saponins from the roots of *Aralia chinensis*[J]. Phytochemistry, 42（4）: 1123-1130.

Morikawa Toshio, Nakanishi Yusuke, Ninomiya Kiyofumi, et al. 2014. Dimeric pyrrolidinoindoline-type alkaloids with melanogenesis inhibitory activity in flower buds of *Chimonanthus praecox*[J]. J Nat Med, 68: 539-549.

Peng X, Zhang Y-Y, Wang J, et al. 2016. Ethylacetate extract from *Tetrastigma hemsleyanum* induces apoptosis via the mitochondrial caspase-dependent intrinsic pathway in HepG2 cells[J]. Tumor Biol, 37: 865-876.

Peng X, Zhuang D-D, Guo Q-S. 2015. Induction of S phase arrest and apoptosis by ethyl acetate extract from *Tetrastigma hemsleyanum* in human hepatoma HepG2 cells[J]. Tumor Biol, 36: 2541-2550.

Sasaki H, Kashiwada Y, Shibata H, et al. 2012. Prenylated flavonoids from the roots of *Desmodium caudatum* and evaluation of their antifungal activity[J]. Bibliography, 78: 1851-1856.

Sasaki H, Shibata H, Imabayashi K, et al. 2014. Prenylated flavonoids from the stems and leaves of *Desmodium caudatum* and evaluation of their inhibitory activity against the film-forming growth of *Zygosaccharomyces rouxii* F51[J]. J Agric Food Chem, 62: 6345-6353.

Shao Q-S, Deng Y-M, Liu H-B, et al. 2014. Essential oils extraction from *Anoectochilus roxburghii* using supercritical carbon dioxide and their antioxidant activity[J]. Ind Crop Prod, 60: 104-112.

Sun Y, Hui Q-R, Chen R, et al. 2018. Apoptosis in human hepatoma HepG2 cells induced by the phenolics of *Tetrastigma hemsleyanum* leaves and their antitumor effects in H22 tumor-bearing mice[J]. J Funct Foods, 40: 349-364.

Sun Y, Li H, Hu J, et al. 2013. Qualitative and quantitative analysis of phenolics in *Tetrastigma hemsleyanum* and their antioxidant and antiproliferative activities[J]. J Agric Food Chem, 61: 10507-10515.

Sun Y, Qin Y, Li H, et al. 2015. Rapid characterization of chemical constituents in *Radix Tetrastigma*, a functional herbal mixture, before and after metabolism and their antioxidant/antiproliferative activities[J]. J Funct Foods, 18: 310-318.

Sun Y, Tsao R, Chen F, et al. 2017. The phenolic profiles of *Radix Tetrastigma* after solid phase extraction （SPE）and their antitumor effects and antioxidant activities in H22 tumor-bearing mice[J]. Food Funct, 8: 4014-4027.

Sun Y, Tsao R, Chen F, et al. 2017. The phytochemical composition, metabolites, bioavailability and in vivo antioxidant activity of *Tetrastigma hemsleyanum* leaves in rats[J]. J Funct Foods, 30: 179-193.

Takayama Hiromitsu, Matsuda Yohei, Masubuchi Kyohei, et al. 2004. Isolation, structure elucidation, and total synthesis of two new *Chimonanthus* alkaloids, chimonamidine and chimonanthidine[J]. Tetrahedron, 60: 893-900.

Tangpu V, Yadav A-K. 2004. Antidiarrhoeal activity of *Rhus javanica* ripen fruit extract in albino mice[J].

Fitotherapia, 75 (1) : 39-44.

Wang K-W, Li D, Wu B, et al. 2016. New cytotoxic dimeric and trimeric coumarins from *Chimonanthus salicifolius*[J]. Phytochem Lett, 16: 115-120.

Wang W-X, Cao L, Xiong J, et al. 2011. Constituents from *Chimonanthus praecox*[J]. Phytochem Lett, 4: 271-274.

Xiong Y, Wu X, Rao L. 2015. *Tetrastigma hemsleyanum* (Sanyeqing) root tuber extracts induces apoptosis in human cervical carcinoma HeLa cells[J]. J Ethnopharmacol, 165: 46-53.

Xu H-S, Yao L, Sun H-X, et al. 2009. Chemical composition and antitumor activity of different polysaccharides from the roots of *Actinidia eriantha*[J]. Carbohydr Polym, 78: 316-322.

Xu J-B, Cheng K-J. 2015. Studies on the alkaloids of Calycanthaceae and their syntheses[J]. Molecules, 20: 6715-6738.

Ye S-Y, Shao Q-S, Zhang A-L. 2017. *Anoectochilus roxburghii*: A review of its phytochemistry, pharmacology, and clinical applications[J]. J Ethnopharmacol, 209: 184-202.

Ye W, Fan C, Zhang L, et al. 2007. A new phenolic glycoside from the roots of *Lygodium japonicum*[J]. Fitoterapia, 78 (7-8) : 600-601.

Yoshida T, Namba O, Chen L, et al. 1990. Ellagitannin monomers and oligomers from *Euphorbia prostrata* AIT and oligomers from *Loropetalum chinense* Oliv[J]. Chem Pharm Bull, 38 (12) : 3296-3302.

Yoshida T, Tanei S, Liu Y, et al. 1993. Hydrolysable tannins from *Loropetalum chinense*[J]. Phytochemistry, 32 (5) : 1287-1292.

Zhang A-L, Wang H-Z, Shao Q-S, et al. 2015. Large scale *in vitro* propagation of *Anoectochilus roxburghii* for commercial application: Pharmaceutically important and ornamental plant[J]. Ind Crop Prod, 70: 158-162.

Zhong L, Zheng J, Sun Q, et al. 2016. Radix *Tetrastigma hemsleyani* flavone inhibits proliferation, migration, and invasion of human lung carcinoma A549 cells[J]. Oncotargets Ther, 9: 635.

Zhou X, Yan Y, Li X, et al. 2011. A new lignan from the leaves of *Loropetalum chinense*[J]. Chem Nat Compd, 47 (5) : 690-692.